卞嵩京医案

主编　卞嵩京

编委　徐立思　陈文恬　陈晓晖　蔡　珏
毕丽娟　黄迪娜　王滢迪　郑念祖
单静怡　凌　玲　林沛仪　张安冬
周月虹　温育旋　贺晓立　许桂源
陈胤名　卞　军　卞　政

人民卫生出版社
·北　京·

图书在版编目（CIP）数据

卞嵩京医案 / 卞嵩京主编．—北京：人民卫生出版社，2023.4
ISBN 978-7-117-34254-4

Ⅰ. ①卞…　Ⅱ. ①卞…　Ⅲ. ①中医临床－经验－中国－现代　Ⅳ. ① R249.7

中国版本图书馆 CIP 数据核字（2022）第 244391 号

卞嵩京医案
Bian Songjing Yi'an

主　　编　卞嵩京
出版发行　人民卫生出版社（中继线 010-59780011）
地　　址　北京市朝阳区潘家园南里 19 号
邮　　编　100021
印　　刷　北京汇林印务有限公司
经　　销　新华书店
开　　本　710 × 1000　1/16　　印张：25　　插页：24
字　　数　348 千字
版　　次　2023 年 4 月第 1 版
印　　次　2023 年 5 月第 1 次印刷
标准书号　ISBN 978-7-117-34254-4
定　　价　98.00 元

E - mail　pmph @ pmph.com
购书热线　010-59787592　010-59787584　010-65264830

打击盗版举报电话　010-59787491　E-mail　WQ @ pmph.com
质量问题联系电话　010-59787234　E-mail　zhiliang @ pmph.com
数字融合服务电话　4001118166　E-mail　zengzhi @ pmph.com

卞嵩京醫案

卞嵩京医案

上海卞嵩京夫子诊治

受业

徐立思	陈文恬	陈晓晖	蔡　珏
毕丽娟	黄迪娜	王滢迪	郑念祖
单静怡	凌　玲	林沛仪	张安冬
周月虹	温育旋	贺晓立	许桂源
陈胤名	卞　军	卞　政	

　　同编辑

上海市中医文献馆卞嵩京工作室

卞嵩京简介

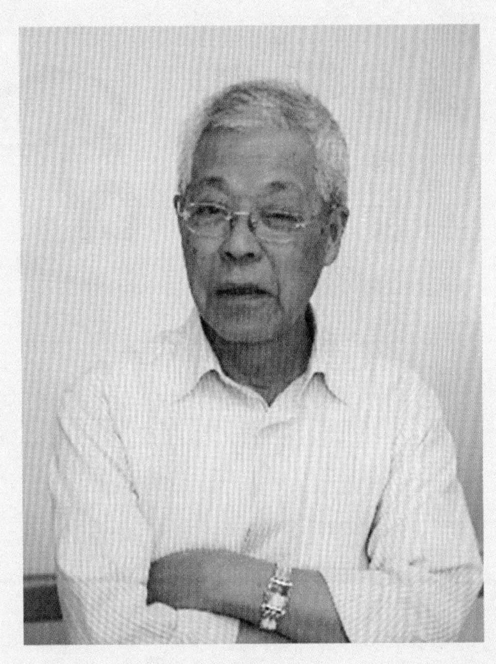

卞嵩京，1939 年 11 月生，上海市中医文献馆客座研究员，原上海市黄浦区中心医院中医科主任、副主任医师，历任上海市中医脾胃病协作中心委员、上海市黄浦区消化道疾病会诊中心顾问。年甫十五，师从近代名医经方汤液家四川刘民叔先生（1897—1960）学医，时刘先生已近花甲，学术炉火纯青，卞嵩京追随七年，尽得真传。1961 年参加上海市第一届中医学徒结业鉴定考试，名列第一而不以之自满，更事深造，遵循刘民叔先生指引的蹊径，治学以古医汤液学派为正宗，推崇唐宋以前之本草，致力于研究《神农本草经》《汤液经》《伤寒论》《金匮要略》等经典著作，探索古为今用，同时博采众长，形成了自己独特的学术思想。

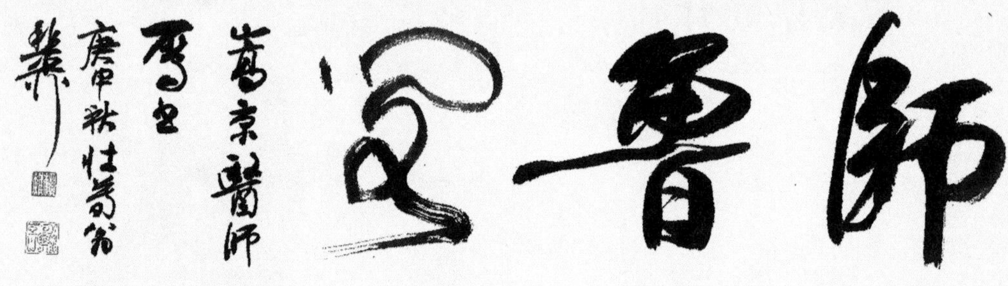

谢稚柳先生题字（师鲁阁）

卞嵩京书法（止于至善）

前言

祖国医学，博大精深，门派众立，百家争鸣。隋唐以降，方书迭起，《千金》《外台》《圣惠》《圣济》，不乏瑰宝。刘、张、李、朱，各执己见；薛、孙、张、李，崇尚温补；叶、薛、吴、王，别出温病；唐、恽、张、陆，中西汇通。历代贤医，各执仲景之一角而自成一家。虽无偏不成家，然成家必无偏也。师祖刘民叔先生立论中国古医为六大学派，曰汤液派、针灸派、导引派、房中派、祝由派、割治派，我中医处方用药者属汤液派，而神农、伊尹、仲景者，为汤液派之大成也。卞师承其学，前后七年，尽得真传，治学以古医汤液学派为正宗，旁征博引，独具只眼，探索古为今用，著有《神农本草经读后》《汤液经解》《伤寒如是读》《金匮要略绎义》《述评医学三字经》《评述章太炎猝病新论》《师鲁阁未定草》《刘民叔》等。卞师悬壶逾六十载，精于内科，旁及外科妇儿，对各种肿瘤及疑难杂病亦颇有心得，为群医束手之症另辟蹊径，不畏附子、巴豆、石膏、大黄等峻药，运用自如，举重若轻，善治沉疴重疾而名享沪上，却不以之自傲，每称悉为刘师祖所授。

同门马来西亚陈文恬博士言及，先生早年病案散失，未曾系统整理，何其惜哉！今集同门同学之力，辑内、外、妇、儿、肿瘤各科医案凡 143 例（145 案），病案均为真实记录，不作增减润色。卞师屡嘱，但辑医案，不作按语，一如师祖《鲁楼医案》例，以待后世评论。今欲彰显先生临证之特色、用药之精到，略加按语而不作铺叙，删繁就简，按语以中医为主，西医为辅，以卞师对《本经》《伤寒》《金匮》之解读，诠释医案，力求格物致知，朴素唯物。本草之用，源于临证，仍当用于临证，有是证，用是药，而不应穿凿附会，取类比象。先生师事刘师祖于鲁楼也，故颜其书斋曰“师鲁阁”。今承《鲁楼医案》之志，再续鲁楼遗风，盖志不忘所自也。

古今医案，汗牛充栋，然鲜有启示者，吾辈于漫漫行医途中，深感先生医案犹如暗室明灯。临证实践中医中药确有其优势，某些方面甚或优于西医，吾侪正当利用中医之优势，更应摒弃中西医口舌之争，造福于人民，汤液学派之精髓，必历久而弥新，暗然而日章。

愿先生平安康寿！愿汤液学派薪火不熄！

辛丑惊蛰师鲁阁弟子敬书

说明

一

本书所辑医案凡143例（145案），其中内科65例（66案），外科17例（18案），妇科9例，儿科9例，肿瘤43例。

二

所录医案，真实可考，不作增减润色。病史或繁或简，个别简约者，乃卞师诊务繁忙，未作详载，读者可以前后融会。

三

全书所有药物剂量统一以“克”为单位，文中为处方简洁美观，不再另行标注。方药格式，悉仍旧貌，保留中医固有传统处方特色。

四

全书药名，按书写习惯保留原貌，不作统一。个别用药，遵卞师习惯施药，如“牛膝”用“川牛膝”，“沙参”当为“南沙参”，“菊花”用“黄菊花”等，文中不再赘述。

五

所列病例，有用西医之病名，有用中医之病证，不作统一。

六

所集医案，或只一隅，仅以管窥卞师临证之一斑。然卷帙繁冗，未能全录。

七

所撰按语，删繁就简，不作泛泛之语，辨证用药必有所本，所本者，《神农本草》之药性特点，《伊尹汤液》之辨证方法，以求彰显汤液经学之特色。然所悟所感仅属一孔之见，尚希同道前辈不吝指正。

卞嵩京先生学术思想

徐立思 陈文恬

卞嵩京先生，字农尹，从医六十载，擅治内外妇儿各科疑难杂症及恶性肿瘤，临证重视细则辨证，即整体辨证与局部辨证相结合，两者务求协调统一，而后论治，辨证精细，论治灵活。先生之治学，本于刘民叔先生，治学独尊神农、伊尹、仲景，为古医汤液家法之传人。

一、师承刘门

1954 年，年甫十五的卞嵩京先生，师从名医经方汤液家刘民叔先生，时师祖已年近花甲。刘师祖为蜀中名医，师从晚清经学大师廖平，学经学兼受古医经，而廖师又师从晚清经史学家王闿运、张之洞先生，刘师祖因而得备深厚的经学功底。卞师之学，悉本师祖刘民叔先生，深得所传。

经方汤液家刘民叔先生（1897—1960），名复，四川成都华阳县人，其曾祖怀公业医，祖承先公亦业医。师祖自幼秉承家学，八岁就童子塾，即以“人之初，性本善”与“医之始，本岐黄”两书并读，越五年，读书成都府中学堂，嗣又入四川存古学堂。课余之暇，从外祖康朝庆公学医不辍。民国四年（1915）九月，师祖应四川省第一届中医考试，名列甲等第一，不以是自满而更事深造，请业于蜀中大儒井研廖季平先生，得所传，至是，专以古医学鸣世。廖师，名平，为晚清一代经学大师，兼研医学，学问精深渊博，著作甚丰，世罕其俦，康有为、梁启超辈皆受其训益，余杭章太炎亦盛称廖氏之学确有独到之处，并以师礼事之。廖师一生思想凡六变，故晚号“六译老人”。刘师祖以廖师治经之法以治医，学业大进，一生医学思想先后凡三变，盖追求真理日臻完善也。刘师祖医学先在明清诸家，再宗岐黄，故其中年著述理论多在《内经》。师祖尝曰：“迨五十而后，始跳出《内经》圈子，直溯汉魏以上古医。”以为“阴阳五行学说实为中医之玄理空论，本非诊治的术，而神农、伊尹、仲景者为汤液派之大成也。汤液家法，辨证首重立法，

卞嵩京先生师承

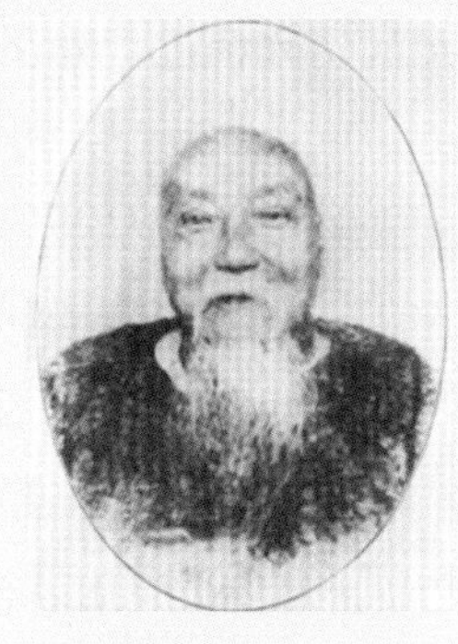

王闿运（1833—1916）

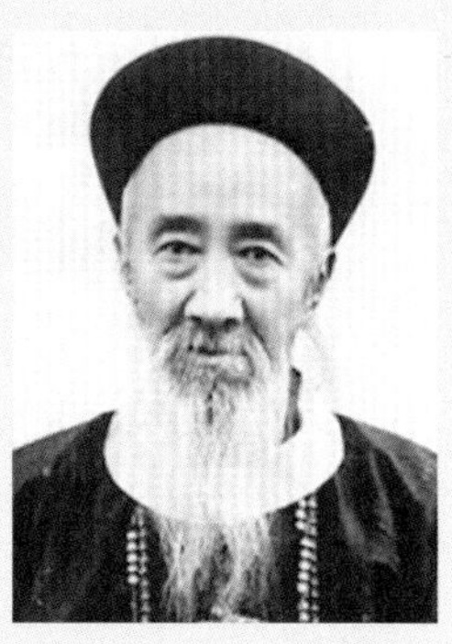

张之洞（1837—1909）

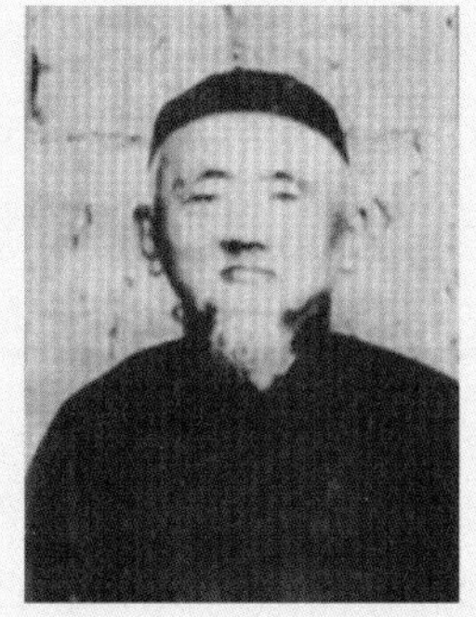

廖季平（1852—1932）

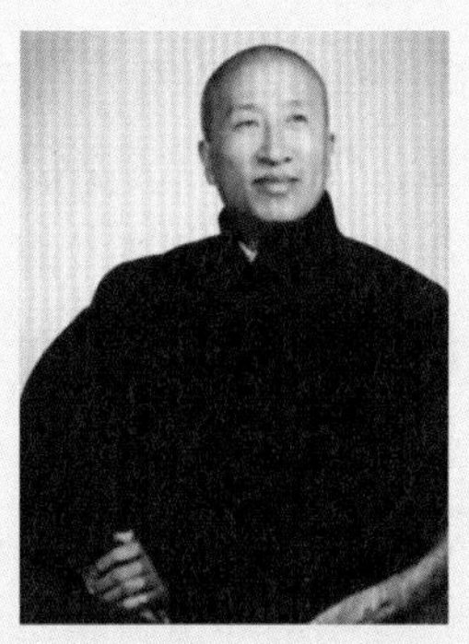

刘民叔（1897—1960）

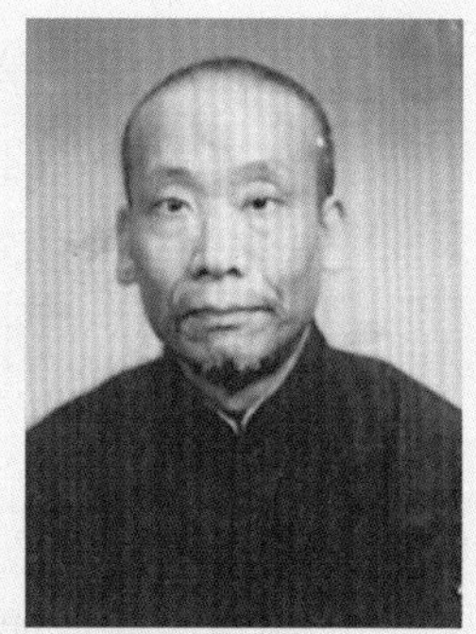

杨绍伊（1888—1948）

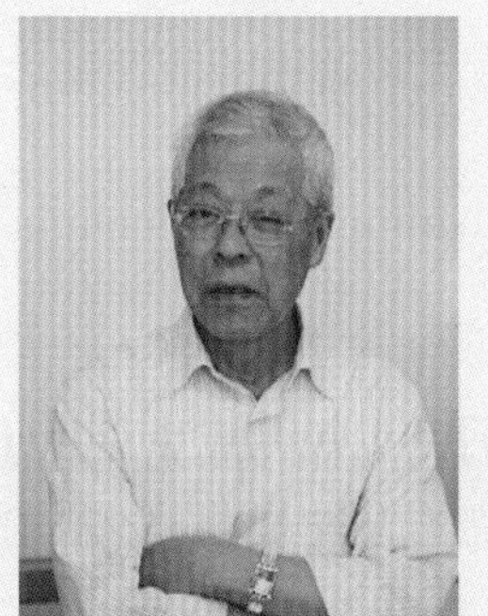

卞嵩京（1939—）

立法而后候证，不问病名，不求病因，辨病情之经过，凭证候以用药”，诚千古不刊之言。

民国十五年（1926）师祖束装东下，悬壶沪上，民国廿六年（1937）创立中国古医学会，旨在发扬交流古医学术经验，并任教于上海中医专门学校。师祖行医四十余年，精于内外妇儿各科，创立经方汤液学派，致力于研究《神农本草经》《汤液经》《伤寒论》《金匮要略》等经典著作，用药峻猛，常投峻烈诸药如巴豆、甘遂、石膏、硫黄、大黄之品，擅用大剂附、桂，以治臌胀、中风、癌肿等大病重病而名享沪上，著有《神农古本草经（附三品逸文考异）》《伊尹汤液经》《伤寒论霍乱训解》《素问痿论释难》《时疫解惑论》《华阳医说》《鲁楼医案》《古医割治纪事》《肿胀编》等书。

二十世纪三十年代，师祖迁居南京东路486弄保安坊19号，楼上居室，楼下诊所，早先只于弄底风火墙上有“中医刘民叔”五个大金字招牌，师祖六十华诞，门弟子送一白底红字“中医刘民叔诊所”横匾悬于弄口，作为寿礼。卞嵩京先生自1954年起，即师事刘师，朝暮侍诊左右，一至1960年刘师逝世。师祖门诊终年不辍，无休假日，每日门诊逾百号，凌晨五点即起床看诊，常至午后方能结束，下午出诊多则十数家，甚则夜半回家，已有病家排队于弄口待挂第二天门诊号。卞师住一楼后厢房，为刘先生书房。每值周日晚上，师祖聚门弟子于鲁楼讲台，讲学论道，传授《伤寒》《金匮》《本经》等经典著作，凡经五载。诸弟子执经问疑，往复论难，谆谆教诲，夜深不倦。时卞师年幼，入门较晚，遂不与诸师兄同课读，而另行教导。但卞师不甘人后，每于刘师讲课，辄坐天井阶沿石上偷学，作旁听生，夏月则蚊虻叮咬，冬时则寒风彻骨，雨天身蹲屋檐之下，则更不胜其苦，而心窃窃自喜，以于经文日有所悟也，并追随同门诸先进切磋钻研之余，遵循刘师指引蹊径，环回学习，自我深造，数十年来整理刘师学术思想，汇集成编，化刘师思想于笔墨，以补刘师晚年忙于诊务，无暇著述汤液理论之缺憾。

二、治学理念

1960年5月，刘民叔先生辞世于广慈医院，享年64岁。卞师遂自保安坊撤退，进入上海市黄浦区中心医院中医科工作。1961年参加上海市第一届中医学徒结业鉴定考试，名列第一，与46年前刘先生考取川蜀中医解元交相辉映，而不以之自满，更事深造，治学以古医汤液学派为正宗，推崇唐宋以前之本草，致力于研究《神农本草经》《汤液经》《伤寒论》《金匮要略》等经典著作，探索古为今用，同时博采众长，形成了自己独特的学术思想。

（一）本草之用，朴素唯物

晋皇甫谧《针灸甲乙经·序》云："伊尹以亚圣之才，撰用《神农本草》以为《汤液》。"《本经》与《汤液》一脉相承，故卞师学宗《汤液》，深研《本经》，直溯中医本源。《神农本草经》成书于东汉，至今已逾两千多年。卞师所学，悉本光绪乙酉年成都尊经书院王闿运先生校刊明翻刻宋《嘉祐本草》、1942年刘民叔先生再校印本，名为《神农古本草经》。作为《本经》辑本，虽未能如孙星衍、顾观光、森立之等辑本引起学界足够重视，但作为民国时期为数不多的《本经》研究著作之一，实属难能可贵，以孙、顾辑本仅以《太平御览》为据也。该书充分反映了刘先生及汤液学派对古代本草学乃至古代中医学的认识，是刘先生学术思想的重要体现。卞师认为是本《神农古本草经》更近古本之原貌，据版本学家考证，此本为现存最早的翻刻本，亦为绝无仅有的孤本书。

刘民叔先生于《神农本草经》逸文后记有云："谨综神农三品众药，重实用不尚玄理，重效能不务广博，用无不宏，效无不特，不比附阴阳八卦，不纠缠六气五行，无一溢言，无一冗字，为汤液学派格物致知之药经。医之始，始于药。大哉神农！医门元圣！"此段所论，实发前人所未发。卞师强调，《本经》释药，凡论力求证实，舍弃一切玄学空论，否则非附会即穿凿，而阴阳五行、子母兄弟、相须相使、相畏相恶、归经配合，皆臆测空言，概非汤液学家所重。汤液家所重者，即《神农本经》所言诸药之性味效能，以为治病之原则，此即为我中医格物致知、朴素唯物辩证之所在。近代章太炎曰："自《素问》《八十一难》等以五脏附五行，其始盖以物类譬况，久之遂若实见其然者……然则分配五行，本非诊治的术，故随其类似，悉可比附。就在二家成说以外，别为配拟，亦未必不能通也。今人拘滞一义，展转推演于藏象病候，皆若言之成理，实则了无所当。是亦可以已矣。"由此可见，《本经》重视朴素唯物辩证用药，有是证用是药，并不过多阐述各种玄学空理。

卞师读《本经》，常推崇邹澍之《本经疏证》与周岩之《本草思辨录》，卞师曰："后世本草，不解仲景集药成方之本义，尤其乾、嘉以后，鲜有善本。独邹澍《本经疏证》、周岩《本草思辨录》两书，博采经文，以经解经，逐条论证，颇有可取处，学本草者，可由此着手，从而可知仲景用药之矩矱，夫然后知经方用药之有法也。"

卞师释药，有其特色，即以《本经》所载之药性阐释仲景用药特点。以地黄为例，《本经》"干地黄，味甘寒。主折跌绝筋伤中，逐血痹，填骨髓，长肌肉。作汤，除寒热积聚，除痹。生者尤良。久服轻身不老。一名地髓。"《伤寒》《金匮》用地黄者凡八方，丸方三，汤方五。如炙甘草汤治脉结代心动悸，地黄之用不仅在养，更且能通，读其"逐血痹"三字可知，于受病之血去之，新生之血留之，脉道泣涩通之，心血枯槁养之；又如百合地黄汤、防己地黄汤，本地黄之"除寒热积聚"，且二方均为取汁；再如黄土汤、当归胶艾汤、薯蓣丸、大黄䗪虫丸、肾气丸诸方用地黄，本地黄之主"伤中，逐血痹，填骨髓，长肌肉……除痹"，其或为补养，或为逐血，而寓破于补。

卞师临证选药用药，轻重缓急，必反复推敲，精准细辨，所本者，即《神农本草经》之药性也。《本经》遣词造句均有深意，无一字赘言。以菊花、羚羊角、大黄三药为例，上品菊花"味苦平……久服利血气"，中品羚羊角"味咸寒"，主"去恶血"，下品大黄"味苦寒，主下瘀血血闭"，曰"血气"，曰"恶血"，曰"瘀血"，可知三药有轻重之别，凡气血壅逆于上，轻而缓者用菊花以清之，急者用羚羊角以平之，再重者用大黄以下之。

又如《本经》麻黄主"破癥坚积聚"，贝母主"邪气疝瘕"，附子主"破癥坚积聚血瘕"，《本经疏证》海藻条云："癥瘕为病，其因不一，其治之者亦不一。夷考《本经》禹余粮主癥瘕大热，龙骨主癥瘕坚结，龟甲主破癥瘕，牡丹皮主癥瘕瘀血留舍肠胃，鳖甲主癥瘕坚积，蜚虻主癥瘕寒热，蜚蠊主癥坚寒热，䗪虫主血积癥瘕，白垩主寒热癥瘕目闭积聚，附子主癥坚积聚血瘕，蜀漆主癥坚痞结积聚，藋菌主癥瘕诸虫，巴豆主癥瘕结聚坚积。其余主癥瘕积聚者，有曾青、苦参、桑黑耳、鸢尾、葶苈、大黄、甘遂；主癥瘕血闭者，有太乙余粮、卷柏、紫葳；主癥瘕结气者，有阳起石、殷孽。"故卞师认为凡癥瘕积聚，亦有表里、虚实、寒热、气血之分，如麻黄所主治癥瘕者为表证居多，贝母所治疝瘕者以痰瘀为主，附子所疗癥坚积聚血瘕者为寒瘀所宜，故非仅活血化瘀、清热解毒之品方能破癥除瘕化瘀积。

（二）独尊伊尹，三纲六经

刘民叔先生于《鲁楼残简·肿胀九例十三方》曰：“原夫任圣伊尹撰用神农所创作之《本草经》以为《汤液》。”此说源于晋皇甫谧《针灸甲乙经·序》云：“伊尹以亚圣之才，撰用《神农本草》以为《汤液》……仲景论广伊尹《汤液》为数十卷，用之多验。”按皇甫谧师事仲景，为汤液家嫡传，后改宗岐黄，致力针灸。据皇甫谧《序》可知，伊尹之经，仲景论且为之传，是以知仲景之前，尚有《伊尹汤液经》。

二十世纪三四十年代，刘民叔先生与杨绍伊先生毕一生心血，历时七年，于传本《伤寒论》，逐条逐方，正本寻源，校勘考订，成书八卷，定名《伊尹汤液经》。卞师立本于刘师思想，并参校《脉经》《金匮玉函经》《千金翼方》《伤寒论》《金匮要略》等注本，以《神农本草经》《名医别录》之药性诠释方证，旁征博引，以经解经，逐条训释《伊尹汤液经》，集三代人心血之大成而为《汤液经解》一书，系《伊尹汤液经》问世后第一个全注本。

自宋代林亿校正《伤寒论》一书刊行于世，对六经本质之探讨不绝于耳，自宋代韩祗和著《伤寒微旨论》以经络解释伤寒六经以来已九百余年，众说纷纭，莫衷一是。恽铁樵《伤寒论研究·伤寒论六经》开篇即言：“《伤寒论》第一重要之处为六经，而第一难解之处亦为六经。”近有文献记载，从古至今，对六经的研究已有40余种不同说法。对于六经的阐述，大抵分为证候群学说、脏腑器官说、六经气化说、经络对应说、机能抗病说、八纲对应说等。

六经者，三阴三阳也，其说最古，始于伏羲。伏羲创制八卦，曰乾、坎、艮、震、巽、离、坤、兑。立太极图，以太极生两仪，一阴一阳也；两仪生四象，即太阳、少阳、太阴、少阴也；黄帝配以两阳合明而生阳明，两阴交尽而生厥阴，至是则六经备焉。

古之医者，分岐黄与农尹两派。岐黄学者沿用六经之名，分手足六经为十二经脉，原为针灸家设。汤液家沿用六经之名，将百病划归六大证候群。是则两者，其源则一，其流则二也。后世不解此义，强以《内经》六经以释伤寒六经，每多牵强附会，不知伤寒六经，原自独立为纲也。《素问·热论》之六经病证狭隘，《伤寒论》六经之范围宽广；且《热论》云“其未满三日者，可汗而已；其满三日者，可泄而已”，与《伤寒论》三阴病不可下实属不同。故陈修园曰：“《伤寒论》六经，与《内经》热病论六经，宜分别读。王叔和引热病论文为序例，冠于《伤寒论》之首，而论中之旨，反因以晦。”陆渊雷言六经“乃汤液家言，其六经沿《热论》之名，不袭六经之实”。章太炎曰《内经》一书，“其精者一字千金，其谬者粪土之不若。”读《内经》当择其精者读之，而非字字皆为准则。

卞师本刘民叔先生之说，认为《伤寒论》之六经为六大证候群，汤液家辨证首重立法，立法而后辨证，故先立“中风、伤寒、温病”三纲，后定“汗、吐、下、利、温中、养阴”六法，再以表里分配而出六经，而六法又周旋于六经周围。简约之，即一表二里。一表在太阳，主汗法。二里，实则阳明，主下法；虚则少阴，主温法。此为汤液辨证之要旨，亦为药治学家之正宗。

卞师承刘民叔先生观点，认为《伤寒论》之六经提纲，并非仲景自撰条文。以厥阴病提纲一条，载《脉经》第八卷消渴篇，其“厥阴之为病”上有“师曰”二字，可知必为仲景弟子执经问难记录，绝无夫子撰著时，自作问答而称师曰者也。又如阳明之为病胃家实条，《脉经》无之，阳明之为病胃中寒条，见《千金翼方·阳明病状第八》，可知为后世所增。余如太阳之为病诸条，皆属仲景遗论，实非《汤液经》文，故此六条，不能作为六经提纲，伤寒六经当另有提纲。卞师认为：“太阳病以脉浮为提纲，阳明病以腹满为提纲，少阳病以胸胁苦满为提纲，太阴病以吐利腹痛为提纲，少阴病以下利为提纲，厥阴病无提纲可提。”此发前人所未发，诚引人深省也。卞师曰：“按《伤寒论》六经辨证者为经方家，汤液家法不讲脏腑经络，不讲阴阳五行，此等超脏腑学说实为中医朴素唯物辩证最高理论境界。”卞师读经，字字着眼，必求字句通顺理解后乃求医理，所本者，经学之考据训诂也。如《伤寒论》97条“其痛必下，邪高痛下”二句，历代注家，随文敷义者多，即如喻昌，亦以“痛”字作“疼痛”之“痛”解。如作“邪在高，痛在下”，则高在何处？胸胁以上耶？下在何部？胁腹以下耶？且前段并未言及痛证，则此“痛”字，又自何引来？刘师祖力主此条当作“过分痛快地用下药”，卞师因而引之曰，痛者，甚极之辞，如痛哭、痛心、痛苦、痛快等，如是，痛下可作“过下”“极下”解。邪高，高者盛也，以邪盛在表，非在下在里，当与小柴胡汤。今邪盛在表，误下太过，表邪误下，故使其呕。其痛必下，此“痛”字亦尽力之意，如作“过”或“误”字解，则可读作“脏腑表里相连，其误其过，必在错用极下，表邪误下，故使其呕”，柴胡证仍在者，复与柴胡汤。

再如《伤寒论》387条，今之教材均作此断句：“吐利止而身痛不休者，当消息和解其外，宜桂枝汤小和之。”且训“消息”作“斟酌”解，此说原出方有执《伤寒论条辨》，后之注家因循相沿。然卞师认为，消息者，停息之谓也。《易·丰》有“日中则昃，月盈则食，天地盈虚，与时消息”，据此，则“消息”二字连用，本义为一消一长，互为更替。今吐利止而身体痛不休，此里和而表未解，温里药当停，不可续服，急当救表，和解其外宜桂枝汤。是故断句当为：“吐利止而身痛不休者，当消息，和解其外宜桂枝汤，小和之。”由此可见卞师解经每于细微处下功夫。

卞师常言，读书亦当横读，即一隅三反、触类旁通，《伤寒论》之条文，当顺着读、横着读、串着读，要拆得开，也要合得拢。如《伤寒论》76条：“发汗吐下后，虚烦不得眠，若剧者，必反复颠倒，心中懊侬，栀子豉汤主之。”卞师将此条诸症与栀子厚朴汤、瓜蒂散、承气汤、芩连阿胶汤、桂枝加厚朴杏子汤等汤方相互参看，以方测证，解伊尹用药原意。就“虚烦”而言，与“心中烦，不得卧”之黄连阿胶汤有阿胶、鸡子黄相比，栀子豉汤无补益药，其为无形邪热所致，此虚烦与承气汤“腑热里实”之有形实邪相比，则相对“虚”；就“病位”而言，355条瓜蒂散证“邪结在胸中，心下满而烦，饥不能食者，病在胸中”，与栀子豉汤证病位均在膈膜以上，故用香豉，而79条“伤寒下后，心烦腹满，卧起不安者，栀子厚朴汤主之”，见“腹满”知病位于膈膜以下，故去香豉，加厚朴、枳实，为承气汤法，由此可知病位不同，用药则异。卞师再以药测证，对比栀子干姜汤、栀子厚朴汤、栀子生姜豉汤、桂枝汤加厚朴杏子等汤方，明确栀子主证为“烦”，因凡栀子豉汤加减法，其香豉可去，而栀子必不可少。

再如脉法，历朝注家，皆以“脉浮紧，发热汗不出”为桂枝汤禁忌，而今之教材，更以脉浮紧与脉浮数定作伤寒与温病之区别，以无汗脉浮紧与有汗脉浮缓为太阳伤寒与太阳中风之不同。卞师认为，桂枝汤为太阳伤寒表虚发汗解肌之方，故当汗出；而麻黄汤为太阳阳明中风表实发汗解表之方，故当不汗出。今若以脉浮紧、浮数以分中风、伤寒、温病，则必走入歧路。脉浮紧，非必定是中风表证麻黄汤所独有，即如《伤寒论》221条阳明温病表证栀子豉汤证亦脉浮紧。是则中风、伤寒、温病表证脉同浮紧，而证候各异，故其治迥别，此重在辨证，而不重在脉也。然更有“若其人脉浮紧，发热汗不出者，不可与之（桂枝汤）也。常须识此，勿令误也”之戒，此则虽脉浮紧，不可与桂枝汤，以其但发热不恶寒病属风温故也。而57条桂枝汤证“脉浮数者，可更发汗”，52条“脉浮而数者，可发汗，宜麻黄汤”，则桂枝汤证、麻黄汤证脉并浮数。又如小柴胡汤证脉浮细，及脉虽沉紧不得为少阴。再如白虎汤证脉浮滑，不必如后世所说之白虎汤证必脉洪大，论有25条“服桂枝汤，大汗出，脉洪大者，与桂枝汤如前法”，如是则桂枝汤证亦有脉洪大。卞师将以上诸条并列串读，举一反三，以方测证，复以症状反推。故卞师曰：“通编《伤寒论》重在辨证，而伤寒杂病辨证，不拘泥于一脉，亦不死扣一证，字字句句，皆宜灵活看。”

卞师尝曰：“古之‘太阳病，脉浮、恶寒、头痛’，而今之‘太阳病，脉浮、恶寒、头痛’，后之将来‘太阳病，脉浮、恶寒、头痛’当仍不变。是《伤寒论》一书有其永久性，而非仅具时代性，万病辨证莫出其右。”卞先生之学，为刘师学术之继承，为刘师思想之发展。故欲学汤液家法，必以此为基础，如是始免误入歧途。

（三）明清诸家，去芜存菁

金元以降，各家并起，门派众立，百家争鸣。金元四家，刘完素重寒凉而通晓《内经》，张子和尚攻邪而调适情志，李东垣论脾胃而益气升阳，朱震亨喜滋阴而善治痰郁，四家各执仲景之一角而自成一派。明清医家，诸如薛立斋、孙一奎、张景岳、李中梓，崇尚温补，重视脾肾，又如叶天士、薛生白、吴鞠通、王孟英，另立温病，畏用热药；再如方有执、喻嘉言、张路玉、程郊倩，错简重订，批驳旧论。卞师认为，治学当以古医汤液学派为正宗，推崇唐宋以前之本草，明清诸家杂说纷纭，当去芜存菁，择其善者而为己用。师祖尝言：“后世诸家理论多不可取，以皆臆测空想、不切实际故也。然彼能成为一代名医，用药必有其独到处，可为吾侪借鉴和学习。”

卞师初学医时，刘民叔先生即以陈修园《医学三字经》为其医学启蒙。陈念祖，字修园，福建长乐人，清乾隆嘉庆年间人，著有《神农本草经读》

《医学三字经》《伤寒论浅注》《长沙方歌括》《金匮要略浅注》《金匮方歌括》《医学从众录》《时方妙用》《时方歌括》等。陈修园一生著作颇丰，其文字质朴洗练，畅达优美，歌诀音韵，脍炙人口，其内容深入浅出，切于实用，对后世中医教育与普及起到了重要作用。陈修园于《本经》《伤寒》《金匮》等经典研究颇深，是继钱塘二张之后，反对错简重订，维护旧论的中坚人物，其画龙点睛指出“长沙论，叹高坚，存津液，是真诠”，为研究伤寒数十年之心悟，并举例分析发汗、攻下、温阳、益气、利小便等法，无不寓有“存津液”之义，见解独到。另陈修园对《伤寒》六经与《素问·热论》六经之不同、《伤寒》六经统括百病、六经提纲仍当参见论中兼见之证等问题，客观公允，值得借鉴。

温病学派肇始于刘完素“六气皆从火化”，奠基于明代吴又可《温疫论》，入清以来，叶、薛、吴、王为温病学派之集大成者。然卞师认为，温病学派虽丰富后世治法，但其纲领，仍未脱离仲景大法。如吴鞠通《温病条辨》，虽创制诸如银翘散、桑菊饮、三甲复脉汤、大小定风珠、专翕大生膏等名方，全书近半条文和方药仍不离《伤寒论》，其银翘散方出栀子豉汤，三甲复脉汤为炙甘草汤之延伸，实尊古而不泥古。卞师亦言，《吴鞠通医案》辨证精准，用药精妙，值得一读。

三、临证心得

卞嵩京先生临证六十余载，擅治内外妇儿各科疑难杂症及恶性肿瘤，临证重视细则辨证，即整体辨证与局部辨证相结合，两者务求协调统一，辨证精细，论治灵活。卞师门诊，临床常见病多发病，辨证精准，效如桴鼓；沉疴重疾，且能扭转乾坤；即如杂症怪病，亦复不少。今举先生临证心得之一隅，或可略窥先生医术之全豹。

（一）外感辨证，表里有序

外感之病，最为难治，分型诸多，表现不一，稍有不慎，变证遽至。《伤寒论》太阳篇条文独多，或因于此也。因此，必须辨证精准，力求三五日痊愈，而不至迁延。师祖刘民叔先生创立经方汤液派，以《汤液经》《伤寒》

《金匮》为训，为近代经方之执牛耳者，立中风、伤寒、温病三纲，认为仲景六经《伤寒》本非《内经》之六经，六经为六大证候群，而六经各经皆有中风、伤寒、温病，此说实发前人所未发。师祖认为，中风为表实证，当不汗出而恶风，伤寒为表虚证，当汗出恶寒，以不汗出中风为纯表，汗出伤寒为次表也。故力主“太阳中风”“太阳伤寒”两条文当互换，即“太阳病，或已发热，或未发热，必恶寒，体痛呕逆，脉阴阳俱紧者，名为中风”“太阳病，发热、汗出、恶风、脉缓者，名为伤寒”。此论甚精，为外感诊治指明方向，故外感诸案，皆以此为纲目。杨绍伊先生《伊尹汤液经》载二十二主方表，列桂枝、麻黄、葛根、青龙、柴胡、栀豉、白虎为表证七方。

卞师诊治外感表证，大致分为以下几个方向：①太阳阳明合病中风表证，此为绝对表证，纯寒无热，恶寒发热咳喘，用麻黄汤；②太阳阳明合病寒温两感中风表证，此为中风郁而化热，寒多热少，或称“寒包火”，在麻黄汤的基础上，咳喘更甚，用大青龙汤；③太阳少阴合病中风伤寒表里同病，此为外寒里饮，咳喘又兼白泡痰，心下有水气，用小青龙汤，有热者加石膏为小青龙加石膏汤；④太阳本经伤寒表证，此为次表证，恶寒发热，骨节酸疼，用桂枝汤；⑤太阳少阳合病中风表证，寒热往来，胸胁苦满，欲呕，用小柴胡汤；⑥太阳阳明中风表证，偏阳明肠胃，恶寒发热，腹泻呕吐，用葛根汤；⑦阳明温病表证，但热不恶寒，有汗，用栀子豉汤；⑧三阳风温表证，此为纯热无寒，发热，有汗，脉滑数或洪大，用白虎汤；⑨太阳阳明合病中风热化，此为表证热化，表里同病，发热，有汗，咳呛，黄痰，用麻杏石甘合桑菊饮、《千金》苇茎汤。另有如太阳少阳合病伤寒中风表证柴胡桂枝汤、三阳合病伤寒中风表证柴桂葛等相兼为病，则依法而治之。若外感之邪侵袭人体，其人本有宿疾，出现表里同病的情况，临床最为常见。卞师在处理外感表证与内伤本病关系时，悉遵《汤液经》法，据病位表里之所偏与病势缓急之所异，有其表里先后之治则，不可混为一方。

表里先后治则，主要体现在三个方向：①先表后里。此为基本原则，凡表证急重，里证轻缓，皆当先表后里。如《伤寒论》106条：“太阳病不解，热结膀胱，其人如狂，血自下，下者愈。其外不解者，尚未可攻，当先解其外，外解已，但少腹急结者，乃可攻之，宜桃核承气汤。”此为表证兼有蓄血，里证尚属轻浅，当先解其外。此《汤液经》大法，先解表后清里，先解表后温里，先解表后攻里。正如《伤寒论》44条所言："太阳病，外证未解，不可下也，下之为逆。"卞师临证强调不可拘于病之名，不可惑于病之因，无论西医诊断为肺癌、化疗或是术后症见咳嗽咳痰，但凡患者脉浮，则仍应辨为表证而以表药治之，处以麻杏石甘汤合《千金》苇茎汤，二诊即可见咳止痰除，脉浮转平，转入养肺抗癌之方。卞师认为若表证妄加里药，则易引邪入里，治病处方当分清表里、虚实、寒热、气血，有的放矢方能取得速效。②先里后表。表里同病之时，若里证危急，则先救其里。如《伤寒论》91条："伤寒医下之，续得下利清谷不止，身疼痛者，急当救里；后身疼痛，清便自调者，急当救表。救里宜四逆汤，救表宜桂枝汤。"伤寒误下，或至心阳虚衰，阳衰阴盛，若强行解表，必致里证更虚，病变迭生。只有温中补虚，或回阳救逆为先，阳复正充，方可赢得驱邪外出之机。再如124条："太阳病，六七日，表证仍在，脉微而沉，反不结胸，其人发狂者，以热在下焦，少腹当硬满，小便自利者，下血乃愈。所以然者，以太阳随经，瘀热在里故也。抵当汤主之。"虽有表证，但对比106条里实急迫，临床类似急性脑出血、蛛网膜下腔出血等症，故急当救里。③表里同治。卞师认为，虽"先解表后清里，先解表后温里，先解表后攻里"为《伤寒论》大法，然表里之间亦有纯表、次表、次里、纯里之分，纯表之证不可攻里，纯里之证不可发表，而次表或次里，又当另论。如小青龙汤证，"伤寒表不解，心下有水气，干呕，发热而咳，或渴，或利，或噎，或小便不利，少腹满，或喘者，小青龙汤主之""伤寒，心下有水气，咳而微喘，发热不渴，服汤已渴者，此寒去欲解也，小青龙汤主之"，因心下有水气，为表中之里之表证，与麻黄汤、桂枝汤相比更为入里，小青龙汤为太阳少阴合病中风伤寒表里两解之方，故用细辛、干姜、五味子等表中之里药。此为卞师之特色。

（二）活用温法，得所而彰

《素问·生气通天论》云："阳气者，若天与日，失其所则折寿而不彰。"阳气在人体的生理功能中有着重要的作用，一能温养全身，维持人体生命活动，提供能量，所谓"少火生气"，《素问·生气通天论》"阳气者，精则养神，柔则养筋"；二能气化推动，阳化气，阳主动，阳气充盛，则气血流动；三能卫外固密，既可防病抗邪，又能固摄营血与津液，此《素问·生气通天论》云

"阳密乃固"。

卞师临证，诸病凡辨证为太阴少阴虚寒者，皆可用温。然"温"之一法，涵盖甚广，有温补，有温通，有温运，有温固。

补者，补气血，养五脏。陈修园《医学三字经·气喘》云："温补二字宜串看，有以温为补者，有以补为温者。"卞师认为，有以温为补者，如姜桂附等，真武汤、苓桂术甘汤温阳，此用温即是补也；有以补为温者，如肉苁蓉、巴戟天、补骨脂等，右归、河车大造丸补阳，此即以补为温也。然二者每多互用，或分或合，不能死扣。

通者，通血脉，通积滞。通血脉之法，使气血贯通，五脏四肢、关节百骸得以濡养，《灵枢·百病始生》曰："积之始生，得寒乃生。"《素问·调经论》云："寒独留则血凝泣，凝则脉不通。"《伤寒论》："手足厥寒，脉细欲绝者，当归四逆汤主之。"如雷诺病用当归四逆汤，历节痹证用桂枝附子汤、乌头汤；又如妇科血少虚寒通经用当归四逆加吴茱萸生姜汤，甚者用黄附块；再如男子阳痿不育用细辛，取《金匮》防己黄芪汤条"下有陈寒者，加细辛三分"和《本经》"利九窍"之意，皆为温通血脉之法。通积滞之法，即通胃肠实积，温通积滞，《素问·阴阳别论》曰："所谓阳者，胃脘之阳也。"胃喜温而恶寒，以温为补，以运为健，以通为用。卞师认为，寒药主收引，而温药能推动，故治疗阳虚痞证或胃肠有形实邪结聚之证，常用温通法，其代表方当为《金匮》大黄附子汤或《千金》三物备急丸。三物备急丸方中巴豆一味，当兼具"温"及"通"之性，《本经》巴豆"味辛温，主伤寒温疟寒热，破癥瘕结聚坚积，留饮痰澼，大腹水胀，荡练五脏六腑，开通闭塞，利水谷道"，现今临床已少用。其余温药如附子、肉桂、干姜、当归之品，通药如大黄、枳实、柴胡、大腹皮、槟榔、草果之流，皆可选用。

运者，运化水谷，运三焦水道。《素问·五脏别论》言"胃者，水谷之海，六腑之大源也……是以五脏六腑之气味皆出于胃"，《玉机真脏论》言"五脏者皆禀气于胃，胃者，五脏之本也"，《经脉别论》言"饮入于胃，游溢精气，上输于脾，脾气散精，上归于肺，通调水道，下输膀胱，水精四布，五经并行"。由此可见胃阳在人体温煦腐熟水谷、运化水谷精微过程中的重要作用，而温运法适用于胃脘痞证，以运为健。慢性萎缩性胃炎初起多由饮食无节，或嗜烟酒辛辣冷饮，久而脾胃受戕而为之病，轻者胃阳被遏，久则中阳衰败，故先生治胃首重胃阳。卞师认为，不能以凡是炎症必属热证，而不加辨证，率用诸如半枝莲、白花蛇舌草、蛇六谷、蛇莓、蒲公英、金银花等清热药而所谓消炎，则越治而病情越重。以西医所谓炎症疾病，亦有寒证，如冻疮所致炎性化脓，或糖尿病脉管炎所致之脱疽、阴疽等病，因此，必按中医辨证分别寒温所属而后论治。刘民叔先生尝曰："中医临床辨证，不可拘于病之名，不可惑于病之因，必灵活运用辨证论治，始为我中医治疗之特长。"此诚千古不刊之言。胃痞胃脘痛，多为中焦寒热错杂、升降失司之证，然究其根本，仍为中焦虚寒，不能腐熟水谷，运化不利，故致痞胀。脾胃阳虚之证，温命门即是温脾阳，俾脾肾生生之火壮，则脾阳自复，脾阳复则运化健。卞师临证常用附子理中汤合半夏泻心汤加减，寒热并用，辛开苦降，温运中焦。其中肉桂一味，卞师于温运法中常用，《本经》菌桂"味辛温"，"为诸药先聘通使"，故可率诸药以推动运行。

固者，固卫阳，摄气血。《素问·生气通天论》云："阳密乃固。"《伤寒论》53条："病常自汗出者，此为荣气和，荣气和者外不谐，以卫气不共荣气谐和故尔。以荣行脉中，卫行脉外。复发其汗，荣卫和则愈，宜桂枝汤。"卞师于卫阳不固、虚劳自汗病人，常用桂枝汤、黄芪桂枝五物汤合桂甘龙牡汤，温阳固表；甚者加附子，以《伤寒论》20条"太阳病，发汗，遂漏不止，其人恶风，小便难，四肢微急，难以屈伸者，桂枝加附子汤主之"，刘民叔先生更曰"附子温中，乃塞汗之意"，此说开前人之未说，以心阳一振，汗液自收。此外，温阳摄血法常用于上消化道出血、便血或肿瘤引起的呕血便血属虚寒证者，以引血归经。吴鞠通《温病条辨·治血论》曰："善治血者，不求之有形之血，而求之无形之气。盖阳能统阴，阴不能统阳；气能生血，血不能生气。"陈修园《医学三字经·血证》谓"凡吐血服凉药及滋润益甚，外有寒冷之象者，是阳虚阴走也"，张石顽曰："若使气虚挟寒，阴阳不相为守，血亦妄动，必有虚冷之状，盖阳虚阴必走是也。更验其血之色，必瘀晦不稠……宜理中加肉桂收摄之。"《鲁楼医案》首篇僧惠宗胃癌溃血一案，师祖以黄土汤治之即此意。干姜《本经》主"温中止血"，凡阳虚阴走必用干姜以温摄引导。

质言之，卞师无论于内外妇儿，或是肿瘤危证，皆善用温法。近代江南诸师，畏附子如虎狼之药，即使用之，量且轻清。师祖与卞师临证善用附子而不滥用附子，非温病阳痈而皆可用之，必辨证施药，师祖更常以硫黄、砒石入药，故有“火神”之誉。

附子一味，师祖与卞师喜用四川炮制法之黄附块，其有效成分乌头碱含量高于江南淡附片，故效力更胜。卞师曰：“附子辛温，功能回阳补火，温中祛寒，逐风湿痹，以为强心固脱，以治风寒湿痹，痿躄拘挛，以治痰饮喘逆，阳虚水肿，以为温阳通络，行瘀止痛，以住中寒泄泻，完谷不化，以强肾阳衰微，功能减退。”故卞师强调，附子主症有形寒、泄泻、小便利、脉沉等，以《伤寒论》言“若小便色白者，少阴病形悉具”，故小便不利不可与附子。黄附块初以15g起步，根据病情可渐加量至250g，且嘱患者宽汤缓煎，以减免毒副作用。卞师认为，附子量大，或可致人麻痹，然用之者，亦正利用其麻痹之性而取效也，如《伤寒论》桂枝附子去桂加白术汤服法云：“初一服，其人身如痹，半日许复服之，三服都尽，其人如冒状，勿怪，此以附子、术并走皮内，逐水气未得除，故使之耳。”《金匮》乌头桂枝汤服法云：“其知者如醉状，得吐者为中病。”

（三）寒热气血，辨证治癌

卞师临床治疗晚期癌症，屡起沉疴，享誉沪上，求诊者众多。刘民叔先生曰：“治癌当分四例：一曰结气，治之以散，海藻、白蔹、南星、夏枯之属是也；二曰血瘕，治之以破，附子、桃仁、丹参、鼠妇之属是也；三曰绝伤，治之以续，地黄、干漆、槐角、白胶之属是也；四曰死肌，治之以逐，白及、络石、地胆、铁落之属是也。”卞师继承刘师之说，并扩大拓展其辨证分期、分型准则。《鲁楼医案》中明确指出：“癌犹疮也，辨证有始末之异，治法有攻补之殊，用药则或温或凉、或燥或润，对证处方，各适其宜，未可固执一端也。”癌症之疾，虽为重病，仍不出汤液家六经六法，针对不同部位和分期，亦遵循中医辨证。更有术后放化疗、腹水胸水等病情复杂者，如《伤寒论》曰“此为坏病，知犯何逆，以法治之”，卞师别出心裁，另辟蹊径，为患者缓解痛苦，延长寿命。

1. 首立寒瘀，温运散血　晚期癌肿，热毒痼结者，固以清热解毒为主。而《内经》每云，积由寒生，寒留则血凝泣，凝则脉不通。若寒邪偏盛，气血不行而致血瘀，日久形成癥瘕、积聚而为肿瘤。故卞师认为寒瘀为肿瘤发生的重要原因之一，而温运化瘀为肿瘤治疗的一大法则，首立以温阳法治疗寒瘀型肿瘤。卞师临证喜用四逆汤、薏苡附子败酱散、黄土汤、当归四逆汤、大黄附子汤等方，常用附子、肉桂、细辛、鹿角、巴戟天、补骨脂等温阳。《本经》细辛主“头痛脑动……死肌”，说明细辛功能温通化瘀，刘民叔先生有用细辛治疗脑瘤头痛之例。《本经》载附子主“温中，金创，破癥坚积聚血瘕”，《别录》认为肉桂“能堕胎，坚骨节，通血脉”，《药性论》认为肉桂“主破血，通利月闭”，可知附子、肉桂除温阳之外，更具活血之功，可谓温运、化瘀两擅其长。卞师认为寒瘀型肿瘤多见于胃癌、食管癌、肠癌患者。

2. 新立八纲，分期用药　辨证论治是中医认识疾病和治疗疾病的基本原则，八纲辨证思想源于《内经》，至明代时已基本成熟，张景岳提出“二纲六变”，现今教材已将八纲辨证作为中医基本辨证方法。但卞师认为，乍一观之，阴阳居八纲之首，必其统括全面，范围甚广。然细绎之，若“阴阳”二字，而无“表里、虚实、寒热”六字奠其后，则阴阳亦徒具空名，不切实用。如临一证，不曰“表里、虚实、寒热”，而只曰“阴证阳证”，试问其治，则又何从下手？刘民叔先生所以曰：“八纲辨证，宜去其阴阳辨证，而当加气血辨证，亦即‘表里、虚实、寒热、气血’也。”清王清任著《医林改错》，彼外科疡医，尚知病必分气血，而况我内科乎？千百年来，后世每泥于八纲阴阳之说，忽略气血辨证，而治病不辨气血，药将焉用耶？如血分病而用气分药，则病深药浅；气分病而用血分药，则药过病所。不对证，固无疗效可言，抑且延误病情，此医之罪也。读本草药性，亦必分其属气属血，如此辨证用药，庶能药证相合。因此，卞师认为，肿瘤发病虽多为实质性癥瘕积聚，亦有寒热、表里、虚实、气血之分。如肺癌案，症见脉浮、咳呛，辨为表证者，小青龙汤、麻杏石甘汤均在其用，药后咳嗽减少，诸症若失。再如宫颈癌一案，症见尿频、腰酸、白带清冷、无腹胀痛，辨为虚证者，以鹿角、阿胶、巴戟天峻补奇经，疗效亦显。另外，同为肺癌，又有寒热之分，热者陷胸汤、十枣汤、《千金》苇茎汤，寒者甘草干姜汤、贞元饮等。卞师治癌随证灵活变通，而非惑于病之名，仍当以中医辨证法治之。

3. 峻猛重剂，屡起沉疴　对于治疗肿瘤之大实证者，卞师习用“大剂”“重剂”之猛药，以斩将夺关，荡涤秽滓。一般认为，癌症病人虚甚，不堪峻药猛药攻伐，然肿瘤邪气深重，正所谓“大实如羸状，至虚有盛候”，此时大剂、重剂之品斩将夺关治之尚恐不及，平和之品焉能克奏大功？卞师秉承刘民叔先生经验，临证主张“祛邪为主，邪去则正自复”，善用生半夏、雄黄、甘遂、大戟、黑丑等攻邪之品治疗肿瘤，其虽为“虎狼之药”，但若审证清晰，可放心使用。张锡纯曰：“审证既确，用药以胜病为主，用石膏、附子不必拘泥常规，有病则病当之。”如晚期食管癌噎膈一案，滴水难进，卞师用生半夏、雄黄治之，患者饮食得通，呕吐亦止。肺癌胸水一案，卞师以甘遂、黑丑、葶苈峻下逐水，胸水减少，胸闷痛松减，邪实已去，患者不因猛药攻伐而感虚弱，反感一身轻松。此即《内经》“有故无殒亦无殒也”之谓也。

当然，若正气虚甚，则又当以扶正为主，或扶正祛邪兼顾，不可偏颇。卞师对于大虚而又邪盛之人，本刘民叔先生之法，扶正与祛邪兼顾，视正邪之关系而灵活用药，临床确有良效。

4. 扶正之法，补之有道　临床肿瘤病虚实夹杂之证甚多，然癌症扶正非仅有大剂黄芪一法，卞师临床将癌症依中医辨证法细分，以期补而不滞，扶正而不敛邪。癥瘕积聚大实者，攻逐瘀血后期，宜用养阴血之药，如肝癌、胰腺癌胁肋积聚，邪实去后以首乌、地黄、沙参、牡蛎、石龙芮等药调养；子宫颈癌、前列腺癌等下元亏损者，以鹿角、龟板、肉苁蓉大补奇经；鼻咽癌阴虚火旺者，则用天花粉、麦冬、珠儿参养阴润燥。其中养阴血药又有深浅程度之分，邪实较甚不可峻补，用百合、枸杞、女贞子、沙参等清养之剂，而肉苁蓉、熟地、首乌、阿胶之类则为大补元阴，适宜症情稳定，虚证者后期滋补。虚实夹杂之证，卞师按《本经》所载而用攻补兼施之药，如地黄化瘀填精髓，肉苁蓉补肾破癥瘕，当归补血润燥、活血通络等。卞师用药严谨，处方亦多在十二三味，至多不出廿味，无虚证绝不妄用补药，有虚证者亦按需进补，层次分明，条理井然，展现大医风范，值得我们仿效学习。

（四）血肉之品，功效倍卓

《伤寒》《金匮》方用，载诸多动物类药如龙骨、牡蛎、鳖甲、阿胶、鸡子黄、䗪虫、水蛭、虻虫等，伊尹、仲景为善用血肉有情之始祖。《神农本草经》载动物类药六十六种，其虫类药约占半数，至李时珍《本草纲目》已增至一零七种。后世叶天士《临证指南医案·虚劳》曰：“夫精血皆有形，以草木无情之物为补益，声气必不相应……余以柔剂阳药，通奇脉不滞，且血肉有情，栽培身内之精血，但王道无近功，多用自有益。”卞师临床善用血肉有情之品，或攻或补，其疗效乃草木、矿石所不及，卞师认为动物药疗效优于植物药，以动物类药其干体富含异体蛋白，作用较之植物蛋白更甚，尤其虫类药物具有搜剔性，能深入病所，搜风剔邪，化瘀破结，无所不至，此为植物类药远所不能及者。虫类诸药并非皆毒，亦并非诸虫类药，只具以毒攻毒一性，要知各虫类药各有其主治功能。是临证选用虫类药物，也宜分门别类。卞师运用动物药主要分以下几类：

1. 峻补奇经　鹿角、龟板、蜂房、蛤蚧等味。卞师补奇经之法源自刘民叔先生，草石之药补肾犹感不足者，必用血肉有情峻补奇经，叶天士亦言“久病必通任督”。卞师补奇经多用鹿角、龟板或胶类，治疗不孕不育、肾亏骨弱、劳损虚衰等。鹿角咸温，能养人之阳气，峻补肾命，通调冲任，坚骨补髓，特具“虚者补之，损者培之，绝者续之，怯者强之，寒者暖之”之功。鹿角攻补兼具，鹿角胶则专于滋补。龟为至阴之物，龟甲胶滋阴潜阳，养心益肾，为育养真阴之上品。后世有龟鹿二仙胶，以龟甲胶、鹿角胶、枸杞、人参相伍，大补精髓。蜂房能入肾壮阳，治阳痿不举、遗尿不禁等症，以蜂房为蜜蜡组成，而蜜蜡能补肾助阳也。又蛤蚧能助肾阳、益精血、补肺气、定喘嗽，卞师常用人参蛤蚧散以治虚喘劳嗽。

2. 攻坚破积　如鳖甲、土鳖虫、牡蛎、穿山甲、蜣螂、蝼蛄等味。此类药物于有形之癥瘕大积，善攻解顽邪，破癥除瘕。仲景大黄䗪虫丸、鳖甲煎丸、下瘀血汤等，均以䗪虫、鳖甲之属消癥除积，破血通络。牡蛎功能软坚散结，如小柴胡汤条“胁下痞硬加牡蛎”，《本经》曰“除留”，即“除瘤”，故卞师每以鳖甲、牡蛎同用软坚散结。穿山甲力能攻坚散结，消癥瘕积聚，散血破瘀，宣通经络脏腑，无所不至。肿瘤之实证者多有痰湿瘀毒胶结，久病入络，深痼难解，非虫类药物不能攻之破之，故此类药物卞师尤喜用于癥瘕积聚、大实大积之肿瘤病，颇见疗效。

3. 活血祛瘀　如水蛭、虻虫、斑蝥、鼠妇、蛴螬等味。仲景治蓄血用水蛭、虻虫，此二味逐瘀破积，仲景每兼用之，如抵当汤、抵当丸、大黄䗪虫丸。大黄䗪虫丸方，原抵当汤丸化出，复加干漆、蛴螬、䗪虫，化瘀活血之力倍增，俾血流畅，则干血自化。吴鞠通谓：“以食血之虫，飞者走络中气分，走者走络中血分，可谓无微不入，无坚不破。”刘民叔先生有凌霄抵当汤，以抵当汤为底方，水蛭、虻虫加云母石、生石膏、寒水石诸味，治久病高血压，甚至脑出血，惊呼而厥、昏仆不知人事，脉实便秘者。

4. 息风定惊　如地龙、全蝎、蜈蚣、羚羊角等味。羚羊角为镇惊息风要药。全蝎性善走窜，散血止痛。地龙活络定惊，对于高热神昏、筋脉拘急、惊风癫痫、手足抽搐、头痛眩晕诸症尤良。

5. 搜风解毒　蛇类如蕲蛇、乌蛇、金钱白花蛇、蛇蜕等味。卞师多用蛇类治诸风，取其内走脏腑，外彻皮肤，无处不到，可用于手足缓弱偏废、口眼㖞斜、语言謇涩或风湿痹痛、皮肤燥痒、骨节疼痛、恶疮疥癞等证。

6. 宣风泄热　如秋蝉、僵蚕等味。此类多有疏散风热之效，僵蚕、蝉蜕可用于风温初起。《纲目》云："蝉……其主疗，皆一切风热之证。古人用身，后人用蜕。大抵治脏腑经络当用蝉身，治皮肤疮疡风热当用蝉蜕。"僵蚕功能祛风清热，化痰镇惊，治风热头痛，喉痹咽肿，小儿惊风，癫痫风痰，中风失音，瘰疬结核，丹毒风疹。

7. 消痈散肿　如蟾皮、象牙[1]、穿山甲等味。蟾皮《本经》"痈肿阴疮，服之不患热病"，为疔疮发背、阴疽恶疮一切外症之要药，有内攻外拔、拔毒攻毒之功，故于外科方中有夺命之称，卞师于变应性血管炎下肢烂疮、重症型顽固湿疹用之，每获奇效。象牙《医学入门》"生为屑，主诸疮痔瘘，生肌填口最速"，《本草经疏》"治……恶疮，拔毒、长肉、生肌"，于晚期乳腺癌红肿一案，卞师以象牙屑入药，患者乳岩红肿得消，脓水得止，亦无破溃。穿山甲性善走窜，功能搜风通络，攻坚排脓，散血消肿，既消痈疽于将成之际，又托疮疡于将溃之候，为外科常用之药。

8. 行气和血　如刺猬皮、九香虫等味。刺猬皮，行血止血，降气止痛，《本经》"主五痔阴蚀，下血赤白五色"，治大肠湿热，血痔脱肛，肠风下血，卞师多用于直肠癌、放射性直肠炎、肛痔等疾患，甚有奇效。

以上仅举其大概，然一药而兼数效者，亦不少见。

（五）攻补分施，方简力宏

师祖刘民叔先生立"中风、伤寒、温病"三纲，定"汗、吐、下、利、温中、养阴"六法，再以表里分配而出六经，而六法又周旋于六经周围。是故

---

[1] 编辑按：现已禁用。

“汗、吐、下、利”皆为攻法，使邪有出路；“温中、养阴”皆为补法，使正气恢复，而温中仅恢复人体之功能，故真正补法亦只养阴一法堪当其称。卞师认为，实证宜攻，虚证当补，攻补二法在原则上不可并施。

凡绝对实证，如癥瘕结聚、腹水臌胀、瘀血痰饮、外感表证，治当攻邪，邪去正自复。张子和《儒门事亲·汗下吐三法该尽治病诠》：“今予论吐、汗、下三法，先论攻其邪，邪去而元气自复也。”卞师门诊，凡遇癥瘕积聚、腹水臌胀、胃痛痞满等属实证者，常叮嘱患者不宜乱补，不宜食用羊肉、狗肉、猪头肉、鹅、鸽子、大闸蟹、火锅、桃子、杨梅等发物，也不宜食用水果（橘子除外）、粗粮、南瓜、山芋、玉米等易致胀气及难以消化食物，否则愈补愈胀，病情加重。因此，从饮食忌口亦可看出，汤液学派在攻补先后方面，有法可循。

凡绝对虚证，如虚劳、遗泄、体弱之人，则当补养。卞师强调，凡有疾之人，当重在治其病，而非膏方所宜，只确有体弱多病、年久虚劳者，方适合膏滋进补，且医者须多次诊治了解患者个体情况后，才能处方，故卞师医案，膏方脉案少见。补益药不可随意与任何其他药相配伍，如病属硝、黄、石膏之证，则何必服用膏方？处方如烹饪，不同菜品之间当有搭配，如虾仁可与豌豆、笋丁同炒，而绝不会伍以青菜、豆芽等，如若处方皆是什锦砂锅，药味亦会越开越多，以之治病，漫无目的，此为近世中医界之通病。隋唐名医许胤宗曰：“今人不能别脉，莫识病源，以情臆度，多安药味，譬之于猎，未知兔所，多发人马，空地遮围，或冀一人偶然逢也，如此疗疾，不亦疏乎？”此说可为当今医者之戒鉴。近代善用胶类者，当首推师祖刘民叔先生，其常用胶类有鹿角胶、麋角胶、阿胶、龟甲胶、鳖甲胶、线鱼胶、鹿肾胶、狗肾胶、霞天胶、虎骨[1]胶、黄明胶等等。卞师承其学，不仅善用胶类治虚损，更用以治疗内科血证、肺癌咯血、子宫内膜癌崩漏、白血病、恶性淋巴瘤、纵隔肿瘤等各类疑难病证。

对于虚实夹杂者，卞师认为，若实证可以先去，宜先用攻法去其实，待邪去再议用补，邪未去则不可言补；若邪实一时难以去除，虚证又有显现，则宜选攻中带补、补中有攻之品，如干地黄既主“折跌绝筋伤中，逐血痹……

[1] 编辑按：已禁用。

除寒热积聚除痹”，又主“填骨髓，长肌肉”；肉苁蓉既主“妇人癥瘕”，又主“五劳七伤，补中……养五脏，强阴，益精气”；鳖甲既主“心腹癥瘕坚积寒热，去痞息肉，阴蚀痔恶肉”，又能养阴。只有当实证盛极，或将转为虚实夹杂终末期时，如医案中“大剂攻下治疗臌胀案”，病至后期却虚象渐显，故卞师曰：“攻之不能，补之又难，病至晚期，奈何？”此为难治。

卞师常言：“刘师治病，当补则补，人参、黄芪、龟板、阿胶，当攻则攻，巴豆、大黄、甘遂、大戟，条理分明，绝不混杂。”正因卞师在虚实、表里、寒热、气血等方面辨证清晰，方药专一，故治表证而能效如桴鼓，治顽疾而能屡起沉疴。

（六）师承古训，随势变通

卞师曰：“临床仅套用经方，而不用经方辨证思路者，不可称之为经方家。经方或用或不用，但临证必以《伤寒》《金匮》为辨证之纲领，方为汤液弟子。”卞师认为《伊尹汤液》《伤寒》《金匮》为后世奠下中医学基础，然方无定方，不能死扣拘泥条文，故陈修园曰：“一部《伤寒论》全是活法。”卞师病案用药，或峻猛，或平和，或经方，或时方，其辨证核心却是不变，明辨表里、虚实、寒热、气血，按汗、吐、下、利、温中、养阴六法互用，条理井然。

辨证论治是为我中医临证诊治疾病之特长。同一种病，无论是中医病名或西医病名，在不同的阶段，或可表现出不同证候，因此治法也当不同，此即“同病异治”。如内科成人斯蒂尔病两案，一则表现为发热、关节红肿热痛，一则表现为高热、胸腔积液、喘促胸闷，故治法不同；又如肿瘤科肺癌案，或可表现为阻塞性肺炎喘证，或为胸腔积液喘证，或为肺癌咯血，甚或可为表证，而又有风寒、风热之不同，故治法又当迥异；再如溃疡性结肠炎一案，烂便、形寒、腹痛，卞师辨为太阴虚寒证，宜理中辈、四逆辈，复有下利便脓血，为少阴桃花汤证，又按其为里虚寒证，四神丸、黄土汤方义类同，亦可互入其中，随证加减。

疾病是在不断变化发展的，不同疾病可能会在某些阶段表现为相同或近似证候，因此治法亦当相同，此即“异病同治”。如内科肠梗阻腹痛案、胆管癌案后期、后腹膜肉瘤案后期，皆以肠胃积滞、不能运化水谷为主，故异病同治而用温通法，甚或子宫腺肌病痛经案用鹿角、肉苁蓉，男子不育案用细辛，亦属广义温通之法；又如心悸、不寐、更年期脏躁、甲亢心悸惊恐、痴呆、蛇痫、郁证等病，皆属心神不宁或痰蒙心窍，卞师常以自拟龙骨齿方化裁加减；再如肝脓肿一案，卞师另辟蹊径，借用大黄牡丹汤、薏苡附子败酱散、排脓汤诸方，化瘀破血，清脓排毒，又以鳖甲煎丸、金铃子散疏肝软坚，并用穿山甲、土鳖虫等破痈消疽，患者终告痊愈。此案虽非肠痈之证，但病性相似，异病同治亦效如桴鼓。因此，卞师治病，从无所谓哮喘方、胃炎方、肺癌方、肠癌方等套路方，而是“观其脉证，知犯何逆，随证治之”，此方为我中医汤液学家格物致知之精髓。

卞师每每在经方基础上延伸其义，拓展运用，如承气汤、十枣汤可联用达原饮，黄连阿胶汤随证加入天王补心丹，炙甘草汤可与归脾汤等药同用，等等，可谓融合古今，兼顾体用，灵活变通。

卞师治病，无分内外妇儿，除却伤科接骨上骱、外科痈疡开刀，差近今之所谓全科医生。然如此全科，必博览群书，知病识病，更需具深厚的内科功底，辨证精确，始能处方用药。

卞师尝说，医学创新是对的，在旧的基础上创新，先有继承，才能创新，而不是为创新而创新，刘师医学主要在传承的基础上有所创新，而不是有意地标新立异。临证处方必遵汤液经学辨证用药，方可称为经方家，而不是随处麻黄汤、桂枝汤却不顾辨证就可称经方派，如此，虽用经方，根本不及辨证精确之时方派。

四、结语

而今已是耄耋之年的卞嵩京先生，除每周三个半天门诊外，暇时著书立说，以发扬经方汤液为己任，课子带教以自娱，每逢周末开课授徒，二三十年坚持不辍，或讲《伤寒》，或论《金匮》，或授《本经》，或谈临证，承刘师鲁楼讲台之志，传授汤液学派之真谛，侍诊听课者不乏三甲医院医生及硕士、博士、博士后。

卞嵩京先生有一子一女，子卞军，女卞政，媳司马晓珍，秉承家学，皆通中医；孙卞文、卞喆，亦立志学医。

卞嵩京先生门弟子众多，多慕名求学以自求进取，目前分布我国及美国、加拿大、澳大利亚、新西兰、马来西亚、泰国等世界各地，或行医开业，或就职医院，或大学任教，各有成就。中国大陆有裘贵成、刘明浩、蔡征宇、任峰、杨富荣、马子霖、毕丽娟、徐立思、蔡珏、陈晓晖、杨强、白秋生、祝其荣、贺晓立、赵卫群、唐英觉、李网鑫、凌玲、张安冬、黄迪娜、单静怡、徐琼、贯剑等，中国台湾有黄英瑞、王滢迪、吕挺豪、林子钧、邱盈玮、钟德水、陈咏圣、陈胤名、王曦嫜、温育旋、林廷轩、林芷娴、杨育慈、吕欣怡、蔡百晃、王姿雅、蔡宜臻、廖晏君、曾凯鸿、庄颜慈、陈柏志、王忆椿等，中国澳门有黄进秋，马来西亚有潘世南、刘思毅、陈文恬、韦凯俊、郑念祖、林沛仪、林伟威、符保铃、詹家吉、张源进、陈俪云、李依蔓、刘顺怡等，泰国有周月虹、许桂源、张美心等，韩国有韩诚洙。

卞嵩京先生著述甚多，有《神农本草经读后》《神农本草经读法》《汤液经解》《伤寒如是读》《金匮要略绎义》《述评医学三字经》《评述章太炎猝病新论》《刘民叔》《师鲁阁未定草》等，并编集师祖早年发表于沪上中医杂志论文多篇，命名曰《鲁楼残简》，校订晚清孤本医书《鷓鸪会约》，现已出版有《伤寒如是读》《汤液经解》《鷓鸪会约》。

1999 年自黄浦区中心医院退休后，卞嵩京先生遂至上海市中医文献馆中医门诊部继续设诊治病。2015 年受聘为上海市中医文献馆客座研究员。2016 年经上海市卫生和计划生育委员会批准，成立上海市中医文献馆卞嵩京工作室，为弘扬经方汤液、培养经方传承做出贡献。先生一生淡泊名利，不求虚名，门诊时谈笑风生，给病人一种轻松亲切感。先生常说，病人生病已痛苦不堪，何必板脸相对？因此，在这谈笑轻松中为病者处方用药，给许多重病绝症患者增添欢乐和希望，一改病人沉闷绝望的悲观心理状态，门诊病患络绎不绝，善治沉疴重疾而名享沪上。卞师常曰，为医者，不可作仅博虚名之“名医”，要作有真才实学之“明医”，始能有利于病人，有益于民生。卞师躬身力行，孜孜不倦，从医六十余年，不求名利，不图闻达，洵是患者心目中的“明中医”！

目录

一、内科

二、外　科

三、妇　科

四、儿　科

五、 肿　瘤

一　内科

1. 太阳少阳合病中风伤寒表证案

杨× 女，42岁。

初诊（2013年11月22日）：前晚形寒倦卧，发热，38.3℃，今已退，胃纳未复，鼻阻，稍咳，苔薄腻，脉浮细。

枇杷叶9	柴胡9	桂枝9	生姜三片
老苏梗12	冬花[①]9	黄芩9	川贝、甘草各3
光杏仁9	半夏9	苞须[②]15	

三帖

① 款冬花。

② 玉米须。

【按语】

外感之病，最为难治，分型诸多，表现不一，稍有不慎，变证遽至。《伤寒论》太阳篇条文独多，或因于此也。因此必须辨证精准，力求三五日全愈，而不至迁延。师祖刘民叔先生创立经方汤液派，以《汤液经》《伤寒》《金匮》为训，为近代经方之执牛耳者，立中风、伤寒、温病三纲，认为仲景《伤寒》六经本非《内经》之六经，《内经》六经为针灸家设，分手足十二经，而《伤寒》六经为六大证候群，六经各经皆有中风、伤寒、温病，实发前人所未发。

刘先生认为，中风为表实证，当不汗出而恶风，伤寒为表虚证，当汗出恶寒，以不汗出中风为纯表，汗出伤寒为次表也。故力主"太阳中风""太阳伤寒"两条条文当互换，即"太阳病，或已发热，或未发热，必恶寒体痛呕逆，脉阴阳俱紧者，名为中风""太阳病，发热、汗出、恶风、脉缓者，名为伤寒"。此论甚精，为外感诊治指明方向，故外感诸案，皆以此为纲目。

该患者恶寒发热并见，鼻鸣，并伴有纳呆，为太阳少阳合病中风伤寒表证。《伤寒论》146条："伤寒六七日，发热微恶寒，支节烦疼，微呕，心下支结，外证未去者，柴胡桂枝汤主之。"柴胡桂枝汤为治中风表证而寒多之证。小柴胡汤，古往今来皆列入“和法”一门，独刘民叔先生另辟蹊径，列为“利法”，因古者“和”“利”两字小篆接近，遂误“利”为“和”。利者，利小便、利三焦水道之法也。凡病在表者当汗，在胸膈以上者当吐，在肠胃以下者当下，在三焦水道者宜用利法。《本经》柴胡“味苦平，主心腹，去肠胃中结气，饮食积聚，寒热邪气，推陈致新”，而今之教材皆认为柴胡“苦辛微寒”。卞师认为，柴胡性味当偏温散，以麻黄汤发汗，必温覆助之，桂枝汤服法，“须臾啜热稀粥一升，以助药力，温覆取汗”，然小柴胡汤但言“温服”，而无温覆及饮热粥之法，且曰“与柴胡汤……必蒸蒸而振，却发热汗出而解”，于此可知柴胡温散之力当强于麻、桂也。

另外，卞师处方，承师祖刘民叔先生之习，力主原药生用而不炒，以生药一经炮制，徒损药性，更有为取美观，几经炮制而药效全失。而卞师几乎每方必处苞须 15g，以苞须利尿消肿，调中健胃，且味甘甜，能改善汤药口感，对于长期服药患者，可令其有较好的依从性。卞师在煎药方法上，独具特色，每嘱患者将草药先渍水一小时浸透，煎一小时且只煎一遍，以《伤寒论》除个别汤方去滓再煎外，大多只煎一遍且煎煮时间较长；煎药不分先煎后下，外感表证药亦然，以卞师认为，患者取效，乃服药之味，而非闻药之气，此与清末民初所谓“治上焦如羽，非轻不举”而不可久煎所不同，为我汤液学派之特色。

（徐立思）

2. 三阳中风表证案

张××　　女，25 岁。

初诊（2018 年 10 月 10 日）：昨夜发热，形寒倦卧，皮肤干燥无汗，能纳，脐腹隐痛，烂便，脉浮滑数，苔薄腻。

粉葛根 9	柴胡 9	桂枝 9	生姜三片
生白芍 9	半夏 9	黄芩 9	黄连、甘草各 3
炒六曲 9	苏梗 12	葱须 15	

二帖

【按语】

《伤寒论》六经之提纲条文，皆属仲景遗论或弟子执经问难之记录，以《脉经》载“厥阴之为病”，上有“师曰”二字，绝无夫子撰著时，自作问答而称师曰者也，故五经提纲于《汤液经》皆低二格排列，独太阳病提纲顶格而列，曰：“太阳病，其脉浮。”卞师认为，六经当另有提纲，太阳病以脉浮为提纲，阳明病以腹满为提纲，少阳病以胸胁苦满为提纲。

本案症见脉浮、形寒无汗，为太阳证，发热恶寒，为少阳证，脐腹隐痛、烂便，为阳明证，故为三阳中风表证，治从三阳，以桂枝汤、柴胡汤、葛根汤合方加减。太阳阳明葛根汤证多伴有肠胃症状，或呕吐，或下利。《伤寒论》31 条：“太阳病，项背强几几，无汗恶风，葛根汤主之。”32 条：“太阳与阳明合病者，必自下利，葛根汤主之。”《医学三字经・痢疾》：“桂葛投，鼓邪出，外疏通，内畅遂。”本案桂枝与葛根同用，表解则利自止，此为葛根所以治利之法。《本经》：“葛根，味甘平。主消渴，身大热，呕吐，诸痹，起阴气，解诸毒。葛谷，主下利十岁已上。”

（周月虹、徐立思）

3. 太阳少阴合病中风伤寒表里同病案

李 ×× 　女，68 岁。

初诊（2013年7月19日）：咳呛数天，昨早晚较多，多白泡痰，喉中痰鸣，冷则打嚏，胃纳如常，有汗，神爽，脉浮细滑，苔薄腻。

旋覆花9　款冬9　麻黄6　生石膏30 生姜三片、大枣七枚
卷厚朴9　半夏9　射干6　干姜、川贝、甘草各3
光杏仁9　五味9　葶须15　桂枝9
五帖

【按语】

师祖刘民叔先生立“中风、伤寒、温病”三纲，即一表二里，中风为表，伤寒、温病为里。此患者年老体弱，素体阳虚，又感外邪，症见呛咳阵阵、喉中痰鸣、多白泡痰、冷则打嚏，有汗亦为伤寒之象，故辨为太阳少阴合病中风伤寒表里同病，方选小青龙汤、射干麻黄汤合方。小青龙汤为桂枝汤之扩大，从伤寒而来，为伤寒表证之痰饮方，《医学三字经·咳嗽》谓“夹水气，小龙平……姜细味，一齐烹”。而小青龙加石膏汤为伤寒热化，以未离伤寒之表，故但加石膏之清，《本经》石膏“味辛微寒，主中风寒热，心下逆气，惊喘”。《金匮》射干麻黄汤，治咳而上气、喉中水鸡声者，《本经》射干主“咳逆上气，喉痹咽痛，不得消息，散结气”。

（徐立思）

4. 太阳阳明合病寒温两感中风表证案

宣××　男，57岁。

初诊（2021年1月6日）：患者原有心悸胸闷、夜寐欠酣之苦。前症未平，复又感冒，形寒流涕，肢节酸痛，咳呛阵作，喉鸣黄痰，胸闷微喘，脉浮滑数，苔薄黄腻。

旋覆花 9	款冬 9	麻黄 6	生姜三片、生石膏 30
卷厚朴 9	半夏 9	桂枝 9	川贝、甘草各 3
光杏仁 12	射干 6	苞须 15	

三帖

【按语】

该患者因业金石篆刻，而与卞师结缘，本患心悸胸闷之病，今因外感中风而求诊于卞师。患者形寒流涕、肢节酸痛、咳呛阵作、胸闷微喘、喉鸣、黄痰，为“寒包火”之象，属太阳阳明合病寒温两感中风表证，故用大青龙汤发之。《伤寒论》38 条：“太阳中风，脉浮紧，发热恶寒，身疼痛，不汗出而烦躁者，大青龙汤主之。”39 条：“伤寒脉浮缓，身不疼但重，乍有轻时，无少阴证者，大青龙汤发之。”卞师认为，大青龙汤是麻黄汤之扩大，从中风来，为表寒而郁而化热，故用麻黄、桂枝、生姜发表出汗；小青龙汤是桂枝汤之扩大，从伤寒来，为伤寒之痰饮方，故有干姜、细辛、五味温化里饮。本案厚朴麻黄汤之用，亦在于有胸闷微喘之症，仲景《伤寒论》18 条“喘家，作桂枝汤，加厚朴、杏子佳”，《金匮》“咳而脉浮者，厚朴麻黄汤主之”，可知厚朴之性不专在里，而为里药兼表性者也。《本经》载厚朴“味苦温”，故多用于寒喘胸满者。

（徐立思）

5. 阳明温病表证案

区 ×× 男，19 岁。

初诊（2018 年 10 月 15 日）：发热三天，高热，得汗则减，咽痛，蛾大，脉浮滑数，苔薄黄腻。

霜桑叶 9	豆豉 9	玄参 12	生石膏、苇根各 30
玉桔梗 6	半夏 9	射干 6	土贝[①] 9 甘草 3
轻马勃 6	僵蚕 9	薄荷 3	

三帖

① 土贝母。

【按语】

或言《伤寒论》为专治“伤寒”之作，或言仲景详于寒而略于温，然《伤寒》亦有风温、温病之论，亦有栀豉、承气、白虎之方，后世温病学派，莫出其右。

卞师认为，阳明温病表证与三阳风温表证当细辨之。《伤寒论》第 6 条：“太阳病，发热而渴，不恶寒者为温病。若发汗已，身灼热者，名风温。风温为病，脉阴阳俱浮，自汗出，身重，多眠睡，鼻息必鼾，语言难出。”明言温病与风温之别。182 条：“问曰：阳明病外证云何？答曰：身热，汗自出，不恶寒，反恶热也。”阳明温病表证，多夹湿邪或有形实邪，但发热而不恶寒，咽痛，或有苔，口不渴，属栀子豉汤证，入里则为承气汤证，如《伤寒论》221 条“阳明病，脉浮而紧，咽燥口苦，腹满而喘，发热汗出，不恶寒，反恶热，身重……心中懊侬，舌上胎者，栀子豉汤主之”，后世之银翘散原出自此方；三阳风温表证，多为无形之邪热充斥，无湿邪或有形实邪，但发热，身灼热，或微恶寒，汗出口渴，苔少或无苔，脉浮滑或洪大，属白虎汤证，末传伤阴，转入竹叶石膏汤证，如《伤寒论》219 条“三阳合病，腹满身重，难以转侧，口不仁，面垢，谵语遗尿……若自汗出者，白虎汤主之”。

卞师又强调，临证病案多有夹杂，宜活读之。此案咽喉肿痛发热，不恶寒，有汗，为温病表证为主，然亦有高热、脉浮滑，风温为次，故豆豉与石膏同用，辛凉解表。

（徐立思）

6. 太阳阳明合病中风热化案

徐 ×× 男，30 岁。

初诊（2015 年 9 月 16 日）：感冒五天，咳呛，多黄浓痰涕，喉咽痒痛，音沙，汗多，周身疼痛。患者素多外感，甚则迁延不愈数周。脉浮滑数，苔薄黄腻。

枇杷叶 9	桑叶皮[①] 各 9	麻黄 6	生石膏、冬瓜子、苇根各 30
玉桔梗 6	款冬 9	黄芩 9	薄荷、川贝、甘草各 3
光杏仁 9	半夏 9	蝉蜕 6	

五帖

① 桑叶、桑白皮。

二诊（2015 年 9 月 21 日）：咳呛已少，痰转淡黄，黏滞不爽，体痛、音沙、喉痒痛都有好转，脉左浮细，右细滑，舌薄黄腻。

上方去石膏、薄荷，加象贝 9

五帖

此患者随访多年，每有外感多从此证，服此方均有速效。

【按语】

该患者自幼瘦弱，每多外感，甚则咳喘，迁延不愈数周。然每感风寒后即随体质而热化，故见咽喉肿痛、咳嗽音沙、痰黄浓涕等症，身热不恶寒、或有汗出、口鼻灼热为风温表证，故卞师主以麻杏石甘汤合桑菊饮、《千金》苇茎汤，疏风清热，化痰止咳。此后患者每有外感，多从此证，服后病情较往昔多有减轻，病程亦有缩短。此方为卞师常用方，多用于太阳阳明中风而见热化之象。咳者，麻黄、石膏并用；不咳者不用麻黄，但用白虎汤主之；表热既除，去石膏，转入《千金》苇茎汤清化痰热。

卞师强调，外感之疾，变证既速且多，即《医学三字经·伤寒瘟疫》所谓："邪传变，病日深。治之得法，无不即愈。若逆证、坏证、过经不愈之证，皆误治所致也。”故疏方只以三五帖为度，后观其脉证而随证治之，且常嘱患者，若服后病瘥，则停后服，不必尽剂，而往往效如桴鼓，由此可见卞师于外感辨证之精准、用药之法度也。

（徐立思）

7. 外感误治案

何× 女，37岁。

初诊（2020年6月15日）：病已两周，曾有低热一天，今仍形寒，汗出漐漐，食少反恶，口淡苦，二便通畅，脉浮滑数，舌白腻。

老苏梗12 砂仁9 桂枝9 生姜三片、黄连3大枣七枚
生苍术9 柴胡9 白芍9 甘草3
炒六曲9 半夏9 苞须15
五帖（先服三帖）

二诊（2020年6月19日）：形寒渐罢，肢体渐爽，胃纳加多，仍有嗳气，右脘肋喜按，脉细滑，苔薄黄腻。

全当归12 砂仁9 肉桂3 生姜三片、黄连3大枣七枚
生白芍9 柴胡9 枳实9 牡蛎30
生山楂9 金铃[1]6 苞须15
五帖

① 川楝子。

三诊（2020年6月22日）：上方服了二帖，右脘肋较前轻松，仍有嗳气，饮食清淡不多，一时心悸慌乱，脉细滑数，苔薄黄腻。

全当归12 砂仁9 桂枝9 生姜三片、黄连3大枣七枚
生白术芍各9 潞参12 枳实9 生炒谷芽各30
生山楂9 柴胡9 苞须15
三帖

四诊（2020年6月24日）：脘胁渐和，肢体已爽，能纳，恶油腻，只想喝粥，没精打采，大便通畅，苔薄黄腻，脉细滑。

全当归12　砂仁9　桂枝9　生姜三片、黄连3 大枣七枚
生白术芍各9　潞参12　陈皮9　生炒谷芽各30
焦楂曲各9　柴胡9　苞须15
五帖

五诊（2020年6月29日）：精神体力较前好转，脘胁渐和，右胁肋喜按已少，大便通畅，嗳气，口淡，只想喝粥，脉细滑，舌白腻，根厚。

全当归12　砂仁9　肉桂3　生姜三片、黄连3 大枣七枚
生白术芍各9　潞参12　枳实9　生炒谷芽各30
炒三仙各9　柴胡9　苞须15
五帖

六诊（2020年7月3日）：右胁肋渐和，胃纳较多，喜清淡，子夜烦热，一时心悸，胸闷叹息，大便通畅，脉细滑，舌中根薄黄腻。

花龙骨15　枣仁①9　肉桂3　生姜三片、黄连3 大枣七枚
生白术芍各9　柴胡9　砂仁9　木香9 茯苓、牡蛎各30
党丹参各12　栀曲各9　苞须15
七帖
……

十一诊（2020年7月29日）：前症都有好转，仍有心悸胆怯，胃纳渐复，脉细滑，苔薄腻。

龙骨齿各15　远志6　栀曲各9　生姜三片、黄连3 大枣七枚
生龟板15　柴胡9　甘草3　茯苓、牡蛎各30
西潞参12　半夏9　苞须15　陈阿胶9
五帖
……

① 酸枣仁。

廿六诊（2021 年 4 月 16 日）：前症仍有反复，胃纳尚可，嗳气，脉细滑，舌淡胖，苔薄黄腻。

人参片 3　远志 6　熟地 15　茯苓、贝齿、牡蛎、磁石各 30
龙骨齿各 15　潞参 21　栀曲各 9　菖蒲、黄连、甘草各 3
生龟板 15　柴胡 9　苞须 15　陈阿胶 9
朱灯心 3 同煎
十四帖

【按语】

患者因外感误治后求诊于卞师，曾有低热一天，刻下形寒未罢，身热已退，汗出漐漐，食少反恶，口淡苦。卞师认为，虽病已两周，而表证仍在，汗出漐漐而不畅，证属太阳少阳合病中风伤寒表证，故主以柴胡桂枝汤加减，调和营卫，俾汗出得畅，三帖即愈，正如《伤寒论》101 条“必蒸蒸而振，却复发热汗出而解”。后又见心悸烦乱、思虑不宁、胸闷嗳气等症，卞师继以安神定志丸、黄连阿胶汤加减治疗。

后加用朱砂一味，《本经》“丹沙，味甘微寒，主身体五脏百病，养精神，安魂魄，益气，明目，杀精魅，邪恶鬼”，为汞矿之硫化物固体汞，入药只宜生用，一经火炼，饵之杀人，功能安神定惊解毒，主治心悸怔忡，心神不宁，健忘失眠，惊痫癫狂。叶天士云：“丹沙色赤质重，可以镇心火。”朱砂合远志、龙骨则养心气，合当归、丹参则养心血，合生地、黄连则清心火，并可解毒，如外科玉枢丹用朱砂治疮疡肿毒，玉钥匙用朱砂治咽喉肿痛。饮片朱茯神、朱灯心，以朱砂拌和，则安神定惊，功效更著。世人皆畏朱砂含汞有毒，然小剂量短期服用，中病即止，并无大碍。

患者经反复调治一年，心悸胆怯已宁，能纳能眠，诸症皆安，又能参加环法中国赛自行车骑行。患者为念医生救治之恩，撰写《求诊小记》一文，刊登于《上海中医药报》（2021 年 5 月 28 日第 12 版）。由此可见卞师医患关系之融洽。

（徐立恩）

8. 肺痈咳嗽案

黄 ×× 女，35 岁。

初诊（2018 年 10 月 8 日）：两侧肺炎，今发热已退，咳呛阵作，喉痒气逆，胸闷，黄痰，烦热出汗，脉浮细滑，苔薄黄腻。

枇杷叶 9	桑皮 9	麻黄 6	生石膏、冬瓜子、苇根各 30
玉桔梗 6	冬花 9	黄芩 9	川贝 3
杏米仁[①]各 9	半夏 9	甘草 3	

五帖

① 杏仁、薏苡仁。

二诊（2018 年 10 月 15 日）：咳呛阵作已少，黄痰转白，仍有胸闷喉痒，气逆，烦热出汗，脉浮细滑。

枇杷叶 9	桑皮 9	麻黄 6	生石膏、苇根各 30
玉桔梗 6	款冬 9	枳壳 9	川贝、甘草各 3
光杏仁 9	紫菀 9	黄芩 9	

五帖

三诊（2018 年 10 月 22 日）：前症都好，再主清养。

枇杷叶 9	桑皮 9	远志 6	生石膏、苇根各 30
玉桔梗 6	半夏 9	枳壳 9	川贝 3
杏米仁各 9	百合 12	甘草 3	

七帖

【按语】

《金匮》肺痈篇："口中辟辟燥，咳即胸中隐隐痛，脉反滑数，此为肺痈。"该患者为肺炎咳嗽，发热已退，但仍有呛咳气逆、咯吐黄浓痰、烦热出汗等症，脉浮细滑，苔薄黄腻，属肺痈风温范畴。卞师主以桑菊饮、麻杏石甘汤、《千金》苇茎汤，疏风清热，化痰止咳。吴鞠通谓桑菊饮为辛凉轻剂，麻杏石甘汤为辛凉重剂，以治风温肺热咳嗽。卞师认为，薏苡仁为肺痈排脓要药，能利小便兼破瘀血，王孟英云“多食薏苡堕胎”一语可证。卞师更曰，既有大黄䗪虫丸治肌肤甲错、内有干血，而肺痈苇茎汤、肠痈薏苡附子败酱散，两方治其身甲错，则内有湿血也，而均用薏苡，故薏苡所以为治脓血者，利小便也。《本经》石膏：“味辛微寒，主中风寒热，心下逆气，惊喘，口干舌焦不能息，腹中坚痛，除邪鬼，产乳金创。”卞师善用石膏治疗三阳风温表证而见发热咳喘者，多有良效。

（陈晓晖）

9. 慢性支气管炎肺气肿咳喘案

戴××　　男，76岁。

初诊（2017年6月14日）：慢性支气管炎、肺气肿，两肺多发大疱，两肺炎症，反复咳呛白痰，胸闷，动则喘促，形寒，腰痛体痛，失音两月，脉浮紧，苔薄黄腻。

旋覆花9	款冬9	麻黄6	生石膏30 射干6
卷厚朴9	半夏9	桂枝9	川贝、干姜、甘草各3
光杏仁9	五味9	苞须15	

七帖

二诊（2017年6月21日）：咳呛已缓，白泡痰已少，腰痛体痛都有好转，动则喘息，形寒，脉浮已去，转脉沉，舌淡润，苔薄腻。

全瓜蒌12	覆花9	熟地15	茯苓、白石英各30
玉桔梗6	半夏9	葶苈9	川贝、黄连各3

桃杏仁[各]9　五味9　苞须15

十帖

三诊（2017年7月3日）：左腰侧酸痛，动则喘息，偶有咳嗽无痰，能纳，脉沉紧，舌淡润中黄腻。

全瓜蒌12　覆花9　熟地15　茯苓、磁石[各]30

补骨脂9　半夏9　当归12　黄连、川贝[各]3

降真香6　葶苈9　苞须15

十四帖

四诊（2017年7月17日）：近来喘息又多，左腰侧酸痛已罢，苔黄腻，脉滑而紧。

苏子梗[各]12　覆花9　葶苈9　茯苓、蛤壳[各]30

玉桔梗6　半夏9　白芥[①]9　黄连、川贝[各]3

桃杏仁[各]9　卜子[②]9　苞须15

七帖

① 白芥子。

② 莱菔子。

五诊（2017年7月21日）：喘促已缓，胸闷已宽，咳嗽不多，仍有淡黄痰，大便通畅，脉滑而紧，舌中根薄黄腻。

苏子梗[各]12　覆花9　葶苈9　茯苓、蛤壳[各]30

全瓜蒌12　半夏9　卜子9　黄连、川贝[各]3

桃杏仁[各]9　枳实9　苞须15

十四帖

六诊（2017年8月4日）：喘促已缓，咳嗽不多，仍有淡黄痰，不闷，脉滑而紧，舌中薄黄腻。

苏子梗[各]12　覆花9　葶苈9　茯苓、蛤壳[各]30

全瓜蒌12　半夏9　枳实9　黄连3

桃杏仁[各]9　川贝9　苞须15

十四帖

【按语】

该患者慢性支气管炎、肺气肿、肺大疱多年，常伴两肺慢性炎症，中医属肺胀范畴，此病多寒热夹杂、表里兼病。初诊患者以呛咳白痰、胸闷气喘为主，又有形寒怯冷、音声不扬，脉浮紧则提示表邪仍在，里有水饮，卞师仿《金匮》“肺胀，咳而上气，烦躁而喘，脉浮者，心下有水，小青龙加石膏汤主之”“咳而上气，喉中水鸡声，射干麻黄汤主之”之意，先以解表化饮为主。表里同病而里证不甚时，必先解表后治里，此为《伤寒论》之大法。二诊时患者诸症均减，脉浮已去，其后或伴有黄痰，或喘促反复，卞师以小陷胸合葶苈大枣泻肺汤之法治之月余，患者喘促明显好转。

（徐立思）

10. 旋覆花汤治疗肺气肿慢性炎症胸胁痛案

朱××　　男，66岁。

初诊（2017年7月3日）：两肺慢性炎症，两肺泡性气肿，心包少量积液，左胸胁痛引后背，不能多走路，用止痛片维持，不咳不闷，无痰。脉细滑，舌根黄腻。

全瓜蒌12　覆花9　丹参12　降香6　茯苓、蛤壳各30
玉桔梗6　郁金12　川贝9　黄连3
桃杏仁各9　半夏9　苞须15
十四帖

二诊（2017年7月14日）：左胸胁痛较前减轻，稍能左侧卧，已停服止痛药，脉细滑，舌根黄腻。

全瓜蒌15　覆花9　枳实9　降香6　茯苓、蛤壳各30

玉桔梗6　半夏9　川贝9　黄连3
桃杏仁[各]9　郁金12　苞须15
十四帖

三诊（2017年7月31日）：前症再有好转，再与上方。

全瓜蒌15　覆花9　川贝9　茯苓、蛤壳[各]30
玉桔梗6　葶苈9　枳实9　黄连3
桃杏仁[各]9　半夏9　苞须15
十四帖

【按语】

该患者为肺气肿两肺慢性炎症，然其不咳不闷，且无咳痰，以左胸肋痛引后背为主症，卞师认为此为痰瘀互阻、气机不利。《伤寒论》138条："小结胸病，正在心下，按之则痛，脉浮滑者，小陷胸汤主之。"《金匮要略》五脏风寒积聚病篇："肝着，其人常欲蹈其胸上，先未苦时，但欲饮热，旋覆花汤主之。"卞师取小陷胸汤合旋覆花汤之意，化痰通络，理气散结，以瓜蒌、川贝、半夏、桔梗、杏仁化痰理气，痛有定处乃瘀血所致，以丹参、郁金、桃仁代新绛以化瘀通络。而旋覆花一味用之尤妙，《本经》"味咸温，主结气胁下满，惊悸，除水，去五脏间寒热，补中下气"，《别录》谓其"通血脉"，具有行气活络、宽胸开结之效。患者三诊即觉胸肋痛明显改善，效如桴鼓。

（徐立思）

11. 哮病年久不愈案

刘×　男，30岁。

初诊（2015年8月17日）：儿时哮喘，常有反复小发，胸闷叹息，稍咳，白泡痰不多，夜寐不熟，精神体力都好，舌薄黄腻，脉细。

钟乳石15　远志6　肉桂3　茯苓、白石英各30
全当归12　半夏9　熟地15　川贝、甘草各3
老苏梗12　五味9　苞须15
十四帖

二诊（2015年8月31日）：前症稳定都好，时有气短，再主温养法。

钟乳石15　远志6　肉桂3　茯苓、白石英各30
全当归12　半夏9　熟地15　川膝12
补骨脂9　五味9　苞须15
十四帖

三诊（2015年9月14日）：白露后天气转变，有点咳，有点闷，有点痰，容易喷嚏流涕。

钟乳石15　干姜3　肉桂3　茯苓、白石英各30
生白术12　五味9　熟地15　川贝、甘草各3
补骨脂9　半夏9　苞须15
十四帖

四诊（2015年9月28日）：有点感冒，有点咳，有点痰、不多，有时胸闷气短，脉沉细，舌中薄黄腻。

钟乳石15　远志6　肉桂3　茯苓、白石英各30
生白术12　潞参12　熟地15　干姜3 当归12
补骨脂9　五味9　苞须15
十四帖

五诊（2015年10月19日）：前症平平，再主温养肺肾。

钟乳石15　当归12　肉桂3　茯苓、白石英各30
生白术9　五味9　熟地15　干姜、川贝、甘草各3

补骨脂 9　　牛膝 12　　苞须 15

十四帖

另用生晒参 30g、川贝母 30g、大蛤蚧一对，共研细末，早晚各一匙，温水吞服。

六诊（2015 年 11 月 16 日）：稍有胸闷，气短，有痰较多，脉沉细，苔薄腻。

钟乳石 15　　远志 6　　肉桂 3　　茯苓、白石英各 30

姜半夏 9　　潞参 12　　熟地 15　　干姜、川贝、甘草各 3

补骨脂 9　　五味 9　　苞须 15

十四帖

七诊（2015 年 12 月 14 日）：哮喘不发，不闷，有点痰，余症都好，脉细，苔薄腻，再主温养肺肾。

钟乳石 15　　远志 6　　肉桂 3　　菟丝[①]、茯苓、白石英各 30

甜苁蓉 15　　潞参 12　　熟地 15　　干姜、川贝、甘草各 3

补骨脂 9　　五味 9　　苞须 15

十四帖

① 菟丝子。

【按语】

该患者为卞师弟子之同学，自幼体弱，素患哮病，每逢节气交替或粉尘过敏，则痰声辘辘，多白泡痰，胸闷气短，甚则齁船喘鸣，多年依赖激素和支气管扩张剂。西医对支气管哮喘并无特效药，仅以控制症状、避免诱因、减少发作次数为目标。

卞师认为，哮病总有夙根，伏痰引动，搏击气道所致，急性期以祛邪豁痰、降气平喘为主，缓解期以扶正固本、温养肺肾为要。此患者为缓解期，遇秋寒则小有发作，为肺肾虚寒，故卞师主以苓桂术甘汤、苓甘五味姜辛汤合金水六君煎治之。《医学三字经·气喘》云："虚喘者，补而温。桂苓类，肾气论。"苓桂术甘汤为治"短气有微饮"之主方，取"病痰饮者，当以温药和之"之意。姜辛味三药，为仲景温肺化饮、平喘止咳之要药。金水六君煎温养肺肾，化痰止咳，景岳用治“脾肾气虚而兼咳嗽者”。卞师方中钟乳石、白石英二味用之尤妙，《本经》石钟乳“味甘温，主咳逆上气，明目益精，安五脏，通百节，利九窍，下乳汁”，白石英“味甘微温，主消渴，阴痿不足，咳逆，胸膈间久寒，益气，除风湿痹。久服轻身长年”，两药皆甘温之品，温肺散寒，化痰平喘，卞师常相须为用治疗哮喘缓解期。该患者每逢秋冬并服参蛤散加川贝粉，经调治四年余，竟未大发。

（徐立思）

12. 支气管扩张咯血案

章 ×× 男，59 岁。

初诊（2018 年 11 月 5 日）：支气管扩张感染，咯血，早起痰血五六口，喉痒，稍咳，白黏痰，烦热出汗，脉滑数，舌边红，苔薄黄。

枇杷叶 9 桑皮 9 生地 15 沙参、藕节、茅根各 30
陈阿胶 9 麦冬 9 桔梗 6 黄连、甘草各 3
仙鹤草 15 竹茹 6 续断 12
七帖

二诊（2018 年 11 月 14 日）：痰血减少，喉痒已清，咳嗽不多，烦热汗出已敛，脉滑数未平，舌边淡红，苔黄腻。

陈阿胶 9 桑皮 9 生地 15 沙参、藕节、茅根各 30
玉桔梗 6 麦冬 9 百合 12 黄连、甘草各 3
仙鹤草 15 玉竹 12 竹茹 6
十帖

三诊（2018年11月30日）：咯血断断续续，不多，或一两天不见，偶有黄痰，喉痒，干咳，脉滑数未平，舌偏红，苔薄黄腻。

陈阿胶9　桑皮9　生地15　沙参、藕节、苇茅根各30
玉桔梗6　半夏9　竹茹6　黄连、川贝各3
枇杷叶9　麦冬9　苞须15
十四帖

四诊（2018年12月3日）：前天咯血又多，吊针后得止，今喉痒，欲咳不爽，白痰不多，胸闷隐痛，脉滑数偏大，苔薄腻。

枇杷叶9　桑皮9　竹茹6　生地、藕节、苇茅根各30
玉桔梗6　半夏9　芩9连3　川贝3郁金12
陈阿胶9　麦冬9　甘草3
五帖

五诊（2018年12月28日）：早起痰血点滴，橘红色，淡黄痰，不闷，脉滑未平，舌偏红，苔薄腻。

陈阿胶9　桑皮9　生地15　沙参、藕节、苇茅根各30
玉桔梗6　半夏9　竺黄9　川贝、黄连各3
枇杷叶9　麦冬9　苞须15
十四帖

六诊（2019年1月30日）：仍有橘红色，或点滴，或血丝，不多，已无黄痰，干咳，脉细滑数，舌薄黄腻。

陈阿胶9　桑皮9　生地15　沙参、藕节、苇茅根各30
川郁金12　半夏9　竹茹6　川贝、黄连各3
桃米仁各9　麦冬9　苞须15
十帖

七诊（2019年2月22日）：痰血点滴或血丝，早起只数口，每十日二十日则有一天连续十几口较多，或有黄痰，胸无所苦，脉滑数

偏大，舌偏红，苔薄腻。

枇杷叶9　桑皮9　生地15　沙参、藕节、苇茅根各30

花蕊石15　半夏9　续断12　黄连、川贝各3

款麦冬各9　竹茹6　甘草3　陈阿胶9

十帖

八诊（2019年4月8日）：咯血多多少少，黄痰已少，白痰仍多，烦热出汗阵阵，苔薄黄腻，脉滑数。

枇杷叶9　桑皮9　生地15　藕节、苇茅根各30

珠儿参12　麦冬9　侧柏9　川贝、甘草各3

陈阿胶9　五味9　芩9连3

十帖

九诊（2019年5月24日）：咯血已少，黄痰已淡，烦热出汗多在子夜，能纳，大便通畅，脉细滑数，苔薄黄腻。

陈阿胶9　桑皮9　生地15　沙参、藕节、苇茅根各30

珠儿参12　麦冬9　瓜蒌9　川贝、甘草各3

川郁金12　五味9　芩9连3

十帖

十诊（2019年7月12日）：咯血早起仍有，指甲大两三块，舌淡，近来黄痰较多，淡黄，喉燥痒咳嗽，子午两时烦热出汗，脉细滑，舌边淡润，苔薄黄腻。

陈阿胶9　桑皮9　生地15　沙参、藕节、冬瓜子、苇茅根各30

枇杷叶9　麦冬9　瓜蒌9　黄连、川贝各3

地骨皮12　桔梗6　半夏9

十四帖

【按语】

支气管扩张的主要临床表现是反复感染引起的咳嗽、咳吐大量浓痰和反复咯血，中医属肺痈、咯血范畴，须与肺结核之肺痨咯血相鉴别。卞师认为本病多属阴虚火旺、痰热互结、灼伤肺络所致，以清燥救肺汤加减主之，互入沙参、藕节、芦根、茅根之品益气养阴、清燥润肺，此类药物养阴润燥而不滋腻生痰，多兼清利之性。若急性期感染严重时，以咳吐黄浓痰为主，可加《千金》苇茎汤、小陷胸汤清化痰热。卞师于咯血患者，喜用阿胶，《本经》："阿胶，味甘平，主心腹内崩，劳极洒洒如疟状，腰腹痛，四肢酸疼，女子下血安胎。久服轻身益气。"仲景于血证亦用阿胶，如胶艾汤、大黄甘遂汤。阿胶气味俱阴，为养阴补血之要药，又善止血，凡一切失血之症，咯血唾血尿血，女子崩漏，胎动不安，以及心血虚少，心悸不眠，虚劳咳嗽，肠风下痢，服之皆有效验。

（徐立思）

13. 半夏泻心合橘皮竹茹汤治疗萎缩性胃炎胃痞案

沈 ××　　女，71 岁。

初诊（2018 年 11 月 23 日）：萎缩性胃炎，中脘阴冷，嘈杂，食后饱胀，大便硬结，子夜烦热，脉细滑，苔薄黄腻。

西潞参 12	豆蔻[①] 9	肉桂 3	黄连 3 姜三片、枣七枚
生白术芍各 9	柴胡 9	竹茹 6	陈皮、枳实各 9
全当归 12	山药 12	苞须 15	

十四帖

① 白豆蔻。

二诊（2018年12月7日）：中脘阴冷、嘈杂、饱胀都有好转，胃纳较加，能吃一小碗，大便偏硬，二三日一行，胀气，矢气，脉细滑，舌根薄黄腻。

西潞参12　豆蔻9　肉桂3　黄连3 姜三片、枣七枚
生白术芍[各]9　柴胡9　枳实9　炒三仙[各]9
全当归12　陈皮9　苞须15
十四帖

三诊（2018年12月21日）：中脘阴冷好多，嘈杂烧灼饱胀仍有反复，脉细滑，舌中根黄腻。

西潞参12　豆蔻9　肉桂3　黄连3 姜三片、枣七枚
生白术芍[各]9　柴胡9　竹茹6　枳实、陈皮[各]9
怀山药12　半夏9　苞须15
十四帖

四诊（2019年1月7日）：中脘阴冷、嘈杂烧灼、饱胀仍有好转，口舌灼热不欲饮，大便通畅，舌中根薄黄腻，脉细滑。

西潞参12　豆蔻9　肉桂3　黄连3 姜三片、枣七枚
生白术芍[各]9　柴胡9　竹茹6　茯苓、生谷芽[各]30
陈橘皮9　半夏9　苞须15
十四帖

五诊（2019年1月18日）：前症都有好转，能纳不能多，脉细滑，舌中根薄黄腻，再主温养安中。

西潞参12　豆蔻9　肉桂3　黄连3 姜三片、枣七枚
生白术芍[各]9　柴胡9　陈皮9　生炒谷芽[各]30
怀山药12　半夏9　苞须15
十四帖

六诊（2019年2月1日）：中脘阴冷已罢，时有烧灼感，嘈杂善

饥饱胀，矢气减少，大便干结，口舌灼热，舌根薄黄，脉细滑。

西潞参 12	豆蔻 9	肉桂 3	黄连 3 姜三片、枣七枚
生白术芍[各] 9	柴胡 9	枳实 9	生炒谷芽[各] 30
陈橘皮 9	半夏 9	苞须 15	

十四帖

【按语】

患者首诊症见食后饱胀、嘈杂、中脘阴冷、子夜烦热、大便硬结等，虽阴冷但未见脉沉，虽大便硬结、烦热，但不见满腹拒按、舌苔黄燥，故属寒热互结、虚实夹杂之证，不可轻用苦寒泻下药，亦无用附子指征。卞师以半夏泻心汤、橘皮竹茹汤为主方加减，辛开苦降，寒热平调，消痞散结。《金匮》："呕而肠鸣，心下痞者，半夏泻心汤主之。""哕逆者，橘皮竹茹汤主之。"当归与豆蔻温中理气，黄连清胃健胃，生姜与大枣调和营卫，柴胡推陈致新，芍药缓急止痛，生炒谷芽消食养胃阴。卞师认为若善饥嘈杂为胃虚，可加山药、党参；若不知饥则用枳实、炒三仙等消导药；若烧灼泛酸为胃火，用黄连佐生姜；热重者可更加竹茹、连翘。此案六诊即收效，可见卞师施方主治明确，药专力宏，效若桴鼓。

（郑念祖）

14. 当归四逆合附子理中汤治疗慢性胃炎胃痞案

吴 ×× 女，66 岁。

初诊（2009 年 5 月 6 日）：贲门炎、慢性萎缩性胃窦胃角炎、十二指肠球部溃疡 S2 期。中脘阴冷，饱胀嘈杂，食则胀痛，嗳气反酸，形寒。苔厚腻，脉沉。

熟附块 15　砂仁 9　肉桂 3　干姜、黄连各3 枣七枚

生白术芍各9　柴胡 9　吴萸 3　细辛、甘草各3

全当归 15　半夏 9　苞须 15

七帖

二诊（2009 年 5 月 13 日）：反酸已少，中脘阴冷饱胀痛。苔薄腻，脉沉。

熟附块 15　豆蔻 9　桂心 3

干姜、黄连、吴萸、细辛、甘草各3

生白术芍各9　柴[1] 9 延[2] 12　山药 12　枣七枚、当归 30

降真香 6　半夏 9　苞须 15

七帖

① 柴胡。

② 延胡索。

三诊（2009 年 5 月 20 日）：中脘阴冷饱胀痛较前好转，反酸已少，能纳，口苦。舌中厚腻，脉沉。

熟附块 15　豆蔻 9　桂心 3　干姜、黄连、甘草各3

生白术芍各9　柴 9 延 12　细辛 3　枣七枚

全当归 15　半夏 9　苞须 15

七帖

四诊（2009 年 5 月 27 日）：中脘阴冷、饱胀隐痛、反酸均好转，大便通畅。舌淡胖，苔薄腻，脉沉。

熟附块 15　豆蔻 9　肉桂 3　干姜、黄连、细辛、甘草各3

生白术芍各9　柴 9 延 12　当归 15　枣七枚

怀山药 12　半夏 9　苞须 15

七帖

五诊（2009年6月3日）：前症都有好转，不能稍食荤菜。舌胖厚，苔薄腻。

熟附块 15　豆蔻 9　桂心 3　干姜、黄连、细辛、甘草各3

生白术芍各9	柴9延12	苏梗12	枣七枚
全当归15	半夏9	苞须15	

七帖

六诊（2009年6月10日）：中脘渐和，稍有饱胀隐痛，渐能吃肉，大便日通。舌胖厚，苔薄黄腻，脉沉。

熟附块15	豆蔻9	桂心3	干姜、黄连、细辛、甘草各3
生白术芍各9	柴9延12	山药12	枣七枚
全当归15	半夏9	苞须15	

七帖

【按语】

本案患者系中阳不足，运化失司，饮食积滞，而见虚实夹杂之证，宜主以温中和养，方用当归四逆加吴茱萸生姜汤、附子理中汤、半夏泻心汤化裁。

当归四逆加吴茱萸生姜汤见《伤寒论》第351、352条，原桂枝汤方加细辛、吴茱萸，辛温以去里寒，互以当归养血通阳，治“血少之血寒证”，卞师擅用于虚寒胃痛。本案更加附子理中汤，易生姜为干姜，通阳、守中并行，加砂仁、半夏，温运中土以复脾胃之升降，除饮食之积滞。患者虽以太阴虚寒为本，饮食久滞，胃土不降，亦兼见反酸，而成寒热错杂、寒多热少之象，故少佐黄连，取半夏泻心汤寒热并用之法也。

本案中柴胡的应用为点睛之笔，《本经》谓柴胡“味苦平，主心腹，去肠胃中结气，饮食积聚，寒热邪气，推陈致新”。患者久病，饱胀甚，苔厚腻，陈腐不去，何以致新？《本经》凡主“推陈致新”者，有柴胡、消、黄数味。卞师认为，柴胡推陈致新者，为“心腹肠胃中结气、饮食积聚”，而不若大黄、消石之“荡涤肠胃，通利水谷”。本案患者无肠胃中的宿食、燥屎，实为已经消化的水谷而未能化生津血留积于三焦，故当用柴胡无疑。

（单静怡）

15. 温运法治疗慢性萎缩性胃炎案

王××　　女，62岁。

初诊（2014年10月29日）：幽门前区溃疡，慢性浅表性萎缩性胃炎伴糜烂，十二指肠降部区大憩室，小肠黏膜未见明显异常，病已两年。中脘饱胀烧灼，能纳，善饥，嗳气屁多，形寒背冷，烂便，脉沉细，舌薄腻。

黄附块15　豆蔻9　肉桂3　干姜、黄连各3　枣七枚

生白术芍各9　潞参12　半夏9　陈皮9　山药12

炒三仙各9　柴胡9　苞须15

十四帖

二诊（2014年11月14日）：中脘饱胀烧灼、善饥都有好转，背冷已轻，烂便屁多，脉沉紧，苔薄腻，再主温养中宫。

黄附块15　豆蔻9　肉桂3　干姜、黄连各3　枣七枚

生白术芍各9　潞参12　枳实9　当归、山药各12

姜半夏9　柴胡9　苞须15

卅帖

三诊（2014年12月17日）：劳顿又加，饮食无节，前症又有反复，背冷已少，大便成条，脉沉，舌中薄白腻。

黄附块15　豆蔻9　肉桂3　干姜、黄连各3　枣七枚

生白术芍各9　潞参12　半夏9　枳实、木香各9

炒三仙各9　柴胡9　苞须15

卅帖

四诊（2015年1月19日）：饱胀烧灼都有好转，嘈杂善饥，时有隐痛，大便成条，脉沉，舌中薄黄腻。

黄附块 15　豆蔻 9　肉桂 3　干姜、黄连各 3 枣七枚
生白术芍各 9　潞参 12　当归 12　细辛、甘草各 3
乌梅肉 6　柴胡 9　苞须 15
四十五帖

五诊（2015 年 3 月 9 日）：饱胀烧灼、嘈杂隐痛都有好转，脉沉，舌中薄黄腻。

黄附块 15　豆蔻 9　肉桂 3　干姜、黄连各 3 枣七枚
生白术芍各 9　潞参 12　当归 12　山楂、半夏各 9
怀山药 12　柴胡 9　苞须 15
四十五帖

六诊（2015 年 3 月 20 日）：春节气恼，脘肋一片胀痛偏右，叹息则松，脉沉紧，苔薄黄腻。

黄附块 15　草果 9　肉桂 3　黄连 3 姜三片、枣七枚
生白术芍各 9　柴 9 延 12　枳实 9　半夏 9
降真香 6　金铃 6　苞须 15
十帖

七诊（2015年4月24日）：每气恼则前症反复，今仍觉饱胀烧灼感，隐痛，多口水，嗳气，大便烂散不畅，形寒，脉沉紧，舌薄腻。

黄附块 15　草果 9　肉桂 3　干姜、黄连各 3 枣七枚
生白术芍各 9　柴 9 延 12　枳实 9　吴萸 3 竹茹 6
全当归 12　半夏 9　苞须 15
卅帖

八诊（2015 年 7 月 15 日）：前症都有好转，胃纳加多，时有脘腹拉紧感，大便成条，睡眠不安，脉迟，苔薄黄腻。

黄附块 15　砂豆蔻[①]各 9　肉桂 3　干姜、黄连各 3 枣七枚
生白术芍各 9　柴胡 9　当归 12　茯苓、生谷芽各 30

① 砂仁、白豆蔻。

姜半夏 9　潞参 12　苞须 15　枳实 9

四十五帖

九诊（2015 年 8 月 31 日）：饱胀烧灼、嘈杂嗳气都有好转，大便成形，不粗，食后肠鸣，脉沉未起，舌薄腻。

黄附块 15　砂豆蔻[各] 9　肉桂 3　干姜、黄连[各] 3 枣七枚

生白术芍[各] 9　柴 9 延 12　当归 12　枳实、陈皮[各] 9

怀山药 12　半夏 9　苞须 15

四十五帖

十诊（2015年11月2日）：10月9日钡剂复查情况好转，胀痛好多，善饥能纳，食后如堵，嗳少，屁多，大便成条，脉迟，苔薄黄腻。

黄附块 15　豆蔻 9　肉桂 3　干姜、黄连[各] 3 枣七枚

生白术芍[各] 9　柴 9 延 12　竹茹 6　枳实 9 甘草 3

全当归 12　半夏 9　苞须 15

四十五帖

……

十三诊（2016年7月8日）：胃镜复查较前好转，仍有肠鸣，隐痛，大便成条，能纳，已少嘈杂，多口水，脉沉，苔薄腻。

黄附块 15　砂仁 9　肉桂 3　干姜、黄连、吴萸、甘草[各] 3

生白术芍[各] 9　柴 9 延 12　当归 12　姜三片、枣七枚

炒三仙[各] 9　半夏 9　苞须 15

卅帖

十四诊（2016 年 9 月 19 日）：前症都有好转，按之已无所苦，能纳，胀气，有屁不畅，口水已少，脉沉，舌中根薄黄腻。

黄附块 15　砂仁 9　肉桂 3　干姜、黄连[各] 3 姜三片、枣七枚

生白术芍[各] 9　柴胡 9　枳实 9　炒三仙[各] 9

怀山药 12　半夏 9　苞须 15

四十五帖

【按语】

卞师曾曰：大便溏薄，无腹痛，属太阴虚证。脾喜燥恶湿，胃喜暖恶寒。胃肠道疾病，以寒象居多，应以温药治之。此案患者胃镜下诊断为慢性浅表性萎缩性胃炎伴糜烂，虽症见中脘饱胀烧灼，但因患者形寒、背冷、烂便、脉沉细，属痞证之寒热互结而偏于寒者，首诊方以附子理中结合半夏泻心汤方向，加豆蔻以温中，炒三仙、陈皮等消导理气。《本经》柴胡"去肠胃中结气……推陈致新"，白芍"主邪气腹痛……止痛"，仲景以柴胡、枳实、芍药、甘草为四逆散，《伤寒论》318条："少阴病，四逆，其人或咳，或悸，或小便不利，或腹中痛，或泄利下重者，四逆散主之。"其方后加减法云，泄利下重者，加薤白三升，盖取薤白辛温，开解滑泄之性也，以驱内著之寒而止其泄利。六诊病人症见胁肋疼痛，故易豆蔻为草果，取达原饮的思路，加金铃子散理气止痛。后见证情好转，时有脘腹拉紧感，故续与原方治疗，加砂仁、豆蔻并用，温中理气止痛。卞师认为，白豆蔻性味较砂仁更温，寒湿中阻、气滞胃痛者宜之。自初诊服药加减近一年后，复查钡剂与胃镜情况较前好转，四年后外院复查胃镜已不见胃部溃疡、糜烂等，总体症状较初诊时有所改善。

（郑念祖）

16. 大剂温药治疗慢性萎缩性胃炎胃痞案

朱× 女，33岁。

初诊（1994年11月16日）：慢性萎缩性胃炎五年，饥而不能纳，纳入饱胀，食物难下，每餐只食半两，亦必缓慢咀嚼一小时始得入胃，嗳气连连，呕恶反胃，形寒，四肢清冷，消瘦骨立，大便闭结，每周仅一行，经闭八月。舌中红润，苔薄净，六脉皆沉细。

黄附块 30　降香 6　桂心 3　干姜 9 吴萸 3 枣七枚
倭硫黄 3　潞参 27　黄连 9　白术、谷芽各 30 粉草[①] 4.5
生半夏 15　鸡金[②] 9　苞须 15
自加米糠一把、白蜜一匙
三帖

① 甘草。
② 鸡内金。

二诊（1994 年 11 月 21 日）：反胃已平，胃脘胀滞已松，知饥，饮食仍缓慢不快，大便渐畅，间日一行。舌薄润，脉沉细。

黄附块 30　硫黄 3　黄连 9　桂心、吴萸各 3 枣七枚
生半夏 15　潞参 27　干姜 9　生白术 30 粉草 4.5
补骨脂 9　鸡金 9　苞须 15
自加米糠一把、白蜜一匙
三帖

三诊（1994 年 11 月 25 日）：饮食渐快，知饥思纳，午饭能食十只小笼包，精神体力日趋好转，形肉渐丰，大便亦顺。舌转淡，苔薄白，脉沉细。

上方增损麦冬、茯苓、柴胡、谷芽。

……

调理半年后，饮食增加，形肉已丰，恢复工作。

【按语】

慢性萎缩性胃炎属中医胃痞、胃脘痛范畴。卞师以为不能以凡是炎症必属热病，而不加辨证，率用苦寒清凉以所谓消炎。炎症疾病也必按中医辨证分别寒温所属，然后论治。刘民叔先生曾曰：临床辨证，不可拘于病之名，不可惑于病之因，必灵活运用辨证论治，始为我中医治疗之特长。诚千古不刊之言！本病初起多由饮食无节，或嗜烟酒辛辣冷饮，久而脾胃受戕而为病，轻者胃阳被遏，

久则中阳衰败，故卞师治胃，首重胃阳。

本案患者中阳衰败，累及肾火，命火不能温煦，脾阳不能生化，病属中焦、下焦火衰无疑，故治以附子理中汤、大半夏汤、泻心汤合半硫丸合法。卞师曰：脾胃阳虚之证，温命火即是温脾阳，俾脾肾生生之火壮，则脾阳自复，脾阳复则饮食增而胃阴充，在下之阑门滋润，则大便不闭矣。即以大剂附、桂、干姜温中，复其脾阳，再伍硫黄，以壮命火；加大半夏汤降逆止呕，加党参、白蜜润阳明而复其既亡之津液。

硫黄属矿石药之一，为火山地区之天然产物，色黄者佳，黄绿色者次之。临床选用日本产倭硫黄及云南天生黄，以性温润不燥故也，余则暴燥性劣，不堪入药。硫黄主补命门以壮元阳，凡命门火衰、阴寒内盛、滑泄泻痢之病，用以主之。然《局方》半硫丸以半夏、硫黄治虚寒便秘，则其又有利肠通结之功，为脾胃阳气衰败之要药。

（俞传芳）

17. 附子理中合小建中汤治疗慢性胃炎胃脘痛案

赵× 男，20岁。

初诊（2016年4月18日）：糜烂性胃窦炎，反流性食管炎，食管裂孔疝，病将一年。食少知饥，胃脘时有难过隐痛，嗳气不多，形寒肢冷，舌中根薄黄腻，脉沉。

黄附块15 砂仁9 肉桂3 黄连3 生姜三片、枣七枚

姜半夏12 柴胡9 覆花9 降香6

党丹参各12 郁金12 苞须15

十四帖

……

六诊（2016年6月27日）：胃脘好像轻松一点，脉沉不起，舌中根薄腻，再主大剂温中养胃。

黄附块、生谷芽、茯苓各30

旋覆花9　砂仁9　肉桂3　干姜、黄连、甘草各3

姜半夏15　柴胡9　公丁[①]3　枣七枚、姜三片

怀山药15　潞参12　苞须15

十四帖

① 丁香。

七诊（2016年7月8日）：能停西药，胃痛已止，饥饱仍感难过，嗳气，脉沉不起，舌中根薄黄腻。

黄附块、生谷芽、茯苓各30

西潞参12　砂仁9　肉桂3　干姜、黄连各3

姜半夏15　柴胡9　竹茹6　生姜三片、枣七枚

怀山药12　陈皮9　苞须15

十四帖

……

九诊（2016年8月5日）：上方加麦芽糖，诸症都有好转，再与建中汤法。

黄附块、生谷芽各30

全当归15　砂仁9　肉桂3　干姜、黄连、甘草各3

姜半夏12　潞参12　细辛3　生姜三片、枣七枚

生白芍15　柴胡9　苞须15

自加麦芽糖一汤勺

十四帖

十诊（2016年9月12日）：开学后在外吃饭，又有反复，脉沉未

起，舌中根薄黄腻。

全当归 15	砂仁 9	肉桂 3	干姜、黄连、甘草、细辛各 3
姜半夏 12	潞参 21	山药 12	生姜三片、枣七枚
生白芍 12	柴胡 9	苞须 15	黄附块 30

自加麦芽糖一汤勺

十四帖

……

十三诊（2017 年 8 月 18 日）：每次夜班则胃不自在，日班则无所苦，大便常结，能纳，脉沉，苔薄腻。

黄附块 15	砂仁 9	肉桂 3	生姜三片、黄连 3 枣七枚
生白术芍各 9	柴胡 9	山药 12	细辛、甘草各 3
全当归 15	半夏 9	苞须 15	

十四帖

【按语】

本案为太阴虚寒、脾失健运、胃失和降之证。初用附子理中汤、黄连汤化裁，温运中土，兼清病久之郁热，酌加理气、降逆之品，消中焦之痞隔。调治三月，胃痛虽止，脉证犹在，似未尽起沉疴。

春夏之际，形寒、肢冷、脉沉固非一及冠青年应有之象，沉寒既久，必有其因，疑为学业劳逸失度所致。故重用附子，合入小建中汤以治虚劳，当归四逆汤治“血少虚寒”，病情大有改观。

太阴为病，常见虚、寒两端诸症。其寒者，如《伤寒论》第 277 条所言，“当温之，宜服四逆辈”，其中更以附子为要药，卞师认为，非乌、附不能起沉寒痼冷之疾。其虚者，则当用建中法，代表方如小建中汤，陈修园谓为“治虚劳第一方”，其用胶饴一升，以甘补益，以甘缓急。《本草经集注》载胶饴：“味甘微温，主补虚乏，止渴，去血。”胶饴即麦芽糖，温而不热，补而不滞，为中焦虚寒温补之要药，而为常人所忽视。

本案以温中、建中取效，然患者自述饮食不慎或每逢夜班病又反复，可见方药之外，尚须饮食有节，起居有常，不妄作劳，以免劳复。若一曝十寒，又岂能化三尺之冰？

（单静怡）

18. 温法治疗脐腹冷痛案

马 ×× 女，52 岁。

初诊（2019 年 1 月 16 日）：脐上脐围冷痛，反复多年，肠鸣胀气有屁，能纳，大便通畅，腰酸痛，带多，脉沉细，舌边淡，苔薄腻。

黄附块 15 肉蔻[①] 9 肉桂 3 姜三片、枣七枚

生白术芍[各] 9 柴 9 延 12 细辛 3 当归 30

补骨脂 9 金铃 6 苞须 15

十四帖

① 肉豆蔻。

二诊（2019 年 1 月 30 日）：脐围冷痛减轻，肠鸣烂便日一行，屁不多，能纳，善饥，时有胃痛隐隐，脉沉细，舌边淡，苔薄腻。

黄附块 15 肉白蔻[各] 9 肉桂 3 干姜、细辛、甘草[各] 3

生白术芍[各] 9 柴 9 延 12 吴萸 3 当归 30 枣七枚

补骨脂 9 金铃 6 苞须 15 木香 9

十四帖

三诊（2019 年 2 月 15 日）：脐腹冷痛好多，大便成条，日一行，能纳，胃和，脉沉细，舌淡胖，苔薄白腻。

黄附块 15 肉白蔻[各] 9 肉桂 3 干姜、黄连、细辛、吴萸[各] 3

生白术芍[各]9　柴 9 延 12　当归 15　甘草 3 枣七枚

补骨脂 9　金铃 6　苞须 15

十四帖

四诊（2019年3月1日）：脐腹冷痛很少，大便成条，能纳，腰酸，脉沉细，舌淡胖，苔薄腻，目胞虚浮。

黄附块 15　肉蔻 9　肉桂 3

干姜、黄连、细辛、吴萸、甘草[各]3

生白术芍[各]9　柴 9 延 12　当归 15　茯苓 30 枣七枚

补骨脂 9　金铃 6　苞须 15

十四帖

【按语】

《伤寒论》273 条："太阴之为病，腹满而吐，食不下，自利益甚，时腹自痛，若下之，必胸下结硬。"卞师认为，腹满实证在阳明，腹满虚证在太阴，太阴吐利，必有谷食浊屎，时腹自痛，以饮食于肠胃中阻滞不化，故太阴病又以"吐利腹痛"为提纲。《伤寒论》277 条："自利不渴者，属太阴，以其脏有寒故也，当温之，宜服四逆辈。"患者脐围冷痛、烂便、脉沉，此为中阳虚衰之象，非附、桂、姜、辛、萸不能化此沉寒痼冷，故卞师方用附子理中丸、当归四逆汤合四神丸温中散寒止痛。四神丸方中肉蔻、补骨脂等用于温胃涩肠。而延胡索与金铃子为金铃子散，取自《医学三字经・心腹痛胸痹第七》"金铃子散，治心口痛及胁痛、腹痛，如神"，以附子、肉桂推动金铃子，寒温并用。卞师在胃病治疗中，鲜用金铃子来直接止痛，以胃部疾病多寒象，而金铃子性味寒凉，易造成寒痛加剧。然此案卞师以温药制其药性，取其止痛之效，甚妙。四诊后冷痛明显好转，大便已成条。

（郑念祖）

19. 温通法治疗肠梗阻腹痛案

姚×× 女，41岁。

初诊（2004年10月19日）：阑尾手术九年，不完全性小肠梗阻，反复发，胀痛，甚则二便不畅，形寒，舌中根厚腻，脉弦涩。

全当归15 草果9 桂心3 黄连3、生姜三片、枣五枚
生白芍9 柴9延12 枳实9 木香9
腹皮槟[各]12 半夏9 苞须15
七帖

二诊（2004年10月26日）：近无胀痛，屁多甚畅，大便日通，舌前半渐化，脉弦细涩，再主上方。

腹皮槟[各]15 草果9 桂心3 当归30 熟军[①]3
生白芍9 柴9延12 枳实9 桃仁9
广木香9 莪术9 苞须15
七帖
……

① 熟大黄。

六诊（2004年11月30日）：腹和，无胀痛，能纳渐加，大便嫌硬，形寒，神爽，舌薄腻，脉细。

腹皮槟[各]15 草果9 桂心3 当归30 大枣五枚
生白术芍[各]9 柴9延12 枳实9 熟军3
降[②]6 木香9 百合15 苞须15
七帖

② 降香。

七诊（2004年12月7日）：腹和，无胀痛，惟大便硬结，纳谷尚可，形寒，舌根薄黄腻，脉细。

腹皮槟[各]15 草果9 桂心3 当归、百合[各]30

生白芍 9　柴 9 延 12　枳实 9　木香 9 枣五枚

熟锦纹[③] 3　丹参 12　苞须 15

七帖

……

③ 熟大黄。

廿九诊（2006 年 9 月 18 日）：7 月 25 日做盲肠扭转复位加固定术，今脘腹闷胀隐痛未安，食不能多，大便青烂，形瘦怯冷，舌白中黄腻，脉沉细。

黄附块 15　草果 9　桂心 3　干姜、黄连、甘草[各] 3 枣七枚

炒三仙[各] 9

生白术芍[各] 9　柴胡 9　枳实 9

全当归 15　薤白 9　苞须 15

十帖

卅诊（2006 年 10 月 9 日）：脘腹闷胀隐痛减轻，胃纳较加，大便硬结，舌中根薄腻，脉沉细，再主温运。

黄附块 15　草果 9　桂心 3　干姜、黄连、甘草[各] 3 枣七枚

生白术芍[各] 9　柴胡 9　枳实 9　当归 30

广木香 9　细辛 3　苞须 15

十帖

卅一诊（2006 年 10 月 23 日）：胀痛好多，大便日数行不畅，屁多，劳则汗出，舌中薄腻两块，脉沉。

黄附块 15　草果 9　肉桂 3　干姜、黄连、甘草[各] 3 枣七枚

生白术芍[各] 9　柴胡 9　枳实 9　当归、茯苓[各] 30

广木香 9　薤白 9　苞须 15

十帖

卅二诊（2006 年 11 月 6 日）：胀痛好多，总有不舒，大便日二三行，硬结不畅，舌薄白腻，脉沉，再主温运和中。

黄附块 15	草果 9	桂心 3	干姜、黄连、甘草各 3 枣七枚
生白术芍各 9	柴胡 9	枳实 9	当归 30
腹皮槟各 12	楂曲各 9	苞须 15	

十帖

【按语】

《伤寒论》阳明病提纲云："阳明之为病，胃家实是也。"此"胃"当泛指肠胃，以《灵枢·本输》云："大肠小肠皆属于胃。"《素问·阴阳别论》曰："所谓阳者，胃脘之阳也。"由此可见，胃阳在人体温煦腐熟水谷、运化水谷精微过程中的重要作用。胃喜温而恶寒，以温为补，以运为健，以通为用。卞师认为，寒药主收引，而温药能推动，故治疗阳虚痞证或胃肠寒实证，常用温运法或温通法，其代表方当为《金匮》大黄附子汤或《千金》三物备急丸。三物备急丸方中巴豆一味，当兼具"温"及"通"之性，《本经》巴豆"味辛温，主伤寒温疟寒热，破癥瘕结聚坚积，留饮痰癖，大腹水胀，荡练五脏六腑，开通闭塞，利水谷道"，然现今临床所少用。其余温药如附子、肉桂、干姜、当归之品，通药如大黄、枳实、柴胡、大腹皮、槟榔、草果之流，皆可选用。该患者为阑尾术后反复肠梗阻，后又盲肠扭转复位固定术，脘腹闷胀疼痛，大便硬结不通，形寒怯冷，脉沉，此为寒实腹痛，故主温通之法以收效。

（徐立思）

20. 急性阑尾炎肠痛案

陈 ×× 女，34 岁。

初诊（2019 年 2 月 1 日）：急性阑尾炎保守治疗，右下腹仍有隐隐胀痛，脘腹饱胀，左胁肋隐隐胀痛，食少反恶，素多便秘，用抗生素后烂便，脉细滑数，舌中根厚腻。

腹皮槟[各]15　草果9　肉桂3　姜三片、黄连3枣七枚

生白芍12　柴9延12　枳实12　熟军3红藤30

广木香9　金铃6　苞须15

七帖

二诊（2019年2月22日）：停药多天，前症又有反复，食少反恶，大便硬结，形寒，脉细滑数，舌中根薄黄腻。

全当归15　草果9　肉桂3　姜三片、黄连3枣七枚

生白芍9　柴9延12　枳实9　熟军3

腹皮槟[各]15　金铃6　苞须15

十帖

三诊（2019年3月29日）：停药多日，脘肋饱胀又起，右下腹时时隐痛，食少，干恶，大便硬结，反复口舌疳糜，苔厚腻，脉细滑。

全当归15　草果9　肉桂3　姜三片、枣七枚

生白芍9　柴9延12　丹皮12　桃仁、枳实、半夏[各]9

熟锦纹3　金铃6　苞须15

十四帖

【按语】

该患者急性阑尾炎，欲保守治疗而求诊于卞师。急性阑尾炎诸症，当属中医肠痈范畴。《金匮》疮痈肠痈浸淫病篇言："肠痈之为病，其身甲错，腹皮急，按之濡，如肿状，腹无积聚，身无热，脉数，此为腹内有痈脓，薏苡附子败酱散主之。""肠痈者，少腹肿痞，按之即痛如淋，小便自调，时时发热，自汗出，复恶寒。其脉迟紧者，脓未成，可下之，当有血。脉洪数者，脓已成，不可下也。大黄牡丹汤主之。"大黄牡丹汤所述之肠痈，为热证，当如今之急性阑尾炎也，薏苡附子败酱散证，为寒证，则属慢性

阑尾炎，而其有瘀血则一，故皆用血分之药。该患者右下腹、左胁肋隐隐胀痛，脘腹饱胀，食少反恶，便秘，脉细滑数，当为肠痈热证，故卞师以大黄牡丹汤合大柴胡汤、达原饮、金铃子散之意加减，泄热通腑，化脓消瘀。经治两月，患者脘肋腹无大碍，肠痈已得缓解。

（徐立思）

21. 溃疡性结肠炎肠澼案

王× 男，41岁。

初诊（2013年5月13日）：溃疡性结肠炎两年，反复烂便多行，近便色偏暗，肠鸣，肛门坠胀，形寒，胃纳都好。脉沉，苔薄白腻。阳虚寒湿肠澼下利。

黄附块 15　肉蔻 9　肉桂 3　干姜、黄连各 3　赤石脂 30
生白术 15　五味 9　潞参 12　吴萸、甘草各 3
补骨脂 9　木香 9　苞须 15
十四帖

二诊（2013年5月24日）：大便次减，日一二行，便后仍有脓血不多，肠鸣，屁多，肛门坠胀已松，形寒，能纳，脉沉，苔薄黄腻。再与上方。

黄附块 15　肉白蔻各 9　肉桂 3　干姜、黄连各 3　赤石脂 30
生白术芍各 9　五味 9　木香 9　吴萸、甘草各 3
补骨脂 9　潞参 12　苞须 15
十四帖

三诊（2013年6月7日）：大便日仍一二行，近又偏烂，伴隐隐腹痛，肛门坠胀，有矢气则松，形寒，脉沉，舌淡薄。再主温养理中。

黄附块15　肉白蔻各9　干姜9　肉桂、黄连各3 赤石脂30
生白术芍各9　鸡金9　五味9　吴萸、甘草各3
广木香9　潞参12　苞须15
十四帖

四诊（2013年6月21日）：仍有腹痛，较前减轻，已少，大便日一行，软条，排便后腹隐痛，有屁，肛门坠胀已松，胃纳都好，形寒，脉沉，苔薄黄腻。

黄附块15　肉蔻9　干姜9　肉桂、黄连、吴萸、甘草各3
生白术芍各9　鸡金9　五味9　木香9 赤石脂30
补骨脂9　潞参12　苞须15
十四帖

……

六诊（2013年8月16日）：饮冰水，大便多行伴腹痛，今已罢，时有反酸、不多，小便频数，形寒，脉沉，苔薄黄腻。再主温中。

黄附块15　肉白蔻各9　干姜9　肉桂、黄连、吴萸各3
生白术芍各9　柴胡9　木香9　菟丝子、灶心土各30
补骨脂9　潞参12　苞须15
卅帖

【按语】

溃疡性结肠炎似中医之肠澼、休息痢一类。饮食不节，起居不时，脾胃受戕既久，中阳衰败，累及肾火，中下二焦失于温煦、固摄，故治以附子理中汤、桃花汤、四神丸合方化裁。卞师云：太阴吐利，必有谷食浊屎，时腹自痛，以饮食于胃肠中阻滞不化，手足或冷或温。太阴病属虚寒，宜理中辈、四逆辈，即本案用附子理中之义也。桃花汤见《伤寒论》第306、307条，主少阴病下利便脓血者，方中重用赤石脂，《本经》石脂“味甘平，主黄疸，泄利肠澼脓血，阴蚀下血赤白，邪气，痈肿疽痔恶疮，头疡疥瘙”，后世本草以石脂搅糊服后，停留肠胃不下，便结腹胀而毙，误认为石脂为收涩药，而不知其具通利之性，读条文有“理中者，理中焦，此利在下焦，赤石脂禹余粮汤主之。复不止者，当利其小便”一句可证，且《本经》主“黄疸”，黄疸当主清利，收涩之药岂可治黄疸乎？四神丸载于《医方集解·祛寒之剂》，主治“肾泻、脾泻”，其理亦合经方之义而专注于太阴、少阴之虚寒也。三方合用，使脾肾生生之火壮，阴霾去，寒湿除，气血和，故病得已。

（单静怡）

22. 结肠多发息肉痢疾案

杨××　　女，62岁。

初诊（2016年5月25日）：结肠多发息肉术后，再次出血住院，今血已止，大便硬结如羊粪，日行不多，腹无所苦，能纳，脉细涩，苔薄黄腻。

生鳖甲15　当归12　生地15　黄连、三七各3
生白芍12　地榆12　苦参9　鹿含草30
露蜂房9　延胡12　荭须15
十四帖

二诊（2016年6月8日）：大便仍如羊屎，较前通顺，腹无所苦，能纳，嗳气，无饱胀，脉细涩，舌苔薄黄腻。

生鳖甲15　当归12　生地15　鹿含草30

生白芍 12　地榆 12　枳实 9　苦参 9
露蜂房 9　延胡 12　苞须 15
十四帖

三诊（2016 年 6 月 22 日）：大便成条，较前通顺，腹无所苦，能纳，脉细涩，舌薄黄腻。

生鳖甲 15　当归 12　生地 15　米仁、红藤、鹿含草各 30
生白芍 12　地榆 12　枳实 9　延胡 12
露蜂房 9　苦参 9　苞须 15
十四帖

……

十六诊（2016 年 12 月 30 日）：前数日尿路感染，今已畅利，又见大便黏冻带血，淡红，便行畅利，便前腹痛，能纳，饱胀，嗳气，脉细涩，舌中黄腻。

生鳖甲 15　当归 12　肉桂 3　鹿含草、红藤各 30
生白芍 9　地榆 12　生地 15　黄连 3
广木香 9　苦参 9　苞须 15
十四帖

十七诊（2017 年 1 月 14 日）：1 月 11 日再次肠息肉电灼，大便日一行，成条，近无脓血便，时有肛门坠胀，无腹痛，胃纳都好，脉细涩，舌中根薄黄腻。

生鳖甲 15　当归 12　肉桂 3　米仁、红藤各 30
生白芍 9　苦参 9　生地 15　黄连 3
广木香 9　地榆 12　苞须 15
十四帖

十八诊（2017年3月1日）：胸闷，食少饱胀反酸，时有胃痛隐隐，脉细滑，舌中薄黄腻，根厚。

全当归 12　砂仁 9　肉桂 3　生姜三片、黄连 3 大枣七枚
生白术芍[各] 9　柴胡 9　枳实 9　苏梗 12
制香附 9　半夏 9　苞须 15
十四帖

十九诊（2017 年 3 月 24 日）：胃次渐和，大便通畅，偶有黏冻，肛门坠胀已少，有屁不多，脉细涩，舌中薄黄腻。

生鳖甲 15　当归 12　生地 15　米仁、红藤[各] 30
生白芍 9　柴 9 延 12　肉桂 3　砂仁 9 黄连 3
广木香 9　苦参 9　苞须 15
十四帖

廿诊（2017 年 4 月 7 日）：大便偶有黏冻一条，有时硬结如羊屎，肛门坠胀已松。

生鳖甲 15　当归 12　肉桂 3　米仁、红藤[各] 30
生白芍 9　地榆 12　生地 15　白头翁 9 黄连 3
广木香 9　苦参 9　苞须 15
十四帖

廿一诊（2017 年 5 月 5 日）：大便黏冻很少见，大便仍偏硬结，肛门坠胀已松，腹无所苦，舌中根薄黄腻，脉细涩。

生鳖甲 15　当归 12　肉桂 3　米仁、鹿含草[各] 30
白头翁 9　地榆 12　生地 15　黄连 3
广木香 9　苦参 9　苞须 15
十四帖

廿二诊（2017 年 6 月 2 日）：大便成条，畅利，已无黏冻，肛门坠胀已松，腹无所苦，能纳，脉细涩，苔黄腻。

生鳖甲 15　当归 12　肉桂 3　米仁、红藤[各] 30
白头翁 9　地榆 15　生地 15　黄连 3 柏 9

广木香 9　　丹皮 12　　苞须 15

十四帖

廿三诊（2017 年 7 月 7 日）：又见红冻一次，一小块，指甲大，便后时有白黏冻、不多，肛门坠胀已松，胃痛隐隐，胃纳尚可，脉紧细涩，苔薄黄腻。

生鳖甲 15　　当归 12　　肉桂 3　　米仁、红藤各 30

藿 12 木香 9　　地榆 12　　生地 15　　黄连 3 生白芍 9

白头翁 9　　苦参 9　　苞须 15

十四帖

【按语】

本案结肠多发息肉术后，初起便血，大便干结，十六诊后又见赤白黏冻、脓血便、肛门坠胀里急后重，此属中医痢疾范畴，证属温病，为湿热毒蕴、灼伤血络所致，故卞师主以白头翁汤合刘完素芍药汤之意。芍药汤，出自《素问病机气宜保命集》，下血调气，行血则便脓自愈，调气则后重自除。

同为便血，白头翁汤证与桃花汤证，为一热一寒两端，当须鉴别。白头翁汤，症见下利便脓血、热利下重、渴欲饮水，故用黄连、黄柏、秦皮泄热解毒，白头翁调血行瘀。按白头翁一味，后世本草咸谓苦寒，此徒据白头翁汤治热利下重以言也。《本经》白头翁苦温，主破瘀血。全方寒温并用而为仲景组方之惯例。桃花汤，症见下利便脓血，然冠以“少阴病”，必当为虚寒下利无疑，故用干姜温肠止泻，赤石脂治泄利肠澼脓血也。

本案又似肠澼下利，《素问·太阴阳明论》：“食饮不节，起居不时者，阴受之……阴受之则入五脏……入五脏，则䐜满闭塞，下为飧泄，久为肠澼。”《本经》主肠澼者，赤石脂主“泄利肠澼脓血”，干姜主“肠澼下利”，黄连主“肠澼腹痛下利”，黄芩主“肠澼泄利”，然四者亦有寒热虚实之别。

（徐立思）

23. 麻子仁丸治疗习惯性便秘案

顾× 女，44岁。

初诊（2017年12月18日）：习惯性便秘，大便数日一行，必用通便药，胀气，腰酸，肛门坠胀，脉细滑数，苔薄黄腻。

腹皮槟[各]12 当归12 百合12 熟军3
生白芍9 柴胡9 枳实9 鹿含草30
广木香9 半夏9 苞须15
十四帖

二诊（2018年1月12日）：大便已得日通，不硬，腰酸，肛门坠胀，有屁，胃纳都好，脉细滑，苔薄黄腻。

腹皮槟[各]12 当归12 麻仁9 熟军3
生白芍9 柴胡9 枳实9 鹿含草30
广木香9 首乌15 苞须15
十四帖

三诊（2018年2月9日）：前七帖很好，后又大便秘结，能纳，脉细滑，苔中薄黄腻。

腹皮槟[各]12 草果9 麻仁9 当归30
生白芍9 柴胡9 枳实9 李杏仁[各]9
生锦纹3 厚朴9 苞须15
十四帖

【按语】

该患者长期便秘，大便数日一行，腹胀腰酸，肛门坠胀，卞师主以麻子仁丸加减。卞师认为，习惯性便秘多为胃肠津液不足，大便坚结，名为脾约。《伤寒论》247条："趺阳脉浮而涩，浮则胃气强，涩则小便数，浮涩相抟，大便则硬，其脾为约，麻子仁丸主之。”卞师于腹胀便秘之证，喜用大腹皮、槟榔等行气消导之品，气顺则便行，亦六磨汤之意。另百合一味，《本经》“味甘平……利大小便”，为养阴润便药，而为后世所少用。

（徐立思）

24. 大剂攻下治疗臌胀案

黄 ×× 男，73 岁。

初诊（2016 年 2 月 22 日）：肝硬化失代偿期，多浆膜腔积液，胸腔积液，胸椎结核，脊背疼痛，不能久坐立，食少，二便通畅，胸闷，腹胀，夜汗烦热，脉紧涩数，舌红润苔少。

生鳖甲 15　覆花 9　葶苈 9　茯苓、牡蛎[各] 30
全瓜蒌 15　延胡 12　枳实 9　黄连、川贝[各] 3
桃杏仁[各] 9　半夏 9　苞须 15
七帖

二诊（2016 年 2 月 29 日）：胸闷腹胀较前轻松，胃纳较加，二便通畅，夜汗烦热已敛，背脊疼痛仍旧，脉紧涩数，舌淡润苔少。

生鳖甲 15　覆花 9　柴 9 延 12　茯苓、牡蛎、赤豆[各] 30
全瓜蒌 15　半夏 9　枳实 9　川贝、黄连[各] 3
桃杏仁[各] 9　葶苈 15　苞须 15
七帖

三诊（2016 年 3 月 7 日）：大腹臌胀，青脉怒张，脐平，脚肿，服前二方，胀满较前轻松，喘促背痛较前缓和，脉紧涩数，偶有结脉，舌边薄腻。

生鳖甲 15	甘遂 9	黑丑 9	茯苓、牡蛎、葶苈[各] 30
全瓜蒌 15	半夏 9	枳实 9	桃李杏仁[各] 9
生熟军[各] 3	覆花 9	苞须 15	

七帖

四诊（2016 年 3 月 14 日）：䐜胀仍旧，按之较前轻松，脚肿已退，喘促渐平，大便两天三次，畅利，脉紧涩数，舌薄黄腻。

生鳖甲 15	覆花 9	黑丑 9	葶苈、赤豆、牡蛎[各] 30
半边莲 15	甘遂 9	枳实 9	桃李杏仁[各] 9
生熟军[各] 3	泽兰泻[各] 9	苞须 15	

七帖

五诊（2016 年 3 月 21 日）：腹形仍大，䐜胀较松，按之渐软，喘促已缓，仍有脚肿，脉弦紧涩，苔薄黄腻。

生鳖甲 15	甘遂 9	黑丑 9	葶苈、葫芦、赤豆、牡蛎[各] 30
泽兰泻[各] 9	商陆 9	枳实 9	桃李杏仁[各] 9
生熟军[各] 3	瓜蒌 15	苞须 15	

七帖

六诊（2016 年 3 月 28 日）：腹形仍大，上腹按之已松，胃纳较佳，大便日二三行，或烂或条，脉弦紧涩，舌淡，边根薄腻。

腹皮槟[各] 15	甘遂 9	黑丑 9	鳖甲、牡蛎、葶苈、赤豆[各] 30
泽兰泻[各] 9	商陆 9	枳实 9	桃杏仁[各] 9
生熟军[各] 3	蝼蛄 9	苞须 15	

七帖

七诊（2016 年 4 月 10 日）：䐜胀较前松减，二便通畅，脉弦紧涩，舌淡边根薄腻，脚肿。

腹皮槟[各] 15	甘遂 9	黑丑 9	鳖甲、牡蛎、葶苈[各] 30

泽兰泻各9　商陆9　枳实9　葫芦、赤豆各30
生熟军各3　海藻9　苞须15　桃李杏仁各9
七帖

八诊（2016年4月18日）：腹形仍大，臌胀较前轻松，二便已得通畅，脉弦紧涩，舌中根薄腻。

腹皮槟各15　草果9　柴胡9　鳖甲、牡蛎、葶苈各30
马鞭草15　甘遂9　枳实9　葫芦、赤豆、苞须各30
生熟军各3　黑丑9　泽兰9　桃李杏仁各9
七帖
……

十一诊（2016年5月9日）：上腹按之已松，下腹胀紧仍旧，腹形仍大，稍有脚肿，舌中根薄腻，脉弦紧涩。

鳖甲、牡蛎、葶苈、葫芦、赤豆、槟榔各30
马鞭草15　草果9　黑丑15　泽兰泻各9
桃李杏各9　甘遂9　枳实9
生熟军各3　柴胡9　苞须15
自加京葫芦二枚同煎
七帖

十二诊（2016年5月16日）：服上方，得大畅下，腹胀大松，按之已软，舌黄腻已化，脉弦紧涩，除恶务尽，再主乘胜追击。

鳖甲、牡蛎、黑丑、葶苈、赤豆、槟榔各30
马鞭草15　草果9　枳实9　桃李杏仁各9
泽兰泻各9　柴胡9　商陆9　枣七枚
生熟军各3　甘遂9　苞须15
七帖
……

十八诊（2016年6月27日）：两三天有一次畅泻，腹胀已松，腹大不收，能纳，舌中根薄腻，脉弦紧涩，大积大聚，再主大剂攻下。

鳖甲、牡蛎、黑丑、葶苈、槟榔、葫芦各30

马鞭草15　草果9　商陆9　生熟军各3

棱莪术各9　甘遂9　枳实9　半边莲15

桃李杏各9　柴胡9　苞须15

七帖

十九诊（2016年7月4日）：上腹已松，下腹仍胀，膨胀膨大，青脉怒张，脐凸，二便尚畅，能纳，精神好多，舌中薄黄腻，脉弦紧涩。

鳖甲、牡蛎、葶苈、槟榔、黑丑、茯苓各30

马鞭草15　甘遂9　商陆9　生熟军各3

棱莪术各9　柴胡9　枳实9　鸡金9

桃李杏各9　泽兰9　苞须15

十四帖

廿诊（2016年7月18日）：每用京葫芦两枚得快利通畅，上腹已软，按之已松，下腹胀紧，脐凸，脉弦紧涩，舌中薄黄腻。

鳖甲、牡蛎、葶苈、黑丑、槟榔、丹参各30

马鞭草15　甘遂9　商陆9　生熟军各3

棱莪术各9　柴胡9　枳实9　泽兰泻各9

桃李杏各9　鸡金9　苞须15

十四帖

……

四十三诊（2017年6月5日）：上腹已松，下腹膨胀依旧，脉弦紧涩，舌前半淡胖，中根黄腻。

鳖甲、牡蛎、槟榔、黑丑、葶苈、赤豆各30

马蔺子9　甘遂9　蝼蛄9　泽兰泻各9

桃李仁各9

棱莪术[各]9　商陆9　枳实9
生熟军[各]9　大戟9　萹须15　枣七枚
十四帖

四十四诊（2017年6月19日）：每天能得畅泻数次，上腹已松，两胁肋胀紧已软，臌胀依旧。
鳖甲、牡蛎、葶苈、黑丑、槟榔、赤豆[各]30
马蔺子9　甘遂9　蝼蛄9　桃李杏仁[各]9
棱莪术[各]9　商陆9　泽兰9　枳实壳[各]9
生熟军[各]9　大戟9　萹须15
十四帖

四十五诊（2017年7月3日）：上腹已松，呼吸已得畅通，臌胀依旧，每得畅泻则浑身轻松，脉弦紧涩，舌前半淡润，中根黄腻。
鳖甲、牡蛎、葶苈、槟榔、黑丑、赤豆[各]30
半边莲15　甘遂9　蝼蛄9　桃李杏[各]9
望江南15　大戟9　泽兰9　枳实、莪术[各]9
生熟军[各]9　商陆9　萹须15
马蔺子9、小葫芦一枚自加
十四帖

四十六诊（2017年7月17日）：每天晚饭后能得畅泻多次，上腹两胁肋已松，臌胀依旧，青脉怒张，脚肿，脉沉弦紧涩，舌前半淡薄，根边薄黄腻。
鳖甲、牡蛎、葶苈、黑丑、半边莲、赤豆[各]30
望江南15　甘遂9　蝼蛄9　桃李杏仁[各]9
泽兰泻[各]9　大戟9　枳实9　棱莪术[各]9
生熟军[各]9　商陆9　萹须15
十四帖

四十七诊（2017年7月31日）：脘肋已松，臌胀依旧，脚肿粗大。脉沉紧弦涩，舌淡苔薄黄腻。

（一）

生芪、茯苓、葶苈、赤豆、鳖甲、牡蛎[各]30

半边莲15　甘遂9　防已9　桃李杏[各]9

望江南15　商陆9　椒目9　生姜皮3

蝼蛄虫9　泽泻9　萹须15

七帖

（二）7月17日方

七帖

两方交替服。

四十八诊（2017年8月14日）：脘肋已松，臌胀仍旧，膨脝下坠，脚肿粗大，再与上方。

鳖甲、牡蛎、葶苈、黑丑、赤豆、槟榔[各]30

半边莲15　甘遂9　蝼蛄9　桃李杏[各]9

望江南15　商陆9　枳实9　生姜皮3

生熟军[各]9　大戟9　萹须15

另：生黄芪125煎汤代茶

十四帖

四十九诊（2017年8月28日）：臌胀膨脝下坠，脚肿粗大，用前法小便较畅，每两日则有畅下，脉沉细，舌淡苔薄腻。

鳖甲、牡蛎、葶苈、黑丑、赤豆、槟榔[各]30

半边莲15　甘遂9　蝼蛄9　桃李杏[各]9

望江南15　商陆9　枳实9　泽兰泻[各]9

生熟军[各]9　大戟9　萹须15

另：生黄芪30煎汤代茶

十四帖

五十诊（2017年9月27日）：住院反复放水，今形瘦，失音，臌胀仍旧，黄疸，食少，大便不多，尿黄，舌淡净，脉弦紧涩数，按之无力，攻之不能，补之又难，病至晚期，奈何……

生鳖甲、茯苓、牡蛎、赤豆各30

半边莲15	潞参15	茵陈12	葶苈15
望江南15	黄芪15	枳实9	大枣七枚
生熟军各3	甘遂9	泽泻9	

七帖

【按语】

风、痨、臌、膈为古代四大难治之证，历代医家于臌胀一证论述颇丰，陈修园曰："单腹胀，实难除。"此案为肝硬化失代偿期腹水，腹大如鼓，形似足月怀胎，腹壁青脉怒张，喘促较甚，病初期在水，久则入血，是为水瘀互阻，卞师先以大陷胸丸、小陷胸汤、达原饮、牡蛎泽泻散等方合用，泻肺宽胸，逐水消满，继则以大陷胸汤、十枣汤峻下逐水，重用鳖甲、牡蛎、葶苈、葫芦、赤豆、槟榔等软坚散结、养阴利水之品。经治一年，患者喘促已平，上腹部胀满已松，臌胀依旧。

奈何患者病程已久，病势已成，病情反复，卞师后加用京葫芦二枚、马蔺子9g以增强逐水之用，患者得畅下则较前轻松。《本经》葫芦即苦瓠，"味苦寒，主大水，面目四肢浮肿，下水，令人吐"。马蔺子即蠡实，刘民叔先生常用马蔺子、菴䕡子同功治疗腹水臌胀诸证。病至后期，患者已现膨脝下坠之势，脚肿粗大，脉弦紧涩数，却按之无力，虚象渐显，乃重用黄芪以补气行水，取《本经》"主痈疽久败疮"之意。

此患者前后五十诊，经治一年半，一至晚期虚实夹杂，正如刘民叔先生《鲁楼残简·肿胀九例十三方》所列气臌胀、血臌胀之变化，病至末传，遂至积重难返，惜攻之不能，补之又难，终成不治。然臌胀腹水仅以中药治疗，其间饮食二便尚且安好，存活逾一年半，实属不易。

（徐立思）

25. 肝脓肿癥瘕胁痛案

陈× 女，68岁。

初诊（2013年5月3日）：肝脓肿，上月初抽液引流，又起，右胁下癥瘕积聚胀痛，反复高热，今高热已退，周身药物皮疹瘙痒，二便通畅，食少，脉弦紧涩，舌中黄腻。

生鳖甲15　莪术9　生地15　丹参、牡蛎各30　熟军3

马鞭草15　柴9延12　枳实9　丹皮12

桃杏仁各9　金铃9　苞须15

七帖

二诊（2013年5月10日）：5月7日B超：肝左叶肿大，形态饱满，内见一个稍低回声区，范围45mm×48mm×47mm。肝脓肿较前好转，胀痛仍有，低热数分，大便日二三行，通畅，舌薄黄腻，脉弦紧涩。

生鳖甲15　柴9延12　生地15　丹参、米仁、牡蛎各30

生熟军各3　金铃9　枳实9　桃杏仁各9

牡丹皮12　莪术9　苞须15

七帖

三诊（2013年5月17日）：5月15日B超：肝左叶肿大，内见一混合回声区，范围53mm×51mm×63mm。低热已罢，胀痛仍有反复，右胁下癥瘕积聚，大便不畅，苔薄黄腻，脉弦紧涩。

生鳖甲15　山甲9　生地15　丹参、牡蛎、败酱各30

桃杏仁各9　柴9延12　枳实9　丹皮、莪术各12

生熟军各3　金铃6　苞须15

七帖

四诊（2013年5月24日）： 5月22日B超：肝左叶见一个低回声区，大小约46mm×33mm。高热不发，低热已罢，胀痛已松，大便不畅，右胁肋癥瘕积聚已小，未消已软。

生鳖甲15　山甲9　生地15　丹参、牡蛎、败酱、冬瓜子各30
棱莪术各9　柴9延12　枳实9　桃仁9
生熟军各3　金铃6　苞须15
七帖

五诊（2013年5月31日）： 5月29日B超：肝左叶肿大，内见一混合回声区，范围53mm×41mm×48mm。右胁肋癥瘕积聚渐小渐软，胀痛已少，胃纳渐复，大便通畅，精神体力较前好转，舌中黄腻，脉弦细涩。

生鳖甲15　山甲9　生地15　丹参、牡蛎、败酱、冬瓜子各30
棱莪术各9　柴9延12　丹皮12　桃仁、枳实各9
生熟军各3　金铃9　苞须15
七帖

六诊（2013年6月7日）： 6月5日B超：肝左叶增大，内见一混合回声区，范围50mm×40mm×46mm。右脘肋日趋软和，胀痛已少，胃纳加多，大便通畅，屁多，舌中根薄黄腻，脉弦细涩。

生鳖甲15　山甲9　生地15　丹参、败酱、冬瓜子各30
棱莪术各9　柴9延12　枳实9　米仁30桃仁9
生熟军各3　金铃9　苞须15
七帖

七诊（2013年6月24日）： 右胁肋癥瘕积聚再见减小，已无胀痛，能纳，大便多行，畅利，脉细涩，舌中薄腻，再与上方。

生鳖甲15　山甲9　生地15　冬瓜子、米仁、败酱各30
生白芍15　柴9延12　枳实9　桃杏仁各9桔梗6
生熟军各3　金铃6　苞须15
十帖

八诊（2013年7月3日）：前症稳定好转，右胁肋偶有不舒，能纳，大便成形，日一二行，脉细涩，左弦，舌左半厚腻。

生鳖甲15　山甲9　生地15　冬瓜子、米仁、败酱各30
生白芍15　柴9延12　枳实9　桔梗6生熟军各3
桃杏仁各9　金铃6　苞须15
十二帖

九诊（2013年7月15日）：一切都好，已无胀痛，能纳，大便通畅，舌中根薄黄腻，脉细涩，再与上方。

生鳖甲15　山甲9　生地15　沙参、米仁、败酱各30
何首乌15　柴9延12　枳实9　生熟军各3
石龙芮15　金铃6　苞须15
十四帖

……

十三诊（2013年9月9日）：9月6日B超：肝左叶回声分布不均匀，范围约22mm×17mm。B超复查肝脓肿小了一半，右胁肋偶有胀痛感觉，脉细涩，舌中根薄黄腻。

生鳖甲15　山甲9　生地15　丹参、牡蛎各30
棱莪术各9　柴9延12　枳实9　土元[①]9熟军3
生山楂9　金铃6　苞须15
十四帖

十四诊（2013年9月23日）：近来屁多，余症都好，脉细涩，舌薄腻，再与上方。

生鳖甲15　山甲9　生地15　丹参、牡蛎各30
棱莪术各9　柴9延12　枳实9　䗪虫9
熟锦纹3　金铃6　苞须15
十四帖

① 土鳖虫。

【按语】

肝脓肿是由细菌、真菌或溶组织阿米巴原虫等多种微生物引起的肝脏化脓性病变，以细菌性肝脓肿最为常见，临床表现为不规则脓毒性发热、肝区持续性疼痛、腹泻等症状，部分可伴有黄疸。

该患者反复高热不退，右胁肋癥瘕积聚胀痛，舌苔黄腻，脉弦紧涩，为痈脓瘀热结聚于里之象，B超显示脓肿大若鸭卵。卞师取《金匮》大黄牡丹汤、薏苡附子败酱散、鳖甲煎丸、金铃子散、《千金》苇茎汤之意，拟方加减，清热化脓，破瘀消癥。大黄牡丹汤与薏苡附子败酱散均为治肠痈之方，然亦可取之治疗本病，以病性相似耳。《本经》败酱“味苦平，主暴热火疮赤气，疥瘙疽痔，马鞍热气”，牡丹皮“味辛寒，主寒热中风瘈疭，痉，惊痫邪气，除癥坚瘀血留舍肠胃，安五脏，疗痈疮”，合桃仁、米仁、冬瓜子、桔梗、大黄，为清脓排脓、化瘀破血之药；穿山甲消肿溃痈，搜风通络，合三棱、莪术、延胡索、土鳖虫、制大黄之品，消瘀破癥，诸药相合，直达病所。患者经治一月即觉右胁肋胀痛减轻，肝脓肿逐渐缩小，后调治四月余，诸症若失。

桔梗一味，并非后世本草仅作宣肺止咳化痰为用。读《金匮》之桔梗汤治肺痈，排脓汤、排脓散之用桔梗，《伤寒论》三物白散，《金匮》称为《外台》桔梗白散以治肺痈，可知桔梗一味，非泛泛之药。读《本经》桔梗“主胸胁痛如刀刺……肠鸣幽幽”句，可知桔梗更具化脓逐水之功，则桔梗其用更宏，由此更见《伤寒论》组方之严谨、《本经》条文不妄著一字也。

（徐立思）

26. 胆汁淤积性肝硬化黄疸案

申×× 女，50岁。

初诊（2016年9月21日）：胆汁淤积性肝硬化，脾大，肝内多发回声不均结节，腹水，脘腹饱胀，右胁肋隐痛，胃纳尚可，尿赤，烦热，目黄，大便通畅，苔薄黄腻，脉紧细涩。

生鳖甲15　枸橘9　生地15　平地木、牡蛎[各]30

马鞭草15　柴胡9　枳实9　莪术、山楂、土元[各]9

丹皮参[各]12　熟军3　苞须15

十四帖

二诊（2016年10月12日）：黄疸稍退，右胁肋痛已少，腹胀饱满，大便通而不畅，尿赤。

生鳖甲15　草果9　茵陈12　平地木、牡蛎、苞须[各]30

马鞭草15　甘遂9　枳实9　黑丑9

腹皮槟[各]15　柴胡9　生军3

十四帖

三诊（2016年12月14日）：黄疸减退，右胁肋不痛，腹胀饱满，按之已软，屁多，大便日两三行，脉紧涩数，苔薄黄腻。

生鳖甲15　甘遂9　黑丑9　平地木、牡蛎、苞须[各]30

马鞭草15　柴胡9　枳实9　生熟军[各]3

腹皮槟[各]15　茵陈12　山栀9

十四帖

【按语】

患者罹患肝硬化脾大多年，尿赤目黄，伴见腹水及脘腹胀满，右胁胀痛，此为阳明湿热熏蒸，郁而发黄，并有水瘀互结之证。卞师以茵陈蒿汤合大陷胸汤化裁治之，清热利湿退黄，逐水化瘀。《伤寒论》260条："伤寒七八日，身黄如橘子色，小便不利，腹微满者，茵陈蒿汤主之。"236条又明言若有汗出、小便畅利，则不能发黄。因此治黄疸之法，以通利大小便或发汗为其大法，使湿热之邪有所出路为要，故卞师加重玉米须之量。鳖甲、牡蛎既能软坚散结，又有养阴利水之功。柴胡《本经》“主心腹，去肠胃中结气，饮食积聚，寒热邪气，推陈致新”，《伤寒论》231条小柴胡汤有“一身及目悉黄”明文。该患者药证相合，仅调治三诊即黄疸皆退，脘胁腹按之已软，遂续治本病。

（陈晓晖）

27. 胆结石胁痛案

陶××　　女，69岁。

初诊（2018年4月25日）：胆囊泥沙样多发结石，右胁肋隐隐胀痛，能纳，大便通畅，脉弦细滑，苔薄腻。

枸橘李 9　当归 12　肉桂 3　金钱草、牡蛎各 30

生白芍 9　柴 9 延 12　丹参 12　生山楂 9

熟锦纹 3　金铃 6　芭须 15

十四帖

二诊（2018年5月9日）：右胁肋隐隐胀痛已少，能纳，子夜口苦，大便黏马桶，脉细滑，苔薄黄腻。

枸橘李 9　当归 12　肉桂 3　金钱草、牡蛎各 30

生白芍 9　柴 9 延 12　丹参 12　山楂、枳壳各 9

熟锦纹 3　金铃 6　芭须 15

十四帖

三诊（2018年5月23日）：右胁肋已无胀痛，胃纳都好，大便通畅，脉细滑，苔薄黄腻。

全当归 12　砂仁 9　肉桂 3　金钱草、牡蛎各 30

生白芍 9　柴胡 9　延胡 12　枳实、山楂各 9
熟锦纹 3　金铃 6　苞须 15
十四帖

四诊（2018年6月6日）：右胁肋已无胀痛，大便通畅，胃纳都好，脉细滑，苔薄黄腻。

全当归 12　砂仁 9　肉桂 3　金钱草、牡蛎各 30
生白芍 9　柴 9 延 12　枳实 9　山楂、莪术各 9
熟锦纹 3　金铃 6　苞须 15
十四帖

五诊（2018 年 6 月 29 日）：右胁肋已和，胃纳已和，大便通畅，烦热汗多，脉细滑，苔薄黄腻。

生鳖甲 15　当归 12　肉桂 3　金钱草、牡蛎各 30
生白芍 9　柴 9 延 12　丹参 12　山楂、枳实、莪术各 9
熟锦纹 3　金铃 6　苞须 15
十四帖
……

十四诊（2019 年 2 月 20 日）：春节恣啖饮食，中脘难过又起，得嗳气则松。

全当归 12　砂豆蔻各 9　肉桂 3　生姜三片、黄连 3、枣七枚
生白术芍各 9　柴胡 9　枳实 9　苏梗 12
炒三仙各 9　半夏 9　苞须 15
十四帖

十五诊（2019 年 3 月 6 日）：中脘已松，左胁下时有隐隐痛，大便通畅，能纳，口苦，苔薄黄腻，脉细滑。

全当归 12　砂仁 9　肉桂 3　牡蛎 30

生白芍 9　柴 9 延 12　枳实 9　山楂、莪术各 9

枸橘李 9　　金铃 6　　苞须 15

十四帖

十六诊（2019 年 3 月 29 日）：前症平平都好，大便通畅，脉细滑，苔薄黄腻，慎饮食。

全当归 12　　砂仁 9　　肉桂 3　　牡蛎 30

生白芍 9　　柴 9 延 12　　枳实 9　　山楂、莪术各 9

金铃子 6　　鸡金 9　　苞须 15

十四帖

十七诊（2019 年 4 月 15 日）：脘肋无所苦，能纳，大便通畅，稍有头昏，脉细滑，苔薄黄腻。

全当归 12　　砂仁 9　　肉桂 3　　茯苓、牡蛎各 30

生白芍 9　　柴 9 延 12　　丹参 12　　山楂、枳实、莪术各 9

石龙芮 15　　鸡金 9　　苞须 15

十四帖

十八诊（2019 年 5 月 8 日）：口苦口臭，大便黏烂，能纳，脘肋无所苦，脉细滑，苔薄黄腻，再和肝脾。

全当归 12　　砂仁 9　　肉桂 3　　茯苓、牡蛎各 30

生白术芍各 9　　柴胡 9　　枳实 9　　山楂、莪术各 9

省头草[①] 9　　鸡金 9　　苞须 15

十四帖

① 佩兰。

【按语】

该患者为胆囊结石右胁隐痛，大便黏烂，脉细滑，苔薄黄腻，俱为湿热之象。胆为六腑之一，属奇恒之腑，既储藏胆汁，又以通为用，故若湿热熏蒸，煎熬津液，排泄不畅，则结而成石。卞师取大柴胡汤、金铃子散之意，自拟方加减。金钱草，即《本经》之积雪草，“味苦寒，主大热，恶疮痈疽，浸淫赤熛，皮肤赤身热”，具有清热利湿、利胆排石之效。延胡索、金铃子、柴胡、白芍、枸橘李理气止痛，当归、丹参、莪术活血止痛，牡蛎软坚止痛，山楂既能消食，又能活血，诸药相合，患者右胁隐痛得减，胃纳得复。

（陈晓晖）

28. 慢性胰腺炎脘腹痛案

李× 男，37岁。

初诊（2017年11月22日）：胰腺炎10年，经常复发，胆结石，胀痛，轻轻重重，食不能多，大便通畅，屁多，脉弦滑，舌中黄腻。

腹皮槟[各]9　草果9　肉桂3　牡蛎30 枸橘李9
生白芍9　柴9 延12　枳实9　山楂9
大丹参12　金铃6　苞须15
十四帖

二诊（2017年12月6日）：脘胁渐松，食不能多，大便反感不畅，脉弦细滑，舌根薄黄腻。

腹皮槟[各]9　草果9　肉桂3　丹参12 牡蛎30
生白芍9　柴9 延12　枳实9　楂曲[各]9
熟锦纹3　金铃6　苞须15
十四帖

三诊（2017年12月20日）：多食花生，又有饱胀，嗳气，大便通畅，脉细滑，苔厚腻。

全当归12　砂豆蔻[各]9　肉桂3　丹参12 牡蛎30
生白术芍[各]9　柴9 延12　枳实9　香附9

炒三仙各9　莪术9　苞须15

十四帖

四诊（2018年3月7日）：春节前溃疡病出血住院，今大便黄色正常，偏干，能纳，中脘隐隐痛，脉细滑，苔薄黄腻。

全当归12　砂仁9　肉桂3　枸橘李9 牡蛎30

生白芍9　柴9 延12　枳实9　丹参、百合各12

炒三仙各9　莪术9　苞须15

十四帖

五诊（2018年3月21日）：脘胁已和，能纳，屁多，大便通畅，肚脐时有隐痛，脉细滑，舌中根薄黄腻。

全当归12　砂仁9　肉桂3　木香9 牡蛎30

生白芍9　柴9 延12　枳实9　苏梗12

炒三仙各9　金铃6　苞须15

廿一帖

六诊（2018年4月13日）：前症都好，今诸无所苦，能纳，大便通畅，脉细滑，苔薄腻。

全当归12　砂仁9　肉桂3　木香9 牡蛎30

生白芍9　柴9 延12　枳实9　丹参12

生山楂9　金铃6　苞须15

廿一帖

七诊（2018年5月2日）：近来诸无所苦，能纳，大便通畅，形肉渐丰，脉细滑，苔薄黄腻。

全当归12　砂仁9　肉桂3　牡蛎30

生白芍9　柴胡9　枳实9　生山楂9 熟锦纹另包3

大丹参12　金铃6　苞须15

廿一帖

【按语】

胆石症和酗酒是慢性胰腺炎的两大主因，在我国尤以胆石症最为常见。该患者慢性胆结石、胰腺炎多年，脘腹时有饱胀不适，多食则甚，或有隐痛，或伴大便干结不畅，此为少阳阳明合病里实热证，卞师主以大柴胡汤、达原饮，参合丹参饮之意，通腑泄热。《金匮》腹满寒疝篇："按之心下满痛者，此为实也，当下之，宜大柴胡汤。"达原饮为吴又可《温疫论》所创，治邪伏膜原之半表半里之里证，卞师常用于肝胆胰腺和胃肠疾病等引起之腑实证。卞师取达原饮之里药槟榔、草果、芍药，加柴胡、延胡，用枳实代厚朴，因厚朴为里中之表药，而枳实专主里证。《素问·五脏别论》："六腑者，传化物而不藏，故实而不能满也。"六腑以通为用，故本案治以下法，患者诸症皆平。

（陈晓晖）

29. 木香治疗魇寐泄泻案

游×　　男，31岁。

初诊（2016年5月16日）：患者自幼因病毒性心肌炎后反复心慌，经诊治后诸症皆安。近日时有泄泻，西医诊断为慢性肠炎，大便日数行，软烂，肠鸣，肢冷，脉沉，苔薄黄腻。主温理太阴。

黄附块15　肉蔻9　肉桂3　干姜、黄连各3　大枣七枚
生白术芍各9　潞参12　吴萸3　鸡金9
补骨脂9　五味9　苞须15
十四帖

二诊（2016年6月13日）：大便日再行，软条，有屁，肠鸣已少，

能纳，脉沉，苔薄黄腻。

黄附块15　肉蔻9　肉桂3　干姜、黄连、吴萸各3 大枣七枚
生白术9　潞参12　鸡金9　茯苓、菟丝各30
补骨脂9　五味9　苞须15
十四帖

三诊（2016年8月15日）：大便成条，日一二行，腹无所苦，心悸又发，夜多噩梦，脉细滑数，苔薄腻。

龙骨齿各15　枣仁9　肉桂3　木香9 茯苓、牡蛎各30
生白术芍各9　柴胡9　山药12　生姜三片、黄连3 大枣七枚
党丹参各12　六曲9　苞须15
十四帖

四诊（2016年9月14日）：大便日一二行，先条后烂，腹无所苦，能纳，心悸已少发，脉细滑数，苔薄腻。

龙骨齿各15　枣仁9　肉桂3　木香9 茯苓、牡蛎各30
生白术芍各9　五味9　山药12　生姜三片、黄连3 大枣七枚
党丹参各12　六曲9　苞须15
十四帖

五诊（2017年8月18日）：前经服药，诸症尚可，今又有水泻伴腹痛、腹胀，日三五行，胃纳尚可，形寒，脉沉。

黄附块15　肉蔻9　肉桂3　干姜、黄连各3 大枣七枚
生白术芍各9　柴胡9　吴萸3　楂曲各9
广木香9　薤白9　苞须15
十四帖

六诊（2017年9月13日）：泄泻已止，腹痛已罢，牙痛影响睡眠，脉细滑，苔薄黄腻。

龙骨齿各15　枣仁9　熟地15　茯苓、牡蛎各30

生龟板 15	山栀 9	黄柏 9	川膝 12
党丹参[各]12	羌活 9	苞须 15	

十四帖

七诊（2017 年 10 月 30 日）：近来诸症都好，大便日再行成条，腹无所苦，心前区偶有隐痛，心悸已宁，睡眠已安，脉细滑，苔薄黄腻。

龙骨齿[各]15	枣仁 9	熟地 15	木香 9 茯苓、牡蛎[各]30
生龟板 15	麦冬 9	半夏 9	黄连、甘草[各]3
党丹参[各]12	山药 12	苞须 15	

十四帖

八诊（2017 年 12 月 8 日）：前症平平都好，脉细滑，舌中根薄黄腻。

龙骨齿[各]15	枣仁 9	熟地 15	木香 9 茯苓、牡蛎[各]30
生龟板 15	麦冬 9	六曲 9	黄连、甘草[各]3
党丹参[各]12	山药 12	苞须 15	

十四帖

【按语】

患者自幼罹患病毒性心肌炎，反复心悸，经卞师调治十数年，症情稳定。后又因慢性肠炎，症见肠鸣泄泻腹痛、大便日数行、肢冷脉沉，此为太阴虚寒证，故主以温理太阴，方用附子理中丸、半夏泻心汤、四神丸。然三诊时患者时有心悸噩梦，故仍用卞师常用之龙骨齿方。方中加入木香一味，《本经》“味辛，主邪气，辟毒疫温鬼，强志，主淋露。久服不梦寤魇寐”，既能调气行滞止泄泻，又能宁神安眠止梦魇，而为世人所少知。按归脾汤之用木香即本于此也，不若后世所谓互入木香理气以免参、芪、归之呆滞不化。另《本经》有麝香主“久服……不梦寤魇寐”，此说值得令人深省。

（陈晓晖）

30. 龙骨齿方治疗心悸不寐案

严××　　女，25岁。

初诊（2019年11月4日）：病已一二年，心悸紧张焦虑，悲伤欲哭，睡眠不安，动则烘热出汗，胃纳尚可，二便通畅，脉滑数，舌尖红，苔薄腻。

龙骨齿各15　枣仁9　生地15　茯苓、贝齿、磁石各30
生龟板15　麦冬9　合欢9　菖蒲、黄连、甘草各3
党丹参各12　郁金12　苞须15
另服珍珠粉0.3g冲服
十四帖

二诊（2019年11月20日）：睡眠渐安，烘热出汗已少，精神较前好转，经前头痛乳胀，脉细滑，舌边红，苔薄黄腻。

龙骨齿各15　枣仁9　生地15　茯苓、牡蛎各30
生龟板15　柴胡9　川芎3　菖蒲、黄连、甘草各3
党丹参各12　栀曲各9　苞须15
十四帖

三诊（2019年12月9日）：较前开心，仍感胆怯紧张，睡眠容易惊醒，能纳，脉细滑，苔薄腻。

龙骨齿各15　枣仁9　熟地15　贝齿、茯苓、牡蛎各30
生龟板15　柴胡9　合欢9　菖蒲、黄连、甘草各3
党丹参各12　天麻9　苞须15
十四帖

四诊（2019年12月27日）：感冒后，时有饱胀，嗳气反酸，大便通畅，烦热出汗已少，胆怯紧张未安，脉细滑，苔薄黄腻。

龙骨齿^各 15　枣仁 9　熟地 15　贝齿、茯苓、牡蛎^各 30
生龟板 15　柴胡 9　砂仁 9　菖蒲、黄连、甘草^各 3
党丹参^各 12　栀曲^各 9　苞须 15
十四帖

五诊（2020 年 1 月 15 日）：前症都好，较前开心，胃纳已复，脉细滑数，舌尖红刺，苔薄腻。

龙骨齿^各 15　枣仁 9　熟地 15　贝齿、茯苓、牡蛎^各 30
生龟板 15　柴胡 9　栀曲^各 9　菖蒲、黄连、川贝^各 3
党丹参^各 12　半夏 9　苞须 15
十四帖

【按语】

龙骨齿方为卞师最常用之方剂，可用于治疗心悸、不寐、更年期综合征、郁证等多种病证，亦可据患者各种兼证加减运用而随证治之。龙骨齿方化裁于炙甘草汤、三甲复脉汤、桂枝加龙骨牡蛎汤、柴胡加龙骨牡蛎汤及天王补心丹，《伤寒论》177 条："伤寒，脉结代，心动悸，炙甘草汤主之。"卞师常用龙骨、龙齿、牡蛎、贝齿、磁石等重镇安神药。《伤寒论》凡惊狂烦躁者，必用龙牡，如"伤寒八九日下之，胸满烦惊，小便不利，谵语，一身尽重，不可转侧者，柴胡加龙骨牡蛎汤"，"伤寒脉浮，医以火迫劫之，亡阳必惊狂，卧起不安者，桂枝去芍药加蜀漆牡蛎龙骨救逆汤"，"火逆下之，因烧针烦躁者，桂枝甘草龙骨牡蛎汤"。龙齿为古代哺乳动物骨化石之埋于深层者，其功更甚于龙骨。龙骨齿方之运用，灵活精巧，若患者兼见眩晕头痛，则加天麻、川芎、蒺藜；若见脘腹饱胀、嗳气作酸，则加砂仁、半夏、柴胡、生白术芍、六曲等；若见烘热汗出，则加焦山栀、黄连、知柏等；若见焦虑紧张、悲伤欲哭、心悸怔忡，则加远志、菖蒲、柏仁、郁金、合欢皮等。

（陈晓晖）

31. 甲亢心悸惊恐案

胡××　　女，54岁。

初诊（2018年11月21日）：甲亢，心悸惊恐，烦热汗出，睡眠不安，手颤，脉细涩，舌边红，苔薄黄腻。

龙骨齿各15　枣仁9　生地15　茯苓、贝齿、牡蛎各30

生龟板15　麦冬9　白薇9　连翘9

党玄丹①各12　黄连3　苞须15

十四帖

① 党参、玄参、丹参。

二诊（2018年12月7日）：心悸惊恐、烦热汗出较前好转，睡眠已安，右腋肋骨隐痛，苔薄黄腻，脉细涩，经常背冷。

龙骨齿各15　枣仁9　生地15　茯苓、贝齿、牡蛎各30

生龟板15　麦冬9　当归12　白薇9 黄连3

党玄丹各12　郁金12　苞须15

十四帖

三诊（2018年12月21日）：惊恐烦热较前好转，仍有心悸，能纳，善饥，大便通畅，睡眠已安，脉细滑。

龙骨齿各15　枣仁9　生地15　茯苓、贝齿、牡蛎各30

生龟板15　麦冬9　当归12　白薇蔹各9

党玄丹各12　黄连3　苞须15

十四帖

四诊（2019年1月11日）：心悸惊恐、烦热、睡眠都有好转，能纳，脉细滑，苔薄黄腻。

龙骨齿各15　枣仁9　熟地15　茯苓、贝齿、牡蛎各30

生龟板15　麦冬9　花粉②12　黄连、甘草各3

② 天花粉。

党玄丹各12　山药12　苞须15

十四帖

五诊（2019年3月1日）：心悸惊恐已宁，寐难，夜汗烦热，回经两年，左乳房胀仍有，脉细滑，苔薄黄腻。

龙骨齿各15　枣仁9　熟地15　茯苓、贝齿、牡蛎各30

生龟板15　麦冬9　郁金12　黄连、甘草各3

党丹参各12　栀曲各9　苞须15

十四帖

六诊（2019年4月19日）：T_3、T_4已经正常，前症都有好转，乳房小叶增生，结节，乳胀，回经两年，脉细滑，苔薄黄腻。

龙骨齿各15　枣仁9　熟地15　茯苓、牡蛎各30

生龟板15　柴胡9　栀曲各9　黄连、川芎各3

党丹参各12　白芍9　苞须15

十四帖

【按语】

甲状腺功能亢进是临床常见疾病，以女性多见。患者主要表现为紧张焦虑、猜忌失眠等神经系统症状，或烘热汗出、心悸、纳佳消瘦等高代谢综合征，甲状腺肿及突眼征，西医目前尚无有效的针对病因和发病机制的根治方案。

甲亢的临床表现，符合中医心悸、不寐、脏躁等范畴，证属阴虚火旺，心血不足，故卞师常用龙骨齿方养心清益，治疗甲亢各种相关症状。《神农本草经》龙骨："味甘平，主心腹鬼疰精物老魅，咳逆泄利脓血，女子漏下，癥瘕坚结，小儿热气惊痫。齿，主小儿大人惊痫，癫疾狂走，心下结气，不能喘息，诸痉，杀精物。久服轻身通神明延年。"卞师曰：龙骨镇惊收涩，以治惊悸失眠，男子遗泄，女子带下梦交崩漏；龙齿则以镇惊安神见长。《伤寒论》凡"惊悸"则加龙牡，《丹溪心法》有"龙骨、牡蛎益阴潜阳"之说，不知龙骨、牡蛎其功在利小便而后止小便，一如桂枝汤之发汗而止汗者同义。白薇凉血清热，治疗阴虚血热，《金匮》竹皮大丸用白薇，方后云："有热者，倍白薇。"顾靖远《本草必用》云："天行热病后，余热未除，及温疟瘴疟久而不解者，必属阴虚……俱宜加入。"患者前后服药五个月，甲状腺 T_3、T_4 恢复正常。

（黄迪娜）

32. 大剂茯苓治疗心悸悬饮案

徐 ×　　男，61 岁。

初诊（2019 年 7 月 31 日）：二尖瓣置换术加三尖瓣成形术后，两肺下叶膨胀伴胸腔积液，胸闷心慌，反复咳呛，无痰，动则气促，食少，大便通畅，脉结代。

龙骨齿^各^15　覆花 9　熟地 15　茯苓、磁石^各^30

全瓜蒌 12　半夏 9　川贝 9　桔梗 6 黄连 3

党丹参^各^12　葶苈 9　苞须 15

七帖

二诊（2019 年 8 月 26 日）：已抽胸腔积液，仍有胸闷喘息心悸，喉燥痒咳呛，无痰，胃纳仍少，脉结代，舌淡，中根薄黄腻。

龙骨齿^各^15　覆花 9　熟地 15　茯苓 125 贝齿、磁石^各^30

党丹参^各^12　半夏 9　葶苈 9　川贝 9 黄连 3

桑白皮 9　桔梗 6　苞须 15

七帖

三诊（2019 年 9 月 23 日）：喘息较前缓和，仍有心悸胸闷，偶有咳嗽，无痰，脉结代，舌淡胖，右半薄黄腻。

龙骨齿各15　覆花9　熟地15　茯苓125 丹参、贝齿、磁石各30
西潞参12　半夏9　葶苈9　川贝9 黄连3
全瓜蒌12　桔梗6　苞须15
十四帖

【按语】

患者为同门天问父亲，适值即将添孙，突发室性心动过速，心悸怔忡不已，急住至仁济医院心外科，于6月13日行二尖瓣置换术加三尖瓣成形术，术后并发胸腔积液，出院后仍感心悸不适，憋闷气喘，不能呼吸，咳呛阵作，难以下床行走，胃纳大减，口中乏味，日渐消瘦，遂求治于卞师。卞师以自拟龙骨齿方合小陷胸汤，加葶苈、川贝、桔梗、旋覆花等。初药一月，二诊时未见明显改善，仍感心悸气喘难以呼吸，终日卧床不起，卞师在前方基础上，加重茯苓剂量至125g。患者二诊后开始明显逐日改善，咳嗽减少，胸闷渐无，已能下床行走，胃纳渐馨，一月后已能上三层楼梯而不气喘，后坚持服药半年余，诸症若失，又有出游踏青之念，一年后又再恢复游泳，此皆卞师之功，深为感激云云。

茯苓，《本经》“味甘平，主胸胁逆气，忧恚惊邪恐悸，心下结痛，寒热烦满，咳逆，口焦舌干，利小便。久服安魂养神，不饥延年。一名茯菟”，《别录》主“膈中痰水，水肿淋结，开胸府……益气力，保神守中”，可见茯苓既可宁心安神，又能利水消肿，并能止咳降逆，可谓药证相合，故卞师一诊不效时，方不变而重其制，此为本案取效之要点所在，也印证了近世所谓“中医不传之秘在于剂量”之言。

（徐立思）

33. 明矾治疗进行性核上性麻痹痴呆案

李 ×× 男，70 岁。

初诊（2018 年 3 月 19 日）：进行性核上性麻痹已十年，动作缓慢，四肢僵硬，言语迟滞，白天子夜烦热出汗，小便频数难禁，大便秘结，舌尖红，苔薄黄腻，脉紧涩数，时有早搏。

龙骨齿^各^15　远志 6　生地 15　贝齿、茯苓、磁石^各^30
生龟板 15　胆星 9　全虫[1] 3　黄连、川贝^各^3
党玄丹^各^12　白薇 9　苞须 15
十四帖

二诊（2018 年 4 月 16 日）：烦热出汗已少，余症仍旧，再与上方。

龙骨齿^各^15　远志 6　生地 15　贝齿、茯苓、磁石^各^30
生龟板 15　胆星 9　郁金 12　全虫、川贝^各^3
党丹参^各^12　白薇 9　苞须 15
十四帖

三诊（2018 年 5 月 9 日）：烦热出汗已少，意识言语动作迟缓，脉紧涩数，边根薄黄腻。

龙骨齿^各^15　远志 6　生地 15　贝齿、茯苓、磁石^各^30
生龟板 15　胆星 9　郁金 12　全虫、川贝、菖蒲^各^3
党丹参^各^12　山药 12　苞须 15
十四帖

四诊（2018 年 6 月 4 日）：行走好像活络些，言语含糊不清，烦热出汗，大便两三天一行，不干，脉紧细涩，苔薄腻。

龙骨齿^各^15　远志 6　生地 15　茯苓、磁石^各^30
生龟板 15　胆星 9　郁金 12　全虫、川贝、菖蒲^各^3

① 全蝎。

党玄丹各12　枳实9　苞须15

明矾125另包，一日吞米粒大

十四帖

五诊（2018年7月2日）：言语较爽，口齿渐清，仍有烦热汗出，大便三四日一行，不硬，脉紧细涩数不匀，舌边尖红，苔薄黄腻。

龙骨齿各15　远志6　生地15　茯苓、磁石各30

生龟板15　胆星9　枳实9　全虫、川贝、菖蒲、黄连各3

党玄丹各12　竺黄9　苞须15

十四帖

六诊（2018年8月29日）：烦热汗多，饮水咳呛，吃饭吃粥无所苦，小便不多，大便二三日一行，脉细涩数，舌尖红，苔薄腻。

龙骨齿各15　远志6　生地15　龟板、贝齿、牡蛎、磁石各30

淡竹茹6　胆星9　白薇9　黄连、川贝、菖蒲各3

党玄丹各12　地龙12　苞须15

十四帖

【按语】

进行性核上性麻痹是一种罕见的中枢神经系统变性疾病，以眼球随意运动障碍、运动迟缓、进行性肌强直、延髓性麻痹和痴呆为主要临床特征，多见于50～70岁男性，西医目前并无较好的治疗方法，仅以对症治疗为主。本病中医属痴呆、风痿等范畴，卞师认为，此病多为痰瘀阻窍所致，故以温胆汤、《千金》孔圣枕中丹化裁。孔圣枕中丹由龟甲、龙骨、远志、菖蒲四味组成，《千金》用治“好忘”，并言“常服令人大聪”，《别录》龟甲有“资智”二字极妙，用以强志聪明。卞师用胆星、川贝、竹茹、天竺黄、郁金、枳实等化痰通瘀之品外，另嘱患者每日服明矾米粒大，可化痰通窍，如《局方》稀涎散合牙皂治中风口噤、痰涎壅盛、喉痹，《医方考》白金丸合郁金治癫狂痰涌，卞师亦用明矾治疗癫痫。

（陈晓晖）

34. 抵当汤治疗大厥㖞僻案

案一：徐 ×× 男，59 岁。

初诊（2018 年 10 月 26 日）：9 月 8 日脑干出血，今左半麻木，动作无碍，口角㖞斜，言语不清，大便不畅，脉右细涩，左弦涩，舌边薄腻。

露蜂房 9　菊花 9　生地 15　莶草、磁石各 30
川郁金 12　地龙 12　玄参 12　全虫、川芎、胆草各 3
熟锦纹 3　刺藜 9　苞须 15
另羚羊角粉 0.6，一日两次
十四帖

二诊（2018 年 11 月 2 日）：转方，前症较前轻松，大便通畅，再与上方。

10 月 26 日方
十四帖

三诊（2018 年 11 月 23 日）：口齿已清，口角㖞斜转正，左半麻木，动作不利，脉弦细涩，苔薄黄腻。

露蜂房 9　杞 12 菊 9　熟地 15　莶草、磁石各 30
熟锦纹 3　乌蛇 9　首乌 15　全虫、川芎、胆草各 3
白僵蚕 9　地龙 12　苞须 15　天麻 9
十四帖

四诊（2018 年 12 月 5 日）：口齿已清，口角㖞斜好多，左边仍有麻木，动作不活络，大便通畅，脉弦细涩，苔薄黄腻。

露蜂房 9　杞 12 菊 9　熟地 15　桑枝、磁石各 30
何首乌 15　乌蛇 9　天麻 9　全虫、川芎、胆草各 3
川羌活 9　地龙 12　苞须 15
十四帖

五诊（2018 年 12 月 28 日）：左边动作较前活络，反而有麻痛，言语已爽，口角㖞斜已正，脉弦细涩，苔薄黄腻。

露蜂房 9　杞 12 菊 9　熟地 15　莶草、磁石各 30
羌防风各 9　乌蛇 9　天麻 9　全虫、川芎、胆草各 3
何首乌 15　地龙 12　苞须 15
十四帖

六诊（2019 年 2 月 18 日）：左半活动较前活络，仍有麻痛，言语已爽，行走可以不用拐杖，能纳，大便通畅，舌薄黄腻，脉细涩。

露蜂房 9　杞 12 菊 9　熟地 15　寄生[1]、莶草、磁石各 30
羌防风各 9　地龙 12　天麻 9　全虫、川芎、胆草各 3
潼白蒺各 9　乌蛇 9　苞须 15
十四帖

七诊（2019 年 3 月 15 日）：言语已爽，左半疼痛减，仍麻，活动已利，脉细涩，苔薄黄腻。

露蜂房 9　杞 12 菊 9　熟地 15　桑枝、莶草、磁石各 30
何首乌 15　地龙 12　天麻 9　全虫、川芎、胆草各 3
防风已各 9　乌蛇 9　苞须 15
十四帖

① 桑寄生。

案二：李 ×× 男，69 岁。

初诊（2020 年 12 月 31 日）：12 月 10 日卒中，口眼㖞斜，左半不遂，今饮食渐顺，大便硬结，数日一行。舌中根黄腻，脉弦紧涩。

露蜂房 9　菊花 9　生地 15　桑枝、磁石各 30
川郁金 12　地龙 12　胆草 3　全虫、水蛭各 3
熟锦纹 3　僵蚕 9　苞须 15　玄参 12
七帖

二诊（2021 年 1 月 21 日）：大便已得日通，言语较前清爽，左上肢渐能举动。舌中根黄腻已化，脉弦紧涩。

露蜂房 9　菊花 9　生地 15　桑枝、刺蒺、磁石各 30
川郁金 12　地龙 12　玄参 12　全虫、水蛭、胆草各 3
熟锦纹 3　僵蚕 9　苞须 15
羚羊角粉 0.6×2 支
十四帖

【按语】

卞师强调，中风与厥证，应分两类。中风病在气，以口眼㖞斜、四肢抽动或肢体麻木为主症，近似于现代医学的面瘫等神经病变；厥证病在血，以猝然昏倒、不省人事为特征，近似于现代医学的脑血管病变。《内经》云“血之与气，并走于上，则为大厥，厥则暴死，气复反则生，不反则死”，又云“阳气者，大怒则形气绝，而血菀于上，使人薄厥”，此皆属厥。治疗上，中风实证当以开窍祛风为主，虚证当以填窍息风为法；厥证实证以逐血化瘀贯穿始终，厥证虚证厥脱当补虚固脱。

卞师认为，大厥初期，务必不可用补阳还五汤之黄芪固摄，此病在血分，当破血逐瘀，方用抵当汤加羚羊角或凌霄抵当汤。若实证误用黄芪，便如壅堵之水道，愈补则愈塞。刘师祖《鲁楼医案》载莫长发脑溢血一案、戴桂芳母赵氏脑充血一案，二例皆以抵当汤法治之，而奏全愈。

此两位患者当为大厥后之风厥夹杂之病证，病程一月，故仍用抵当汤法加羚羊角粉。卞师多用虫类药如全蝎、地龙、僵蚕、露蜂房、乌梢蛇等祛风逐瘀通络，以代水蛭、虻虫之意。羚羊角、大黄均为治大厥血分病化瘀破血要药，《本经》明言羚羊角“去恶血”，大黄“主下瘀血血闭，寒热，破癥瘕积聚”。中风之病，卞师亦常用磁石，《本经》磁石“味辛咸，主周痹风湿，肢节中痛，不可持物”。因此，中风、大厥应当细辨，还应根据病程不同时期，辨其气血、虚实、寒热之不同，动态辨证用药，方能取效。

（陈晓晖）

35. 破瘀养心法治疗房颤脑栓塞合并脑出血案

赵 ×× 女，74 岁。

初诊（2019 年 11 月 25 日）：高血压、房颤史多年，昨日突发急性脑栓塞，右半偏瘫，不能言语，不能吞咽，口眼㖞斜，神志尚清，大便不通，颜面潮红。脉象混乱如釜沸，舌短缩，苔黄糙。虚人实证，败证毕露，病属棘手！急以安中通腑、祛风化痰、利络养心法治之。

生龟板 15　菊花 9　生地 15　胆星、水蛭、虻虫、胆草[各] 3
露蜂房 9　地龙 12　全虫 9　丹参 12 磁石 30
党玄参[各] 12　僵蚕 9　熟军 3
羚羊角粉、野山参粉、川贝粉[各] 3，一日三五次，鼻饲灌下
五帖

二诊（2019年12月1日）：服药五帖，大便得畅，恶臭异常，右足渐能活动，舌渐能伸出转动，舌苔转薄，舌边渐见津液。

生龟板15　菊花9　生地15　水蛭、虻虫、熟军、胆草各3
西潞参21　地龙12　玄参12　丹参12 磁石30
淡全虫9　僵蚕9　胆星9
五帖

三诊（2019年12月6日）：吞咽困难，右脚渐能活动，鼻饲过多引起反恶，能坐起，流涎。

生龟板15　远志6　郁金12　羌活、僵蚕、菊花各9 磁石30
党丹参各12　天麻9　地龙12　全虫、菖蒲、胆星、黄连各3
炒六曲9　半夏9　枳实9
五帖

四诊（2019年12月12日）：用利咽喉、止流涎、开言语、通经络方，右半边痛，右脚渐能抬高，右手仍不能活动，言语渐清，能有完整的一句话，脉律渐较平稳，舌黄苔转白腻。

生龟板15　远志6　熟地15　羌活、枳实、半夏、竹茹各9
党丹参各12　乌蛇9　僵蚕9　全虫、菖蒲各3 磁石30
明天麻9　地龙12　胆星9
十四帖

五诊（2019年12月25日）：拔除鼻饲，渐能饮水一二口，能食半流质，仍有咳呛、不多，诉头昏涨，眉棱骨痛。

生龟板15　黄菊9　熟地15　羌活、刺藜、胆星、僵蚕各9
露蜂房9　钩藤9　乌蛇9　全虫、菖蒲各3
何首乌15　天麻9　地龙12　桑枝、磁石各30
十四帖

……

十一诊（2020 年 3 月 15 日）：前后两月症状稳定好转，饮食不呛，能坐二三小时，右足渐能开步，扶持行走。

生龟板 15	黄菊 9	熟地 15	羌活、刺蒺、僵蚕、胆星各 9
露蜂房 9	天麻 9	川斛 12	杜仲、川膝、桑枝、磁石各 30
甜苁蓉 15	乌蛇 9	巴戟 9	全虫、菖蒲各 3 延胡、地龙各 12

十四帖

【按语】

患者为卞师亲人，患有高血压、房颤，长期服药控制，发病前一如常人，然猝然起病，不能言语，右半瘫痪，意识尚清，CT 示"左侧脑栓塞，右侧又见小出血灶"，此为房颤血栓脱落所致。卞师认为此为大厥，其原为阴虚火旺体质，而忽现实证，败证毕露，病势危急，故急用抵当汤加羚羊角粉、野山参粉、川贝粉，破瘀养心，平肝祛风，终于力挽狂澜，保全性命。卞师认为，抵当汤证，不只限于下焦蓄血，亦及于发狂、善忘等属瘀热蓄结、神明被扰诸证，上可达脑海，下可及少腹，其证虽二，蓄血则一。按热入血分，统谓之热入血室，亦不限于妇人，如抵当汤之蓄血及太阳病之火邪清血，皆为热入血室，其理一也，后世温病学家所谓之逆传心包，亦指乎此。而患者房颤，脉象混乱如釜沸，命悬一线，故用野山参大补元气，强心固脱，《本经》人参主"补五脏，安精神，定魂魄，止惊悸，除邪气"，为第一补药。虚人实证，攻之恐其元气虚脱，补之畏其实证更实，故抵当与人参并用，然两药不混同一方而分开使用，以达攻补兼施之功。川贝、半夏、竹茹、胆星，化痰瘀，利咽喉，用以开音，恢复吞咽功能。川贝《本经》主"疝瘕喉痹"，可化痰瘀，以瘀有血瘀、痰瘀、气滞郁结诸般不同，不可以为瘀必为血瘀而必予活血化瘀，陆九芝用大剂川贝治胸痹心痛，令人深省。

经调治四月，十一诊时，患者诸症已明显改善，右足渐能开步行走，言语稍有謇涩，古称"喑痱"，此为虚实夹杂，实证渐去，虚证为主，故卞师主以地黄饮子法，改其辛温，而加龟板以养阴，加温胆汤合虫类药化痰开窍，《圣济总录》云地黄饮子"治肾气虚厥，语声不出，足废不用”。经治两年，患者言语已利，能拄杖独自行走，诸症平稳。

（卞政、卞军）

36. 面神经麻痹中风㖞僻案

陆 ×× 男，48 岁。

初诊（2017 年 11 月 13 日）：右侧面瘫，一个半月，口唇麻木，头晕烦躁，胸闷，食少，大便通畅，脉弦滑，苔薄黄腻。

白附子 9 杞 9 菊 12 生地 12 莶草、磁石各 30
露蜂房 9 地龙 12 刺蒺藜 9 全虫、川芎、胆草各 3
西防风 9 天麻 9 葱须 15
十四帖

二诊（2017 年 11 月 27 日）：右侧面瘫较前好转，口唇麻木已少，头晕烦躁已轻，耳鸣，能纳，烂便，后颈酸胀，脉弦滑数，苔薄黄腻。

白附子 9 杞 9 菊 12 生地 12 莶草、磁石各 30
露蜂房 9 地龙 12 郁金 12 全虫、川芎、胆草各 3
白僵蚕 9 天麻 9 葱须 15
十四帖

三诊（2017 年 12 月 11 日）：前症再有好转，不快。

白附子 9 杞 9 菊 12 全虫 9 莶草、磁石各 30
露蜂房 9 地龙 12 熟地 15 川芎、胆草各 3
西防风 9 僵蚕 9 葱须 15
十四帖

四诊（2017年12月25日）：口唇麻木已罢，右侧面瘫好多，肩颈牵痛，时有烦热，脚冷，舌中薄腻，脉细滑。

白附子9　杞9菊12　生地15　莶草、磁石各30
露蜂房9　僵蚕9　全虫9　川芎、黄连各3
西防风9　天麻9　苞须15
十四帖

五诊（2018年1月8日）：还差一点点，再与上方，脉细滑，苔薄腻。

白附子9　杞9菊12　生地15　莶草、磁石各30
露蜂房9　僵蚕9　全虫9　川芎、黄连、白芷各3
何首乌15　天麻9　苞须15
十四帖

六诊（2018年1月22日）：风淫末疾，再与上方。

白附子9　杞9菊12　熟地15　首乌、磁石各30
露蜂房9　僵蚕9　刺蒺9　全虫、川芎、白芷各3
西防风9　天麻9　苞须15
十四帖

七诊（2018年2月5日）：还差一点点，再与上方。

白附子9　杞9菊12　熟地15　首乌、磁石各30
露蜂房9　僵蚕9　当归12　全虫、川芎、白芷各3
西防风9　天麻9　苞须15
十四帖

八诊（2018年2月23日）：右侧面瘫已瘥，容易紧张，心悸，发则头晕，面赤烘热，脉细滑数，苔薄腻。

龙骨齿各15　枣仁9　生地15　茯苓、磁石各30
生龟板15　麦冬9　川芎3　黄连、甘草各3
党丹参各12　山栀9　苞须15

十四帖

九诊（2018年3月9日）：紧张心悸、头晕烘热都有好转，时有胸痛隐隐。

龙骨齿各15　枣仁9　熟地15　茯苓、磁石各30

生龟板15　麦冬9　桔梗6　黄连、川芎、甘草各3

党丹参各12　郁金12　苞须15

十四帖

……

十四诊（2018年5月25日）：前症都好，近来右下睑时有抽动。

龙骨齿各15　枣仁9　熟地15　荟草、磁石各30

生龟板15　天麻9　防风9　全虫、川芎、黄连各3

党丹参各12　刺藜9　苞须15

十四帖

十五诊（2018年6月8日）：右下睑抽动已少，心悸胸闷睡眠都好，脉细滑，苔薄腻。

龙骨齿各15　枣仁9　熟地15　荟草、磁石各30

生龟板15　天麻9　地龙12　全虫、川芎、黄连各3

党丹参各12　防风9　苞须15

十四帖

十六诊（2018年6月22日）：右下睑抽动已少，心悸睡眠都好，再与上方。

龙骨齿各15　枣仁9　熟地15　荟草、磁石各30

生龟板15　天麻9　首乌15　全虫、川芎、黄连各3

党丹参各12　地龙12　苞须15

十四帖

十七诊（2018年7月13日）：右下睑抽动已少，心悸睡眠已安，时有面赤发烫，脉细滑，苔薄黄腻。

龙骨齿各15　枣仁9　熟地15　荅草、磁石各30
生龟板15　天麻9　黄连4.5　全虫、川芎各3
党玄丹各12　地龙12　苞须15
十四帖

……

廿诊（2018年8月24日）：诸症都好，能眠能食，形肉渐丰，脉细滑，舌根薄黄腻。

龙骨齿各15　枣仁9　熟地15　荅草、磁石各30
生龟板15　天麻9　枸杞12　全虫、川芎、黄连各3
党丹参各12　地龙12　苞须15
十四帖

廿一诊（2018年9月7日）：前症都好，继续巩固。

龙骨齿各15　枣仁9　熟地15　荅草、磁石各30
生龟板15　天麻9　首乌15　全虫、川芎、黄连各3
党丹参各12　地龙12　苞须15
十四帖

【按语】

该案为面神经麻痹，中医属㖞僻、中风中经络范畴，卞师认为本病多属风痰阻络，治疗祛风化痰通络，以牵正散为主方，再结合病程、兼证、脉象，辨其寒热虚实偏重而处方用药。该患者初诊时病已一月半，且脉弦滑偏数，此为风邪稽留，痰热未清，故在牵正散基础上加防风，取小续命麻桂之意，《本经》“防风，味甘温，主大风”，其所治皆为风病；再用胆草苦寒清热，然胆草久服戕胃伤中，宜中病即止，故在第四诊脉势渐平后，以黄连易胆草。风淫渐去，病程后期，多用首乌、熟地填精养血。该患者在第八诊时面瘫已瘥，继以心悸、紧张、头晕为主症，用药转为龙骨齿方养阴安神定志，后时有出现眼睑抽动、耳后抽动等风动之症，继以龙骨齿方为主方，龟板、熟地、首乌等养阴填精，佐以全蝎息风通络，适宜选择防风祛风，或以刺蒺藜、天麻之属平肝镇静息风。卞师治疗面瘫喜用露蜂房，师曰："露蜂房为胡蜂之巢，有祛风攻毒之力，此外还可用于其他神经系统疾病，如脑瘤、三叉神经痛等风痰阻络证。"

（陈晓晖）

37. 云母石治疗多发性腔隙性脑梗死眩晕案

孙 ×　　女，45 岁。

初诊（2019 年 7 月 12 日）：多发性腔隙性脑梗死及缺血灶，近两月来反复头涨痛，多在脑后、两太阳，后颈牵强，烦热无汗，善怒，食不能多，大便通畅，脉细滑，苔薄黄腻，有时有失重感。

生石决 15　　桑菊各 9　　熟地 15　　莶草、磁石各 30
露蜂房 9　　地龙 12　　丹栀各 9　　全虫、川芎、胆草各 3
潼白蒺各 9　　天麻 9　　苞须 15
羚羊角粉 0.6×2（分吞）
七帖

二诊（2019 年 7 月 19 日）：头脑后颈已得轻松，烦热善怒，大便间日不结，脉细滑，苔黄腻。

生龟板 15　　桑菊各 9　　生地 15　　牡蛎、磁石各 30
露蜂房 9　　地龙 12　　丹栀各 9　　全虫、川芎、胆草各 3
潼白蒺各 9　　天麻 9　　苞须 15

十四帖

三诊（2019年8月12日）：前症多得轻松，仍有一时头晕，烦热善怒，纳减，大便不畅，脉细滑，苔黄腻。

云母石15　菊花9　生地15　牡蛎、茯苓各30

生龟板15　地龙12　丹栀各9　全虫、川芎、黄连各3

露蜂房9　天麻9　苞须15

十四帖

四诊（2019年8月26日）：仍有烘热头昏，后颈处脉搏跳动，睡浅，食少，大便不畅，苔薄黄腻，脉细滑。

云母石15　桑菊各9　生地15　磁石、茯苓各30

生龟板15　地龙12　天麻9　全虫、川芎、胆草各3

苦丁茶9　刺蒺9　苞须15

十四帖

五诊（2019年9月9日）：烘热已平，后颈已松，仍有头晕，夜眠惊醒，烦躁善怒，食少，大便不多，不胀，脉细滑，舌薄黄腻。

云母石15　枣仁9　熟地15　磁石、茯苓各30

生龟板15　地龙12　刺蒺9　全虫、川芎、胆草各3

干荷叶6　天麻9　苞须15

十四帖

【按语】

该患者年近七七，任脉虚而太冲脉衰，天癸竭，阴虚阳亢，血随气逆，后世称之“水不涵木，肝阳上亢，肝火上炎”，故见眩晕头痛，卞师仿羚角钩藤汤、天麻钩藤饮之意，加云母石养阴益肾定风阳，其功更胜石决明。《本经》：“云母，味甘平。主身皮死肌，中风寒热，如在车船上，除邪气，安五脏，益子精，明目。久服轻身延年。”如在车船上，即头眩晃摇也，喻如晕车晕船貌。云母主要产于伟晶岩、花岗岩及云母片岩中，古之道家用之炼丹服饵，以求长生不死。李时珍《纲目》云“云母之根则阳起石也”，并记“青城山丈人观主康道丰，治百病云母粉方……成都府辛谏议，曾患大风……服之神验”一案。菊花一味，《本经》“主风头眩肿痛……久服利血气”，其轻而患者宜之。

（徐立思）

38. 半夏白术天麻汤治疗偏头痛案

黄××　　女，41岁。

初诊（2018年8月1日）：偏左头痛，反复发作两年，发则剧烈，伴呕吐，脉弦紧涩，苔薄腻。

生石决15　杞12 菊9　熟地15　茯苓、磁石各30

露蜂房9　地龙12　栀曲各9　全虫、川芎、胆草各3

姜半夏9　天麻9　苞须15

十四帖

二诊（2018年8月20日）：头痛发作已轻已少，胃纳尚可，时有胃痛隐隐，大便通畅，脉弦紧涩，苔薄黄腻。

生石决15　杞12 菊9　熟地15　茯苓、磁石各30

露蜂房9　地龙12　柴胡9　全虫、川芎、黄连各3

制香附9　天麻9　苞须15

十四帖

三诊（2018年9月28日）：经前头痛有欲发未发之势，今经下不多，量少不畅，胃痛已止，大便黏烂，脉滑带弦，苔薄黄腻。

生石决 15	菊花 9	熟地 15	茯苓、牡蛎各 30
生白芍 9	柴胡 9	当归 12	全虫、川芎、黄连各 3
制香附 9	刺蒺 9	苞须 15	

十四帖

【按语】

头为诸阳之会，又为髓海所在。头痛之因多端，当须审证求因。该患者偏头痛多年，又伴有呕吐胃痛等胃肠不适，故卞师主以半夏白术天麻汤合越鞠丸加减，化痰息风，降逆和胃。三诊时又有经前头痛，则融以四物汤。卞师诊治头痛，常用虫类药如地龙、全蝎、蜂房等以搜剔通络，又喜用柴胡、川芎以上行头目，热证则加龙胆，寒证可伍细辛。

（陈晓晖）

39. 石斛夜光丸法治疗脱髓鞘病视神经损害偏盲案

吴 ×× 女，31 岁。

初诊（2019 年 2 月 13 日）：脱髓鞘病已七年，发则头眩，视物颤动，视野狭窄，食少饱胀，嗳气，大便硬结不畅，三日一行，烦躁郁闷，眠难，脉滑数，苔薄黄腻。

龙骨齿各 15	枣仁 9	熟地 15	茯苓、磁石各 30
生白术芍各 9	柴胡 9	砂仁 9	全虫、川芎、黄连各 3
党丹参各 12	栀曲各 9	苞须 15	

十四帖

二诊（2019年2月27日）：胃次已和，胃纳都好，已无嗳气，余症如前，月经第八天，仍有滴沥，腰酸，少腹坠胀，脉细滑。

龙骨齿[各]15　枣仁9　熟地15　茯苓、磁石[各]30
生龟板15　柴胡9　当归12　全虫、川芎、黄连[各]3
党丹参[各]12　栀曲[各]9　苞须15
十四帖

三诊（2019年3月20日）：头眩、视物颤动已少，视野仍有缺陷，目干涩，胃次渐和，食少不多，情绪已能调节，脉细滑，苔薄黄腻。

龙骨齿[各]15　枣仁9　熟地15　茯苓、牡蛎、磁石[各]30
生龟板15　柴胡9　当归12　全虫、川芎、黄连[各]3
党丹参[各]12　栀曲[各]9　苞须15
羚羊角粉0.6，一日两次
十四帖

四诊（2019年4月10日）：胃纳加多，睡眠已安，视物仍有缺陷，颤动已少，脉细滑，苔薄腻，月经后期半月未下。

生石决15　杞12菊9　熟地15　谷精珠、磁石[各]30
生龟板15　柴胡9　石斛12　全虫、川芎、黄连[各]3
潼白蒺[各]9　当归12　苞须15
十四帖

五诊（2019年5月29日）：头眩已平，视物颤动已少，仍有缺陷，视力未复，本次月经延后七天，今已净，脉细滑，舌边淡，苔薄腻。

生石决15　杞12菊9　熟地15　谷精珠、磁石[各]30
生龟板15　柴胡9　防风9　全虫、川芎、黄连[各]3
潼白蒺[各]9　石斛12　苞须15
羚羊角粉0.6，一日两次
十四帖

六诊（2019 年 7 月 31 日）：前症都有好转，近日饱胀知饥，多嗳气，大便通畅，苔薄黄腻，脉细滑。

生龟板 15　杞 12 菊 9　熟地 15　茯苓、磁石各 30
露蜂房 9　柴胡 9　枳实 9　全虫、川芎、黄连各 3
潼白蒺各 9　半夏 9　苞须 15
十四帖

七诊（2020 年 3 月 27 日）：两眼聚焦不准，复视，视物稍许缺失，睡眠时有心神不定，善忘，脉细滑，舌薄黄腻。

龙骨齿各 15　远志 6　熟地 15　谷精珠、磁石各 30
潼白蒺各 9　柴胡 9　龟板 15　全虫、川芎、黄连各 3
党玄丹各 12　石斛 12　苞须 15
十四帖

八诊（2020 年 5 月 11 日）：复视已平，视野仍有少许缺失，睡眠已安，有时流涎而不自知，脉细滑，苔薄黄腻。

生龟板 15　远志 6　熟地 15　谷精珠、磁石各 30
潼白蒺各 9　柴胡 9　杞子 12　全虫、川芎、黄连、菖蒲各 3
党玄丹各 12　石斛 12　苞须 15
羚羊角粉 0.6，一日两次
十四帖

【按语】

脱髓鞘病包括多发性硬化、视神经脊髓炎和脑白质营养不良。多发性硬化是一种中枢神经系统脱髓鞘性疾病，以反复缓解复发的脑、脊髓和视神经损害为特征。

该患者症见头眩烦躁、夜寐不安、烦躁郁闷、嗳气饱胀、大便硬结，并伴有视物震颤、视野狭窄等视神经病变，卞师先主以龙骨齿方合越鞠丸，宁心安神，疏肝和胃，继之以石斛夜光丸法滋阴补肾，清肝明目。《本经》石斛主“伤中……补五脏，虚劳羸瘦”，黄连主“热气目痛，眦伤泣出，明目”，柴胡久服“明目益精”，防风主“目盲无所见”，谷精珠疏散风热、明目退翳，何一不是明目之药？而夜明砂虽有明目之效，然其散血破瘀，适用于实证，此属虚证，故弃而不用。该患者经调治一年，病情平稳，未再进展。

（陈晓晖）

40. 填窍息风法治疗脱髓鞘病痿证案

王××　　女，21岁。

初诊（2011年7月18日）：脱髓鞘病变，病已两年，右侧肢体无力，右下肢肌肉萎缩，近半年逐渐加重，饮食睡眠如常，二便通畅，脉沉细涩，舌淡胖，苔薄腻，病属风痿。

露蜂房9　归芪各12　熟地15　莶草、磁石各30

西防风9　乌蛇9　地龙12　全蝎、细辛各3

大豆卷9　天麻9　苞须15

阿胶、龟胶各4.5（另烊）

十四帖

……

三诊（2011年8月15日）：右上肢较前有力，余症如前，舌淡胖，苔薄腻，脉细涩，再与上方。

露蜂房9　归芪各12　熟地15　莶草、磁石各30

何首乌15　地龙12　天麻9　全蝎、细辛、三七各3

生龟板15　乌蛇9　苞须15

阿胶、龟胶各4.5（另烊）

十四帖

……

十诊（2011年11月16日）：服药四月，前症较有好转，右手足动作较前有力，再与上方。

生龟板15　归芪各12　二地[①]各15　天冬、磁石各30

何首乌15　地龙12　天麻9　全蝎、三七各3

西防风9　乌蛇9　苞须15

阿胶、龟胶各4.5（另烊）

十四帖

……

十四诊（2012年1月16日）：前症稳定好转，右半动作较前有力，余无所苦，再与上方。

生龟板15　归芪各12　二地各15　首乌、天冬、磁石各30

甜苁蓉15　地龙12　天麻9　全蝎9

露蜂房9　乌蛇9　苞须15

阿胶、龟胶各4.5（另烊）

十四帖

……

十九诊（2012年3月26日）：右上肢动作较前有力，右下肢总感欠缺，再与上方。

生龟板15　当归12　二地各15　生黄芪、天冬、玉竹各30

甜苁蓉15　天麻9　防风9　全蝎、三七各3

何首乌15　乌蛇9　苞须15

阿胶、龟胶各4.5（另烊）

十四帖

【按语】

与前案不同，本案脱髓鞘病以肢体无力、肌肉萎缩为主症，

① 生地、熟地。

故属中医“风痿”“痿证”等范畴。《素问·风论》曰：“风之伤人也……或为偏枯，或为风也。”尤在泾《金匮要略心典》云：“风气不去，则足以贼正气而生长不荣。”师祖刘民叔先生认为，风、痹、痿、厥四者，“为同病而异名者也，中于阳命曰风，留于阴命曰痹，逆于上命曰厥，绝于下命曰痿。风与痿近，偏于气分也；痹与厥近，偏于血分也。气出于脑，血出于心。所以四者之同，同其病机，四者之异，异其病状。”

此案病属风痿，卞师仿薯蓣丸之意，主以养阴填窍、润燥息风之法。《金匮》血痹虚劳病篇：“虚劳诸不足，风气百疾，薯蓣丸主之。”卞师认为，黄芪补气作用之大，当推第一，具倍气力、长肌肉之功，《本经》主“大风……补虚”，故以黄芪代山药作风痿主药。

徐灵胎《兰台轨范》云：“风行必燥，古人治风必用润药，乃真诀也。”卞师以阿胶、龟胶、龟板、苁蓉、首乌、当归、地黄、天冬、玉竹等，补肝肾，养精血，填髓鞘，以祛风邪。《本经》阿胶主“四肢酸疼”，龟甲主“湿痹，四肢重弱”，此四肢重弱酸疼当为虚羸不足所致，阿胶气味俱阴，龟板至阴之物，为滋补阴血之上品；地黄主“逐血痹，填骨髓，长肌肉”，苁蓉“主五劳七伤”，为填精髓之要药；首乌“主大风邪气，湿痹寒痛”，玉竹“主中风暴热不能动摇，跌筋结肉诸不足”，天冬“主诸暴风湿偏痹，强骨髓”，此大风、中风、暴风等盖指液枯内动之风而言，滋润益阴，则风阳自息，此即治风先治血之义。

全蝎、乌蛇、地龙、蜂房等虫类药物性善走窜，对风邪致病经久不愈者，唯虫类能深入筋络，搜风剔邪。《本经》蛇蜕“主小儿百二十种惊痫瘈疭”，蜂房“主惊痫瘈疭”。另外，防风《本经》“主大风……恶风风邪……风行周身”，大豆黄卷“主湿痹筋挛膝痛”，磁石“主周痹风湿，肢节中痛，不可持物”，均为卞师常用于肢体偏瘫之佐药。诸药合用，患者右半肢体动作渐复，病情稳定好转。

《素问·痿论》言“治痿独取阳明”，此指足阳明胃经，因胃为水谷之海，脾胃为气血生化之源，阳明经多气多血，故治痿证，当从足阳明胃经取穴。此为岐黄针灸家言，非我汤液学派之要旨。汤液学派治痿，善用血肉有情之品，补精填髓，息风通络，如此则“阳明”二字另涵深义。

（陈文恬）

41. 骆驼毛治疗蛇痫案

孙 ×× 女，30 岁。

初诊（2018 年 9 月 19 日）：肌肉紧张，颈肩后背抽搐，不时摇动，病已多年，近来更甚，心悸惊恐，梦魇惊醒，脉细滑，苔薄黄腻。

龙骨齿各15	枣仁 9	熟地 15	莶草、磁石各30
生龟板 15	地龙 12	乌蛇 9	全虫、川芎、胆草各3
党玄丹各12	天麻 9	苞须 15	

十四帖

二诊（2018 年 10 月 10 日）：心悸惊恐，夜梦惊醒，头蒙，肩颈紧张动摇，不能自主，脉细滑，舌根黄腻。

龙骨齿各15	枣仁 9	生地 15	贝齿、茯苓、牡蛎、磁石各30
生龟板 15	地龙 12	乌蛇 9	全虫、川芎、胆草各3
党玄丹各12	天麻 9	苞须 15	

十四帖

三诊（2018 年 10 月 24 日）：心悸惊恐较前安宁，夜寐惊醒已少，仍有动摇，脉细滑，苔薄黄腻。

生龟板 15	枣仁 9	生地 15	龙牡、贝齿、茯苓、磁石各30
党玄丹各12	地龙 12	乌蛇 9	全虫、川芎、胆草各3

吟蝉蜕 6　　天麻 9　　苞须 15

十四帖

四诊（2018 年 11 月 7 日）：心悸、惊恐、睡眠都有好转，肩颈紧张，动摇不定，脉细滑，苔薄黄腻。

生龟板 15　　杞 12 菊 9　　生地 15　　贝齿、茯苓、磁石各 30

露蜂房 9　　地龙 12　　乌蛇 9　　全虫、川芎、胆草各 3

吟蝉蜕 6　　天麻 9　　苞须 15

十四帖

五诊（2018 年 11 月 21 日）：肩颈紧张，动摇不定，再处养血祛风。

何首乌 15　　杞 12 菊 9　　熟地 15　　龟板、贝齿、牡蛎各 30

露蜂房 9　　乌蛇 9　　天麻 9　　全虫、川芎、胆草各 3 僵蚕 9

吟蝉蜕 6　　地龙 9　　苞须 15

十帖

六诊（2018 年 11 月 30 日）：仍有动摇不定，早起较多，肩颈紧张，大便较前通畅，脉细滑，苔薄黄腻。

首乌、龟板、牡蛎、贝齿、磁石各 30

露蜂房 9　　杞 12 菊 9　　熟地 15　　全虫 9

明天麻 9　　乌蛇 9　　胆草 3

吟蝉蜕 6　　刺藜 9　　苞须 15

七帖

……

十诊（2018 年 12 月 28 日）：早起较前轻松，再主大剂养阴祛风。

首乌、龟板、牡蛎、贝齿、磁石各 30

露蜂房 9　　杞 12 菊 9　　二地各 15　　全虫、蛇蜕各 9

淡玄参 12　　天麻 9　　蝉蜕 6　　鬼箭羽 9

龙胆草 3　　刺藜 9　　苞须 15

七帖

……

十二诊（2019年1月11日）：心悸紧张已宁，颈肩仍有牵紧，动摇已少，病属蛇痫，再主养阴祛风。

首乌、龟板、牡蛎、贝齿、磁石、签草[各]30

露蜂房9　当归12　二地[各]15　地龙12 蛇蜕9

淡全虫9　天麻9　蝉蜕6　胆草3

白僵蚕9　刺蒺9　苞须15

七帖

……

十八诊（2019年3月1日）：阴虚内风，不时动摇，颈项牵强，左倾，烦躁，多思虑，能纳，二便通畅，脉细滑，舌薄黄腻。

龟板、龙牡、贝齿、磁石、生地、签草[各]30

露蜂房9　杞12 菊9　蝉蜕6　胆草3

西防风9　地龙12　僵蚕9　胆星9

淡全虫9　天麻9　苞须15

七帖

十九诊（2019年3月15日）：烦躁已少，多思虑，睡眠多醒，颈肩牵强，动摇仍有。

龟板、龙牡、贝齿、生地、磁石[各]30

露蜂房9　二冬[各]9　蝉蜕6　胆星、郁金[各]9

何首乌15　地龙12　僵蚕9　胆草3

淡全虫9　天麻9　苞须15

七帖

廿诊（2019年3月29日）：稍一紧张则摇动较多，烦躁已宁，颈肩仍感牵紧。

龟板、龙牡、贝齿、生地、磁石各30

露蜂房9	二冬各9	天麻9	小胡麻9
何首乌15	地龙12	防风9	胆草3
淡全虫9	僵蚕9	苞须15	

自加蛇蜕30、骆驼毛三十根

七帖

廿一诊（2019年4月12日）：摇动较前减少，渐能控制，时有心悸，脉细滑，苔薄黄腻。

龙骨齿、牡蛎、贝齿、生地、磁石、龟板各30

露蜂房9	地龙12	二冬各9	黑豆9胆草3
淡全虫9	僵蚕9	防风9	
小胡麻9	天麻9	苞须15	

自加蛇蜕30、骆驼毛三十根

七帖

廿二诊（2019年4月26日）：心悸已宁，摇动减少，渐能控制，大便偏干，两三日一行，能纳，脉细，舌胖厚，苔薄黄腻。

龙骨齿、龟板、牡蛎、磁石、生地、贝齿各30

露蜂房9	地龙12	二冬各9	防风9
何首乌15	僵蚕9	知母9	胆草3
淡全虫9	蝉蜕6	苞须15	

自加蛇蜕30、骆驼毛三十根

七帖

廿三诊（2019年5月13日）：睡眠较安，心悸已少，肩颈仍有牵紧，摇动，自觉减少，脉弦细，苔薄黄腻。

龙骨齿、龟板、牡蛎、磁石、生地、贝齿、荟草各30

露蜂房9	地龙12	二冬各9	蝉蜕6
羌防风各9	僵蚕9	胆草3	

大川芎 3　　全虫 9　　苣须 15

自加蛇蜕 30、骆驼毛三十根

七帖

廿四诊（2019 年 5 月 24 日）：摇动减轻减少，颈肩仍感牵紧，心烦，脉细滑数，苔薄黄腻。

龙骨齿、龟板、牡蛎、磁石、生地、贝齿、首乌各 30

露蜂房 9　　地龙 12　　川芎 3　　栀曲各 9

羌防风各 9　　天麻 9　　胆草 3

吟蝉蜕 6　　僵蚕 9　　苣须 15

自加蛇蜕 30、骆驼毛三十根

七帖

【按语】

蛇痫之病，古今论述鲜少。“蛇痫”首见于《神农本草经》蛇蜕一条：“味咸平，主小儿百二十种惊痫瘈疭，癫疾寒热，肠痔，蛊毒，蛇痫。火熬之良。一名龙子衣。”四库本《普济方》卷三百五十八云：“蛇痫，身软头举，吐舌视人。”

本患者肩颈背部摇动抽搐，肌肉紧张，心悸惊恐，夜寐不安，与蛇痫之症相符，故卞师主以养阴息风、重镇安神之法，自拟方加减。方中用生熟地、天麦冬、玄参、天麻、首乌、小胡麻、豨莶草之品养阴息风，羌活、防风、川芎之类疏散外风；另用大队重镇安神息风之药，如龙骨、牡蛎、贝齿、龟板、磁石等，虫类药搜剔通络息风，如蛇蜕、全蝎、僵蚕、蜂房、蝉蜕、乌蛇、地龙等。卞师另嘱患者自加骆驼毛三十根，因《本经》言“六畜毛蹄甲，味咸平，主鬼疰蛊毒寒热，惊痫癫痉狂走，骆驼毛尤良”之意，而古今医案罕见用此者。

刘师祖《鲁楼医案》1954 年第 1 版载李永瑞子昌俊蛇痫一案，摇头弄舌，口动如嚼物，目上视不得眠，手舞足蹈，抽掣不已，盘旋如蛇缠，不受脑之主宰，言语不清，坐卧不安，一身尽痛，心慧然若无病，每方用蛇蜕为主，互与镇惊祛风诸药，再加骆驼毛三十根同服，共十余剂，竟得全愈，与本案相似，可以互参。

（徐立思）

42. 石龙芮治疗血小板减少再障产后虚劳衄血案

钱××　　女，28岁。

初诊（2015年6月15日）：血小板减少症、再生障碍性贫血（再障）七八年，今产后一周，恶露已少，少腹已和，腰酸，烘热汗多，胃纳都好，大便常秘，舌胖大，苔薄腻，脉滑数偏大。

生龟板15　归芪各12　熟地15　寄生、牡蛎各30

生白芍9　川芎3　知柏各9　炮姜、艾叶各3

益母草9　丹皮12　苞须15

七帖

二诊（2015年6月19日）：恶露点滴未净，少腹已和，腰酸，烘热汗出，能纳，脉滑数偏大，苔薄黄腻。

生龟板15　归芪各12　二地各15　菟丝、牡蛎各30

生白芍9　川芎3　知柏各9　炮姜、艾叶各3

生杜仲12　丹皮12　苞须15

十四帖

三诊（2015年7月13日）：恶露已净，腰酸已和，烦热已敛，脚跟痛，稍有齿衄，脉细滑数，舌边淡胖，苔薄腻。

陈阿胶9　归芪各12　熟地15　菟丝、牡蛎各30

生龟板15　杞子12　杜仲12　知柏各9

石龙芮 15　　丹皮 12　　苞须 15

十四帖

四诊（2015年7月29日）：经下两天，量色都好，今已净，仍有腰酸脚跟痛，烦热出汗，能纳，烂便多行，脉细滑数，舌边淡胖，苔薄腻。

陈阿胶 9　　归芪各 12　　熟地 15　　菟丝、杜仲各 30

生龟板 15　　杞子 12　　知柏各 9　　川膝 12

石龙芮 15　　鸡金 9　　苞须 15

十四帖

五诊（2015年8月24日）：漏下点滴，一月未净，时有下腹隐痛，腰酸已罢，胃纳已复，烦热已敛，脉细滑，舌淡苔薄腻。

陈阿胶 9　　归芪各 12　　熟地 15　　菟丝、紫石英各 30

生龟板 15　　地榆 12　　知柏各 9　　炮姜、艾叶各 3

益母草 9　　续断 12　　苞须 15

十四帖

六诊（2015年9月9日）：9月3日经下不多，今腰腹已和，点滴未止，脉细滑，舌淡苔薄腻。

陈阿胶 9　　归芪各 12　　熟地 15　　菟丝、紫石英各 30

生龟板 15　　地榆 12　　知柏各 9　　炮姜、艾叶各 3

生杜仲 12　　丹皮 12　　苞须 15

十四帖

七诊（2015年9月25日）：复查血象都有好转，再主上方益气养阴血。

生龟板 15　　归芪各 12　　熟地 15　　菟丝、牡蛎各 30

旱莲草 9　　杞子 12　　女贞 9　　知柏各 9

陈阿胶 9　　丹皮 12　　苞须 15

十四帖

八诊（2016年7月6日）：去年服药已得恢复，今血小板77×10^9/L，偏低，月经一月少，一月正常，反复牙衄，劳倦，能纳，脉细滑，舌淡胖，苔薄腻。

生龟板15　归芪^各12　二地^各15　旱莲草9　牡蛎30

石龙芮15　杞子12　女贞9　知柏^各9

陈阿胶9　丹皮12　苞须15

十四帖

九诊（2016年7月22日）：刷牙仍有牙衄、不多，劳倦不复，脉细滑，舌淡，苔薄腻。

陈阿胶9　龟板15　二地^各15　茜草3　牡蛎30

仙鹤草15　归芪^各12　杞子12　知柏^各9

石龙芮15　丹皮12　苞须15

十四帖

十诊（2016年8月12日）：精神体力较前好转，牙衄很少，偶有紫斑一块，再与上方。

陈阿胶9　龟板15　二地^各15　牡蛎30

陈萸肉9　归芪^各12　丹皮12　山栀、黄柏^各9

石龙芮15　枸杞12　苞须15

十四帖

……

十四诊（2016年11月25日）：皮下紫斑已少发，仍有齿衄、不多，月经已复正常，能纳，大便通畅，脉细滑，舌淡，苔薄腻。

陈阿胶9　归芪^各12　二地^各15　石龙芮、牡蛎^各30

生龟板15　杞子12　紫草6　黄精、首乌^各15

牡丹皮12　萸肉9　苞须15

十四帖

【按语】

该患者原患再生障碍性贫血、血小板减少症，今又适值产后，气血大亏，气不摄血，故主以益气养血、补气摄血之法，方拟四物汤、二至丸、大补阴丸、当归补血汤加减。三诊诸症好转，恶露已净，腰酸已和，烦热已敛，再加入阿胶。《本经》："阿胶，味甘平，主心腹内崩，劳极洒洒如疟状，腰腹痛，四肢酸疼，女子下血安胎。久服轻身益气。一名傅致胶。"卞师曰：《本经》阿胶条言"煮牛皮作之"，汉以前阿胶即牛皮胶，即今之黄明胶，唐宋后改用驴皮煮作之，沿习于今。按驴皮胶，其气味俱阴，为养阴补血之要药，凡阴虚血虚无不相宜。《局方》阿胶枳壳丸，治产后虚羸、大便秘涩。

《本经》中品草部原有石龙芮一味，但其味苦平，一名鲁果能，为主风寒湿痹利关节药。而上海地区药房之石龙芮，皆为水芹菜之别名。《本经》下品菜部："水芹，味甘平。主女子赤沃，止血，养精，保血脉，益气，令人肥健嗜食。"故水芹有益气养阴、止血保血脉之功效，可治疗暴热烦渴、黄疸水肿、淋病血尿、女子赤带等症。余云岫亦云："水芹浸酊，颇有健胃作用。"此功效为当今医家所少用。

本案益气养阴血之法贯穿始终，三个月后复查血象好转。一年后又出现皮下紫斑、齿衄、劳倦、月经失调等症，病因仍为血虚致衄，以原方加减，紫草、茜草化瘀止血，仙鹤草益气补虚止血，用药半年后诸症好转。

（徐立思、黄迪娜）

43. 糖尿病阴虚消渴案

吴××，男，64岁。

初诊（2020年5月15日）：右肺上叶浸润性腺癌，术后一月余，有高血压、房性早搏、腔隙性脑梗死史，反复头昏头涨，心悸，胸闷痛，睡眠不熟，能纳，稍饮食不慎则泄下，脉缓而涩，舌边淡胖，苔薄白腻。

龙骨齿[各]15　枣仁9　熟地15　茯苓、磁石[各]30
生龟板15　天麻9　郁金12　黄连、川芎[各]3
党丹参[各]12　桔梗6　苞须15
十四帖

……

四十四诊（2022年8月5日）：恣啖饮食血糖飚高，近来明显消瘦，善饥能纳，口渴引饮，烦热出汗，目视昏糊，头晕，脉细滑数，舌胖大，苔薄腻。

龟鳖甲、牡蛎、生石膏、磁石[各]30
天花粉12　杞12菊9　二地[各]15　麦门冬9
怀山药12　石斛12　竹茹6　黄连9
地骨皮12　白薇9　苞须15
十四帖

四十五诊（2022年8月19日）：前症多得改善，脉细滑数未平，舌胖大，苔薄腻。

龟鳖甲、牡蛎、生石膏、磁石[各]30
功劳叶9　花粉12　二地[各]15　二冬[各]9
甜黄精15　石斛12　杞子12　黄连3
怀山药12　白薇9　苞须15
十四帖

四十六诊（2022年9月2日）：血象复查较前好转，再主大剂养阴清益。

龟鳖甲、牡蛎、生石膏、磁石[各]30
功劳叶9　花粉12　二地[各]15　白薇9
怀山药12　枸杞12　知柏[各]9　川石斛12
地骨皮12　二冬[各]9　苞须15
十四帖

四十七诊（2022年9月16日）：烘热出汗已少，体重未再减轻。

龟鳖甲、牡蛎、生石膏、山药、磁石各30

甜苁蓉15	花粉12	二地各15	知柏各9
白石英15	枸杞12	二冬各9	
生杜仲12	石斛12	萹须15	

十四帖

四十八诊（2022年10月21日）：烘热出汗已少，体重维持不再减轻，浅睡眠，总感无力，胃纳不多，脉滑数偏大，舌边淡胖，苔薄黄腻。

龟鳖甲、牡蛎、生石膏、山药、磁石各30

天花粉12	二冬各9	二地各15	知柏各9
甜苁蓉15	枸杞12	黄连3	丹皮12
白石英15	石斛12	萹须15	

十四帖

【按语】

糖尿病之病名，虽属西医称谓，然早在两千年前之《内经》便有相关论述与治法，《素问·奇病论》："此五气之溢也，名曰脾瘅。夫五味入口，藏于胃，脾为之行其精气，津液在脾，故令人口甘也。此肥美之所发也，此人必数食甘美而多肥也，肥者令人内热，甘者令人中满，故其气上溢，转为消渴。治之以兰，除陈气也。"《灵枢·五变》："五藏皆柔弱者，善病消瘅……血脉不行，转而为热，热则消肌肤，故为消瘅，此言其人暴刚而肌肉弱者也。"此案患者已见烦热汗出、口渴引饮、善饥、消瘦诸症。

汉张仲景《金匮要略》言"趺阳脉浮而数，浮即为气，数即消谷而大坚，气盛则溲数，溲数即坚，坚数相搏，即为消渴"，载有白虎加人参汤、文蛤散、肾气丸等数方，为后世开创消渴病辨证论治之先河。卞师将《金匮》消渴篇九条分为四类，一胃热，二肾虚，三表证，四里证。唐《外台秘要》引《古今录验》言"渴而饮水多，小便数，无脂，似麸片甜者，皆是消渴病也"，此为世界上最早有糖尿病人尿甜之记载。

卞师亦主张，消渴一病，多为阴虚内热、真阴不足为本，肺燥胃热为标。口渴不止，为上消，此病在气分，热在上焦，津液干枯，治以甘寒清热，方如白虎汤、竹叶石膏汤、玉女煎一类。食入即饥，为中消，此病在肠胃，热在中焦，津液干枯，实证用调胃承气汤，虚证宜麻仁丸，《伤寒论》有“阳明病，若能食，名中风，不能食，名中寒”一条，故中消当下之，治以苦寒泄热。饮一溲一，小便如膏，为下消，病入血分，热在下焦，以利湿清热治之，如知柏地黄丸、大补阴丸，而少阴虚寒，则宜肾气丸，两方均用地黄逐血痹，以渴病一及下焦，则属龟板、鳖甲证，养阴利小便。

本案以大剂养阴清益法，方用白虎汤上清肺胃之热，复以知柏地黄丸、石斛夜光丸、三才封髓丹法下养真阴。《伤寒论》小青龙汤、小柴胡汤加减法均有“若渴，加栝楼根”之明文，又《古今录验》言“若消渴者倍黄连，消中者倍栝楼”，故方中加入天花粉，重用黄连 9g 与之相伍。服药三月，患者渴饮、善饥、消瘦诸症均有明显改善。

（徐立思、陈文恬）

44. 黄附块治疗糖尿病阳虚消渴案

倪 ××，女，47 岁。

初诊（2021 年 9 月 9 日）：胃恶性黑色素瘤手术后十个月，反复靶向免疫治疗，今饮食、睡眠、二便都好，子宫腺肌病，痛经，流连难净，脉细滑，舌薄黄腻。

西潞参 12　砂仁 9　肉桂 3　菟丝、茯苓各 30

生白术芍各 9　柴胡 9　山药 12　生姜三片、黄连 3 枣七枚

鬼馒头 9　天龙 9　苞须 15

十四帖

……

六诊（2021年11月16日）：月经甫净，腰腹无所苦，今饮食都好，稍有嗳气、矢气，食多中脘仍有呆滞感，大便通畅，苔薄腻，脉沉。

黄附块15　砂仁9　肉桂3　菟丝、茯苓各30

生白术芍各9　柴胡9　熟地15　生姜三片、黄连3枣七枚

西潞参12　天龙9　苞须15

十四帖

……

十五诊（2022年6月14日）：CT复查一切都好，三月份酮症酸中毒住院，今胰岛素维持，善饥能纳，无饱胀，口干渴，饮水不多，脉沉细，舌前半淡润，中根薄黄腻。

黄附块15　花粉12　肉桂3　茯苓、山药各30

天龙干9　柴胡9　熟地15　干姜、黄连各3枣七枚

淡竹茹6　石斛12　苞须15

十四帖

十六诊（2022年6月28日）：近来早起血糖偏低，倍感乏力，善饥，能纳仍旧，口干渴不引饮，脉沉细，舌淡润，苔薄黄腻。

黄附块15　归芪各12　肉桂3　茯苓、山药各30

天龙干9　柴胡9　熟地15　干姜、黄连各3枣七枚

菟丝子15　石斛12　苞须15

十四帖

十七诊（2022年7月26日）：善饥已缓，胃纳正常，脘胁腹诸无所苦，大便通畅，久坐脚胀，舌淡润，边根薄腻，脉沉。

黄附块15　归芪各12　熟地15　菟丝、茯苓、山药各30

南花粉12　柴胡9　石斛12　肉桂、干姜、黄连各3枣七枚

石龙芮 15　天龙 9　萹须 15

十四帖

十八诊（2022 年 8 月 16 日）：善饥已缓，食后饱胀，烂便屁多，脉沉紧，舌淡胖，苔薄腻。

黄附块 15	潞参 12	熟地 15	菟丝、茯苓[各] 30
生白术 15	柴胡 9	鸡金 9	肉桂、干姜、黄连[各] 3 枣七枚
西砂仁 9	天龙 9	萹须 15	

十四帖

……

廿三诊（2022 年 10 月 25 日）：善饥较前缓和，能纳，脘胁腹无所苦，体重增加 5kg，脉沉细，舌中根薄黄腻。

黄附块 15	花粉 12	熟地 15	茯苓、菟丝、山药[各] 30
天龙干 9	潞参 12	川斛 12	肉桂、干姜、黄连[各] 3
石龙芮 15	柴胡 9	萹须 15	

十四帖

廿四诊（2022 年 11 月 8 日）：善饥已缓，近来稍有胀气，大便烂软不实，形寒，脉沉细，舌薄腻。

黄附块 15	花粉 12	熟地 15	补骨脂 9 茯苓 30
生白术芍[各] 9	潞参 21	天龙 9	肉桂、干姜、黄连[各] 3
广木香 9	柴胡 9	萹须 15	

十四帖

廿五诊（2022 年 11 月 22 日）：善饥已缓，胃纳如常，已无饱胀，大便通畅成条，脉细沉，舌薄腻。

黄附块 15	花粉 12	熟地 15	茯苓、山药、菟丝[各] 30
生白术 9	潞参 21	天龙 9	肉桂、干姜、黄连[各] 3
补骨脂 9	柴胡 9	萹须 15	木香 9

十四帖

【按语】

本案原为胃恶性黑色素瘤术后，反复靶向免疫治疗。患者症见大便烂薄、形寒消瘦、脉沉不起，为附子证，以附子理中汤为底方，温其脾肾之阳。十五诊时又出现1型糖尿病酮症酸中毒，住院治疗，此为长期使用PD-1靶向免疫抑制剂后，胰岛功能损伤的副反应，虽属消渴，然证为阳虚，故卞师从阳虚消渴治。《金匮》消渴篇云："男子消渴，小便反多，以饮一斗，小便一斗，肾气丸主之。"饮一溲一为下消，属少阴虚寒证，故用《金匮》肾气丸治之。卞师以为，肾气丸方之三泻较之三补更为势猛，若无实证者不宜久用，仅取附子、肉桂、茯苓、山药、熟地温补元阳。

另外，《伤寒论》小青龙汤、小柴胡汤、柴胡桂枝干姜汤均有渴者加栝楼根之例，《本经》栝楼根"味苦寒，主消渴身热，烦满大热，补虚安中，续绝伤"，为治疗消渴要药。但卞师常言，汤液经法无附子与栝楼根同用之理，以一为辛温燥热，一为甘寒养阴。然《金匮》又有栝楼瞿麦丸一法，附子与栝楼根同用，治"小便不利者，有水气，其人若渴"。小便不利不可与附子，以《伤寒论》言"若小便色白者，少阴病形悉具"。栝楼瞿麦丸条小便不利却用附子，此必属阳虚寒湿，水气凝聚，不能宣发化生津液下渗膀胱之小便不利。今用附子温通，浚水之源，以利小便，此栝楼瞿麦丸之所以附子、花粉并用之意，本在此也。高鼓峰治消渴用七味饮，为六味丸加肉桂一法，其源于此。

消渴虽多为阴虚内热，然临证亦有阳虚一候。此案患者虽非久病阴损及阳，却属典型的阳虚消渴，故留此法以示人。

（徐立思、陈文恬）

45. 糖尿病肾病虚劳案

陈××　　男，55岁。

初诊（2017年4月24日）：糖尿病，高血压，慢性肾衰，腰背酸痛牵紧，容易感冒，四末不温，子夜烦热，舌边淡胖，苔薄腻，脉细。2月17日尿常规：尿糖（+++）。2月25日肾功能：尿素12.2mmol/L，肌酐163μmol/L，尿酸152μmol/L，估算肾小球滤过率40.8ml/min。

生鳖甲15　当归12　肉桂3　菟丝子、茯苓、牡蛎各30
甜苁蓉15　枸杞12　熟地15　黄柏、牛膝各9
石龙芮15　萸肉9　苞须15
十四帖

二诊（2017年5月8日）：腰背酸痛牵紧已松，夜汗已敛，烦热已少，脉细，舌淡苔薄腻。

生鳖甲15　当归12　肉桂3　茯苓、牡蛎各30
甜苁蓉15　枸杞12　熟地15　黄柏、牛膝各9
山萸肉9　山药12　苞须15
十四帖

三诊（2017年5月22日）：夜汗已敛，仍有烦热，睡眠不安，夜尿频数，颈肩腰背酸痛，脉细，舌淡苔薄腻。

生鳖甲15　当归12　肉桂3　寄生、菟丝、牡蛎各30
甜苁蓉15　枸杞12　熟地15　川怀膝各12
大黑豆9　知柏各9　苞须15
十四帖

四诊（2017年6月5日）：肌酐、尿酸仍有反复，腰背渐和，烦热出汗已少，夜尿两次，脉细，舌淡苔薄腻。

生鳖甲15　当归12　肉桂3　菟丝、牡蛎、茯苓各30
甜苁蓉15　枸杞12　熟地15　知柏各9
功劳叶9　川膝12　苞须15
十四帖

五诊（2017年6月19日）：连日加班疲劳，前症稳定还好，脉细，舌淡苔薄腻。

生鳖甲 15　归芪[各]12　肉桂 3　菟丝、牡蛎、茯苓[各]30
甜苁蓉 15　枸杞 12　熟地 15　知柏[各]9
大黑豆 9　川膝 12　苞须 15
十四帖

六诊（2017 年 7 月 3 日）：前症都有好转，再主益气养阴。

生鳖甲 15　归芪[各]12　熟地 15　菟丝、牡蛎、茯苓[各]30
甜苁蓉 15　枸杞 12　知柏[各]9　黑豆、川膝[各]12
怀山药 12　杜仲 12　苞须 15
十四帖

七诊（2017 年 7 月 17 日）：夜汗已敛，腰背已和，小便畅利，清长，能纳不能多，精神差些，脉细，舌淡苔薄腻。

生鳖甲 15　归芪[各]12　熟地 15　茯苓、山药、牡蛎[各]30
甜苁蓉 15　枸杞 12　知柏[各]9　杜仲、川膝[各]12
大天冬 9　萸肉 9　苞须 15
十四帖
……

九诊（2017 年 8 月 28 日）：腰酸背痛已松，烦热汗多，神倦乏力，夜尿频数，能纳，脉细滑，舌边淡，苔薄黄腻。

生鳖甲 15　归芪[各]12　熟地 15　菟丝、山药、牡蛎[各]30
甜苁蓉 15　枸杞 12　知柏[各]9　益智仁 9
金樱子 9　萸肉 9　苞须 15
十四帖
……

十二诊（2018 年 4 月 23 日）：糖尿病，肾功能不全。4 月 19 日肾功能：尿素 9.6mmol/L，肌酐 137μmol/L，尿酸 384μmol/L，估算肾

小球滤过率 49ml/min。日前感冒，又有反复，脉细，苔薄腻，再主补肾养阴。

生鳖甲 15　归芪[各] 12　熟地 15　菟丝子、茯苓、山药[各] 30

甜苁蓉 15　枸杞 12　知柏[各] 9　川怀膝[各] 9

石龙芮 15　萸肉 9　萹须 15

十四帖

十三诊（2018 年 7 月 2 日）：6 月 21 日肾功能：尿素 11.2mmol/L，肌酐 124μmol/L，尿酸 376μmol/L，估算肾小球滤过率 56ml/min。连日繁忙，倍感疲倦乏力，二便通畅，胃纳都好，脉细，舌淡苔薄腻。

生鳖甲 15　归芪[各] 12　熟地 15　菟丝子、山药、茯苓[各] 30

甜苁蓉 15　枸杞 12　金樱 9　知柏[各] 9

功劳叶 9　萸肉 9　萹须 15

十四帖

后随访,2018 年 10 月 13 日肾功能：尿素 9.8mmol/L，肌酐 105μmol/L，尿酸 361μmol/L，估算肾小球滤过率 68.0ml/min。

【按语】

该患者为糖尿病肾病、高血压、肾功能不全，病程已久，症见腰酸肢软、神疲乏力、面色晦暗，属中医“虚劳”范畴。此患者为肾气亏损、阴虚火旺之质，故治以壮水之主，以制阳光，取景岳左归丸合大补阴丸之法。其中山药，《本经》“薯蓣，味甘温，主伤中，补虚羸，除寒热邪气，补中益气力，长肌肉。久服耳目聪明，轻身不饥延年”，卞师认为山药有缩小便之功，如缩泉丸。方中另加金樱子、益智仁之品，补肾缩尿；天冬养阴滋液，清热润燥，治疗阴虚潮热、热病津枯之证尤妙。该患者经调治两年余，诸症得减，复查肾功能，指标均有明显改善。

（徐立思）

46. 慢性尿路感染劳淋案

马 ×× 女，63 岁。

初诊（2017 年 9 月 27 日）：慢性肾盂肾炎，反复尿路感染，小便频数，无刺激痛，腰酸，脚跟痛，烦热汗出，能纳，脉细滑数，苔薄黄腻。

生鳖甲 15 车前 9 熟地 15 菟丝、茯苓各 30
鹿含草 15 杞子 12 知柏各 9 肉桂 3
全当归 12 川膝 12 萹须 15
十四帖

二诊（2017 年 10 月 30 日）：小便已长，脐腹时有隐痛，痛引腰围，烦热出汗已敛，脉细滑数，苔薄黄腻。

生鳖甲 15 车前 9 熟地 15 茯苓、菟丝各 30
鹿含草 15 延胡 12 当归 12 肉桂 3
橘核皮各 9 知柏各 9 萹须 15
十四帖

三诊（2017 年 11 月 27 日）：小便已长，脐腹隐痛已和，仍有腰酸，烦热出汗已敛，脉细滑数，苔薄腻。

生鳖甲 15 车前 9 熟地 15 茯苓、菟丝各 30
鹿含草 15 延胡 12 当归 12 知柏各 9
黑山栀 9 乌药 9 萹须 15
十四帖

四诊（2017 年 12 月 25 日）：小便已畅，无刺激痛，少腹已和，腰酸脚跟痛，烦热出汗已少，脉细滑，苔薄黄腻。

生鳖甲 15 车前 9 熟地 15 茯苓、菟丝各 30

鹿含草 15	枸杞 12	当归 12	川牛膝 12
生知柏[各] 9	乌药 6	苣须 15	

十四帖

【按语】

慢性泌尿系感染为中老年妇女常见病之一，常反复发作，迁延不愈，甚至可因细菌逆行感染而导致肾盂肾炎。该患者虽有小便频数、烘热汗出等虚热之象，但卞师认为反复不愈的慢性尿路感染，虚热只是其标，其本仍以肾阳不足为主，故卞师在八正散之基础上，参入滋肾通关丸，标本同治。后诊以乌药代肉桂，亦温阳化气之意。菟丝子与茯苓为卞师常用于劳淋之药对，菟丝子温肾缩尿，茯苓渗湿利尿，一补一通。

现今《中医内科学》教材，劳淋常以无比山药丸为主方。卞师认为，山药甘温主缩小便，白虎汤用粳米而不用山药，因三阳风温表证当主清利，故劳淋若有脐腹痛、尿涩等实证时不宜用山药，此辨证用药细节亦汤液学派与现今教材不同之处。

（陈晓晖）

47. 大剂清利治疗癃闭案

王 ×× 男，81 岁。

初诊（1994 年 5 月 4 日）：住院一月，小便仍闭，置导尿管始下，少腹胀痛，舌淡，苔白腻，脉弦涩。

生鳖甲 15	车前 15	血余 15	生石膏、滑石[各] 250
留行子 9	泽泻 9	木通 3	生地 15 丹皮 12
萹蓄草 15	延胡 12	茅根 30	

五帖

二诊（1994年5月9日）：少腹胀痛已除，溺色转淡，脉两尺转细。

生鳖甲15　车前15　生地15　生石膏、滑石各250

萹蓄草15　泽泻9　木通3　川膝、瞿麦各9

全当归12　延胡12　茅根30

五帖

……

四诊（1994年5月18日）：小便时下，导尿管外并溢出，尿色已淡，量多，少腹已无胀痛，能纳，脉弦大，尺细，再主大剂清利下焦。

生鳖甲15　车前15　生地15　生石膏、滑石各250

萹蓄草15　泽泻9　木通3　茅根30 甘梢3

全当归12　石韦9　瞿麦9

五帖

五诊（1994年5月23日）：能有尿意，一时排尿，导尿管外并溢出，腰腹无所苦，能纳，脉弦细，再主上方。

生鳖甲15　车前15　生地15　生石膏、滑石各250

萹蓄草15　瞿麦9　知柏各9　茅根30

全当归12　泽泻9　石韦9

七帖

六诊（1994年5月30日）：刻拔除导尿管，小便能自下，惟滴沥不利，腰酸烦热，口秽臭，大便硬结，舌根黄腻，脉弦细。

生鳖甲15　车前15　生地15　生石膏、滑石各250

萹蓄草15　泽泻9　知柏各9　木通、甘梢各3

全当归12　瞿麦9　茅根30

七帖

七诊（1994年6月3日）：已能排尿，但缓慢不利，量多，寐则遗尿，胀痛已少，舌淡薄白腻，脉弦细。

生鳖甲15　车前15　生地15　生石膏、滑石各250
萹蓄草15　延胡12　知柏各9　泽泻、川膝各9
全当归12　瞿麦9　茅根30
七帖

八诊（1994年6月10日）：立起小便则畅利，夜卧寐中遗尿出，胀痛已少，稍咳，纳可，舌淡，苔薄白，脉弦细。

生鳖甲15　车前15　生地15　生石膏、滑石各250
萹蓄草15　延胡12　知柏各9　泽泻、川膝各9　菖蒲3
全当归12　瞿麦9　茅根30
七帖

九诊（1994年6月17日）：小便较前畅利，惟溺则少腹胀痛不和，夜寐则遗尿出，纳减，稍喘，转方。

生鳖甲15　车前9　桂心3　谷芽、滑石、茅根各30
萹蓄草15　延胡12　生地15　知柏各9
全当归12　泽泻9　川膝9
七帖

十诊（1994年6月24日）：小便已畅利，惟反呈不能控制，自遗出，腰腹无所苦，纳欠，足膝无力，脉细，按之弦涩。

生鳖甲15　车前9　桂心3　谷芽、苞须各30
萹蓄草15　泽泻9　生地15　延胡、当归各12
仙灵脾9　知柏各9　川膝9
七帖

十一诊（1994年7月1日）：遗尿已得控制，小便频数，时或不畅利，腰腹无所苦，喘息，动辄更甚，转方。

生鳖甲 15　车前 9　肉桂 3　茯苓、苞须各30
萹蓄草 15　泽泻 9　生地 15　知柏各9 当归 12
仙灵脾 9　延胡 12　川膝 9
七帖

十二诊（1994 年 7 月 11 日）：昨起小便涩少，刺痛不利，腰酸，少腹胀滞，脉弦紧，舌薄腻。

生鳖甲 15　车前 15　竹叶 6　生石膏、原滑石各125
萹蓄草 15　泽泻 9　石韦 9　茅根、苇根各30 知柏各9
赤茯苓 9　猪苓 9　川膝 9
五帖

十三诊（1994 年 7 月 15 日）：小便较前畅利，腰腹酸胀痛减轻。

生鳖甲 15　车前 15　瞿麦 9　生石膏、滑石各125
萹蓄草 15　泽泻 9　石韦 9　茅根、苇根各30
淡竹叶 6　延胡 12　川膝 9　知柏各9
五帖

十四诊（1994 年 7 月 20 日）：小便日趋畅利，腰腹无所苦，能纳，脉右弦左细，舌薄，再主上方。

生鳖甲 15　车前 15　瞿麦 9　生石膏、滑石各125
萹蓄草 15　泽泻 9　知柏各9　茅根、苇根各30 川膝 9
炒谷芽 15　延胡 12　石韦 9
五帖

十五诊（1994 年 7 月 25 日）：小便已得畅利，腰腹无所苦，能纳，舌白腻，脉弦细，再主分利下焦。

生鳖甲 15　车前 15　当归 12　生石膏、滑石各125
萹蓄草 15　泽泻 9　知柏各9　生谷芽、茅根、苇根各30
大生地 15　延胡 12　川膝 9　石韦 9
五帖

【按语】

《医学三字经·五淋癃闭赤白浊遗精》：“点滴无，名癃闭。气道调，江河决。上窍通，下窍泄。外窍开，水源凿。”该患者为老年男性前列腺增生至小便癃闭不下，少腹胀痛万状，依赖导尿管引流，延卞师会诊。虽年逾耄耋，但卞师诊得其脉仍弦大而有力，舌苔黄腻，当属实热，主大剂清利下焦，虽高年无妨也。卞师以大剂生石膏、原滑石各半斤为主，《本经》石膏“味辛微寒，主中风寒热，心下逆气，惊喘，口干舌焦不能息”，为三焦气分大热之主药，滑石“味甘寒”，主“癃闭，利小便”。配以车前、瞿麦、萹蓄、知柏、牛膝、泽泻、延胡、生地、茅根、石韦等利尿通淋之品，乃八正散、导赤散之意。

值得一提的是，卞师认为，凡绝对利小便诸方，如五苓散、真武汤，即如猪苓汤，宁可滑石、阿胶同用，而不用甘草；凡逐水诸方，如陷胸汤、十枣汤，即如十枣汤仅用大枣十枚煎汤，纳药末，亦不用甘草。本方用甘草梢，为甘草尾部细根，具有清热利尿通淋作用。

患者经治五诊，即能小便自下，拔除导尿管。卞师于二十世纪八十年代诊治其同门老师兄周济士癃闭一案，亦用此法，三剂而取神效，载于《伤寒如是读》《汤液经解》，可以互参。

（陈晓晖）

48. 膀胱过度活动症遗溺案

熊×　　女，45岁。

初诊（2013年12月11日）：膀胱过度活动症，小便频数难禁，形寒，腰骶酸痛，脉沉细，舌边淡胖，苔薄腻，肾虚下元不固。

鹿角片 9　归芪各 12　肉桂 3　菟丝子、山药各 30
甜苁蓉 15　枸杞 12　熟地 15　蚕茧十枚
巴戟天 9　韭子 3　苞须 15
十四帖

二诊（2013 年 12 月 25 日）：前症仍旧，胀气屁多，烂便不畅，再主温养下元。

鹿角片 9　归芪各 12　肉桂 3　杜仲、仙茅各 30
甜苁蓉 15　枸杞 12　熟地 15　金樱子 9
巴戟天 9　乌药 6　苞须 15　蚕茧十枚
十四帖

三诊（2014 年 2 月 12 日）：前症较前好转，仍有反复，再与上方。

鹿角片 9　归芪各 12　肉桂 3　菟丝、杜仲、仙茅各 30
甜苁蓉 15　枸杞 12　熟地 15　乌药 6
巴戟天 9　桑蛸 9　苞须 15　蚕茧十枚
十四帖

……

六诊（2014 年 3 月 26 日）：近三天，一天小便十次以下，再主温养下元。

鹿角片 9　当归 12　肉桂 3　生芪、菟丝、杜仲各 30
甜苁蓉 15　枸杞 12　熟地 15　乌药 6 蚕茧十枚
桑螵蛸 9　金樱 9　苞须 15　紫河车 9
十四帖

七诊（2014 年 4 月 9 日）：小便一昼夜仍有十数次，难禁，腰酸，背脊痛，形寒，脉沉，舌淡胖，苔薄腻。

鹿角片 9　当归 12　肉桂 3　生芪、菟丝、杜仲各 30
甜苁蓉 15　枸杞 12　熟地 15　紫河车 9

巴戟天 9　石斛 12　苞须 15

十四帖

八诊（2014 年 4 月 23 日）：有四天小便十次以下，背脊疼痛减轻，形寒已缓，头昏脑涨，睡眠不安，脉沉细，苔薄腻。

黄附块 15　远志 6　肉桂 3　茯苓、牡蛎^各 30

龙骨齿^各 15　龟板 15　熟地 15　菖蒲、川芎、黄连^各 3

参[①]芪归^各 12　五味 9　苞须 15

十四帖

① 党参。

九诊（2014 年 5 月 7 日）：白天小便已少，夜里仍有六七八次，睡眠困难，头晕涨，脉沉细。

黄附块 15　远志 6　肉桂 3　菟丝、杜仲、生芪^各 30

甜苁蓉 15　五味 9　熟地 15　紫河车 9

益智仁 9　潞参 12　苞须 15

十四帖

十诊（2014 年 5 月 21 日）：白天四次，晚上五次，脉沉细，舌淡胖，苔薄腻，再与上方，大补下元。

黄附块 15　潞参 12　肉桂 3　生芪、菟丝、杜仲、仙茅^各 30

甜苁蓉 15　五味 9　熟地 15　紫河车 9

益智仁 9　沙苑 9　苞须 15

十四帖

十一诊（2014 年 7 月 2 日）：近来较好，夜尿三四次，腰骶酸痛已罢，舌淡薄，脉沉细，再主温补下元。

黄附块 15　潞参 12　肉桂 3　生芪、菟丝、杜仲、仙茅^各 30

甜苁蓉 15　萸肉 9　熟地 15　紫河车 9

益智仁 9　山药 15　苞须 15

十四帖

【按语】

《伤寒论》282条云："若小便色白者，少阴病形悉具。小便白者，以下焦虚有寒，不能制水，故令色白也。"该患者为膀胱过度活动症，症见小便频数难禁、形寒、腰骶酸痛、脉沉细，为少阴虚寒、下元不固。《内经》云："形不足者，温之以气；精不足者，补之以味。"卞师先以鹿角片、肉苁蓉、巴戟天、韭菜子、肉桂、熟地、菟丝子等温阳益肾，蚕茧壳、桑螵蛸、金樱子、山药补肾缩尿；后加黄附块温全身之阳气，紫河车补养奇经，益智仁合山药、肉桂，即缩泉丸之意。

（徐立思）

49. 桂枝龙牡合三才封髓法治疗遗精案

刘××　　男，25岁。

初诊（2016年7月29日）：遗精史两年，体偏瘦，面色偏暗多油腻，性欲减退，诉自汗，腰膝酸冷，纳一般，食之作胀，大便偏稀，少寐多梦，易烦躁，易疲劳，指冷多汗，口苦干。脉偏大，舌淡，苔薄腻。

花龙骨15　远志6　桂枝9　牡蛎30 甘草3
甜苁蓉15　潞参12　熟地15　生姜三片、枣七枚
怀山药12　黄柏9　苞须15
十四帖

二诊（2016年8月12日）：脉大已收，仍有遗精、不多，腰膝渐和，小便渐长，舌淡，苔薄腻。

花龙骨 15　远志 6　桂枝 9　菟丝、牡蛎各 30
生龟板 15　潞参 12　熟地 15　黄柏 9
怀山药 12　五味 9　苞须 15
十四帖

三诊（2016 年 8 月 26 日）：遗精已止，脉大已收，再用桂枝龙牡加三才封髓法。

花龙骨 15　远志 6　桂枝 9　菟丝、牡蛎各 30
生龟板 15　潞参 12　熟地 15　黄柏 9 甘草 3
大天冬 9　五味 9　苞须 15
十四帖

【按语】

遗精之病，可分虚实二端，虚则房室劳欲、肾虚不藏，实则相火妄动、扰动精室。卞师诊得该患者脉大，故为相火妄动，用桂枝加龙骨牡蛎汤合三才封髓丹。《金匮要略》虚劳篇云："夫失精家，少腹弦急，阴头寒，目眩，发落，脉极虚芤迟，为清谷亡血失精。脉得诸芤动微紧，男子失精，女子梦交，桂枝加龙骨牡蛎汤主之。"三才封髓丹，治肾气衰弱，梦遗失精，鬼交，此方大封大固，为固精要药。卞师论麦冬与天冬之别，二冬功用相近，清润滋燥，并主阴虚内热、津液亏耗、肺热劳咳等证，麦冬专于养心通脉，清心降火，多用于养心安神诸方，而天冬则补肺滋肾，为治肺肾虚热之品，故肾虚遗精方中用天冬。卞师抓"脉大"为主症，三诊即脉大已收、遗精已止。

（徐立思）

50. 阳中求阴法治疗不育案

卞× 男，36岁。

初诊（2017年10月25日）：结婚两年未育，早泄，脉沉，舌淡，苔薄多裂纹。

鹿角片9 当归12 肉桂3 菟丝子、白石英各30
甜苁蓉15 枸杞12 熟地15 川膝、黄柏各9
仙灵脾9 细辛3 苞须15
十四帖

二诊（2018年5月9日）：连连服药，精液常规已经达标。

鹿角片9 当归12 肉桂3 菟丝子、牡蛎各30
甜苁蓉15 枸杞12 熟地15 萸肉、仙灵脾各9
金樱子9 龟板15 苞须15
十四帖

三诊（2018年7月9日）：精子数量已达标，精液量少。

鹿角片9 山甲9 肉桂3 菟丝子、牡蛎各30
甜苁蓉15 枸杞12 熟地15 萸肉、金樱子各9
仙灵脾9 知柏各9 苞须15
七帖

【按语】

该患者两年未育，有早泄、畏寒肢冷、脉沉等症，为肾精不足，命门火衰。卞师认为，遗精阳痿等症，即使表现以阳虚为主，仍当以阴药或血肉有情之品填补为主，少量加入阳药以引阳，待阴精充盛，则阳自回复，故仿景岳左归丸法，于阳中求阴。首诊加入细辛者，乃《金匮》防己黄芪汤条加减法云“下有陈寒者，加细辛三分”，且《本经》言其“利九窍”，故有温通之义。患者调治一年余，精子数量已恢复正常。

（徐立思）

51. 腰椎间盘突出腰痛案

张 ×× 女，40 岁。

初诊（2018 年 4 月 11 日）：腰椎间盘突出，右腰髀疼痛，活动不利，神经性耳聋，胃纳尚可，二便通畅，脉沉紧，苔薄腻。

鹿角片 9 当归 12 肉桂 3 川膝、杜仲、仙茅^各 30
甜苁蓉 15 乌蛇 9 熟地 15 三七、全虫^各 3
橘核皮^各 9 延胡 12 苞须 15
十四帖

二诊（2018 年 8 月 1 日）：腰椎间盘突出，右腰髀疼痛，服药后较前减轻，动作后又有反复，脉沉紧，苔薄腻。

鹿角片 9 当归 12 肉桂 3 川膝、杜仲、仙茅^各 30
甜苁蓉 15 乌蛇 9 熟地 15 全虫、三七^各 3
骨碎补 9 延胡 12 苞须 15
十四帖

三诊（2018 年 8 月 17 日）：腰髀疼痛较前减轻，再与上方。

鹿角片 9 当归 12 肉桂 3 川膝、杜仲、仙茅^各 30
甜苁蓉 15 乌蛇 9 熟地 15 全虫、三七^各 3
骨碎补 9 延胡 12 苞须 15 橘核皮^各 9
十四帖

四诊（2018年8月31日）：腰椎疼痛好多，右腰髀仍有疼痛，脚抽筋，麻，脉沉紧，舌淡胖，边齿痕，苔薄腻。

鹿角片9	当归12	肉桂3	川膝、杜仲、寄生各30
甜苁蓉15	乌蛇9	熟地15	全虫、三七各3
橘核皮各9	延胡12	苞须15	

十四帖

五诊（2018年9月14日）：右腰髀疼痛好多，右肩背难受，脉沉紧。

鹿角片9	当归12	肉桂3	莶草、杜仲各30
甜苁蓉15	乌蛇9	熟地15	全虫、川芎各3
石楠藤15	延胡12	苞须15	

十四帖

六诊（2018年10月8日）：腰髀已和，右肩背难受，脉沉紧，苔薄腻。

制川乌9	当归12	桂枝9	莶草、磁石各30
老鹳草9	乌蛇9	熟地15	全虫、川芎各3
刘寄奴9	延胡12	苞须15	

十四帖

【按语】

《金匮要略·血痹虚劳病脉证并治第六》云："虚劳腰痛，少腹拘急，小便不利者，八味肾气丸主之。"《素问·脉要精微论》云："腰者，肾之府。"腰痛为病，责之于肾，亦当审证求因，虚劳腰痛可用右归丸，即化自八味肾气丸，以鹿角、川膝、杜仲、苁蓉、肉桂峻补命门。此患者年方不惑，然其脉紧，紧则主痛主实，通则不痛，因腰髀疼痛为主症，故用乌蛇、延胡索、全蝎、三七、当归等活血通络诸药，去其瘀血而止痛。后期腰髀已和，肩背症状突出，去鹿角片、杜仲、苁蓉等温补药，增加祛风湿类药物如乌头、磁石，《本经》乌头"主中风恶风，洗洗出汗，除寒湿痹"，磁石"主周痹风湿，肢节中痛，不可持物，洒洒酸消"。值得注意的是，本案虚劳腰痛属虚实夹杂，当与寒湿腰痛相鉴别。

（陈晓晖、黄迪娜）

52. 温法治疗阳虚惊恐腰痛案

郑××　　女，38岁。

初诊（2019年5月8日）：形寒背冷，腰冷，腰背两髀腿酸冷痛，心悸惊恐焦虑，食少饱胀嗳气，便秘，头怕冷，头晕，目涩，脉沉紧，舌边淡，中根薄黄腻。

黄附块15　枣仁9　肉桂3　茯苓、牡蛎各30
龙骨齿各15　柴胡9　熟地15　全蝎、川芎、黄连各3
党丹参各12　六曲9　苞须15
十四帖

二诊（2019年5月17日）：用附子15，喉形燥热，减附子一半，脘腹冰冷，中脘饱胀已松，胃纳加多，大便通畅，腰髀痛较轻，心悸焦虑寐难仍旧，上方还有八帖。

上方加山栀9
十四帖（与上方交替服）

三诊（2019年5月29日）：加山栀后燥热已轻，心悸惊恐焦虑，形寒背冷，腰髀痛较前减轻，饱胀已松，大便通畅，胃纳加多，脉沉，苔薄黄腻。

黄附块15　枣仁9　熟地15　茯苓、磁石各30
龙骨齿各15　柴胡9　当归12　全蝎、川芎、肉桂、黄连各3

党丹参[各]12　　栀曲[各]9　　苞须15

十四帖

四诊（2019年6月17日）：心悸惊恐已宁，睡眠未安，善饥能纳，背冷减轻，腰髀腿膝冷痛，小便频数，脉沉，舌中根薄黄腻。

黄附块15　　远志6　　熟地15　　仙茅、磁石[各]30

甜苁蓉15　　柴胡9　　当归12　　全蝎、川芎、肉桂[各]3

北细辛3　　栀曲[各]9　　苞须15

十四帖

五诊（2019年7月8日）：心悸惊恐已宁，背冷已罢，腰髀腿膝冷痛，小便频数，日15次，头昏眼花，头怕冷，脉沉紧，舌淡中根厚腻。

黄附块15　　当归12　　肉桂3　　仙茅、杜仲、菟丝子[各]30

甜苁蓉15　　乌蛇9　　熟地15　　全蝎、川芎、细辛[各]3

补骨脂9　　川膝12　　苞须15

十四帖

六诊（2019年7月24日）：背冷已罢，腰髀腿膝仍有冷痛，小便频数，一夜六七次，大便硬结，脉沉不起，舌边淡胖，舌中根白厚腻。

黄附块15　　鹿角9　　熟地15　　牛膝、杜仲、仙茅[各]30

甜苁蓉15　　乌蛇9　　天麻9　　肉桂、全蝎、细辛[各]3

巴戟天9　　石斛12　　苞须15　　当归12

十四帖

……

九诊（2019年9月16日）：形寒好转，腰髀四肢渐暖，还是怕冷，白带多，小便频数，月经第一天，少腹寒冷，心烦抑郁，胡思乱想，脉沉细，苔厚腻。

鹿角片9　　当归12　　肉桂3　　菟丝、仙茅[各]30

甜苁蓉15　柴胡9　熟地15　川芎、小茴香各3
胡芦巴9　白芍9　苞须15
七帖

【按语】

患者主诉繁多，形寒怕冷、心悸惊恐、食少饱胀、头晕等，看似复杂，其理一也，抓住主症，逐一解之。首先审脉为沉，当用附子、肉桂温阳。此方出自桂枝龙骨牡蛎汤、柴胡龙骨牡蛎汤之化裁，而桂枝尤感不足，故加用附子，柴胡龙牡汤对此类神经官能症、精神疾患效果尤佳，而柴胡一味，《神农本草经》云“味苦平，主心腹，去肠胃中结气，饮食积聚，寒热邪气，推陈致新”，邹润安云：“畅郁阳以化滞阴”，因此不用攻下而便秘自解，并能理气和胃。枣仁、熟地、茯苓、党参、丹参即天王补心丹之意，全蝎、川芎、黄连治疗头晕目涩，对症用药。二诊脾胃症状好转，惟嫌附子过燥，故加山栀以寒热平调。肠胃调和、心悸渐宁之后，腰髀腿膝冷痛症状突出，去龙骨、牡蛎，逐步加重温补，转入景岳右归丸法，用杜仲、仙茅等强筋骨补肝肾，并用鹿角片补奇经，即陈修园所谓“以温为补，以补为温”。经期则互入四物汤、小茴香、胡芦巴之类温通下元，药后诸症较减。

（黄迪娜）

53. 先清利后温补治疗膝痹案

苏××　女，63岁。

初诊（2017年4月12日）：左膝关节退行性病变，左膝肿痛僵硬，行走不利，脚底痛，能纳，嘈杂，大便如常，脉细滑，苔薄黄腻。

海桐皮 9	当归 12	桂枝 9	蚕沙、米仁、牛膝各 30
生知母 9	黄柏 9	地龙 12	熟地 15 全虫、红花各 3
汉防己 9	乌蛇 9	苞须 15	

十四帖

二诊（2017 年 4 月 28 日）：左膝肿痛僵硬较前轻松，已能弯曲，脉细滑，舌薄黄腻。

海桐皮 9	当归 12	桂枝 9	蚕沙、米仁、川膝各 30
汉防己 9	乌蛇 9	熟地 15	全虫、红花各 3
宣木瓜 9	地龙 12	苞须 15	知柏各 9

十四帖

三诊（2017 年 5 月 15 日）：左膝肿痛僵硬已松，已能走路，脉细滑。

海桐皮 9	当归 12	桂枝 9	蚕沙、米仁、牛膝各 30
生知母 9	黄柏 9	乌蛇 9	熟地 15 全虫、红花各 3
延胡索 12	地龙 12	苞须 15	

十四帖

四诊（2017 年 6 月 2 日）：疼痛减轻，仍肿胀，下肢阴冷，脉转沉细，舌淡苔薄腻。

制川乌 9	当归 12	桂枝 9	蚕沙、米仁、牛膝各 30
何首乌 15	乌蛇 9	熟地 15	全虫、红花各 3
生知母 9	黄柏 9	苞须 15	地龙 12

十四帖

五诊（2017 年 6 月 19 日）：两膝关节肿胀疼痛阴冷，较前减轻，渐能行走，脉沉细，苔薄腻。

制川乌 9	当归 12	桂枝 9	川膝、蚕沙、米仁各 30
鸡血藤 15	乌蛇 9	熟地 15	全虫、红花各 3
汉防己 9	地龙 12	苞须 15	知柏、山甲各 9

十四帖

六诊（2017年7月12日）：两膝关节内侧肿胀，疼痛阴冷减轻，上方服后很舒服，脉沉紧，舌淡苔薄黄。

制川乌9　当归12　桂枝9　川膝、米仁、蚕沙、首乌各30
汉防己9　乌蛇9　知柏各9　全虫、红花各3
宣木瓜9　地龙12　苞须15　山甲9
十四帖

七诊（2017年8月2日）：较前减轻，还是痛还是冷，脉沉紧，舌淡苔薄腻。

川草乌各9　当归12　桂枝9　川膝、米仁、蚕沙、首乌各30
鸡血藤15　乌蛇9　知柏各9　全虫、红花、三七各3
宣木瓜9　地龙12　苞须15　山甲9
十四帖

八诊（2017年8月21日）：还是肿痛，还是冷，较前减轻。

川草乌各9　当归12　桂枝9　蚕沙、米仁、川膝、豆卷各30
穿山甲9　乌蛇9　知柏各9　全虫、红花、三七各3
宣木瓜9　地龙12　苞须15
十四帖

九诊（2017年9月11日）：肿痛较前减轻，脚能伸直，脚冷，脉沉紧，舌淡，苔薄黄腻。

川草乌各9　山甲9　桂枝9　川膝、首乌、蚕沙、米仁各30
宣木瓜9　地龙12　知柏各9　全虫、红花、三七各3
白僵蚕9　乌蛇9　苞须15
十四帖
……

廿七诊（2018年11月23日）：仍感冷痛，脉沉不起，舌薄黄腻。

制川乌、桂枝、川膝、蚕沙、米仁各30

露蜂房9　山甲9　熟地15　全虫、细辛、三七各3

鬼箭羽15　地龙12　泽兰9　僵蚕9

石楠藤15　乳香9　苞须15

十四帖

廿八诊（2018年12月26日）：痛好多，仍感冷硬，脉沉，苔薄黄腻，能纳，大便通畅。

制川乌、桂枝、川膝、蚕沙、米仁、桑枝各30

露蜂房9　山甲9　熟地15　全虫、细辛、三七各3

石楠藤15　地龙12　乌蛇9

巴戟天9　延胡12　苞须15

十四帖

廿九诊（2019年1月14日）：痛好多，仍感冷硬，肿胀渐渐消退，行走活动渐利，脉沉，苔薄腻。

制川乌、桂枝、川膝、蚕沙、米仁、桑枝各30

制草乌9　当归12　熟地15　全虫、三七各3

露蜂房9　乌蛇9　细辛3　山甲9

生白术9　僵蚕9　苞须15

十四帖

卅诊（2019年4月10日）：两膝肿胀已消，痛冷硬都有好转，行走活动已利，脉沉，苔薄腻，再主温经利络。

制川乌、桂枝、川膝、桑枝各30

露蜂房9　当归12　熟地15　山甲9

生白术9　乌蛇9　细辛3

大黄芪12　地龙12　苞须15

卅帖

【按语】

本病为历节，方用桂枝芍药知母汤、乌头汤，间有四妙丸、当归四逆汤之意。《金匮要略》中风历节病篇："诸肢节疼痛，身体尫羸，脚肿如脱，头眩短气，温温欲吐，桂枝芍药知母汤主之。"卞师云：此方有一知母，亦寓桂枝白虎汤之意。惟仍温多于寒，然以此悟及，则丹皮、赤芍、地龙、牛膝、黄柏、石膏之类，正可为热多于寒、湿久化热者，寒温并用也。本案起手以知柏清热，热去寒现，转入温经利络法，《金匮》："病历节不可屈伸，疼痛，乌头汤主之。"脉沉细、下肢阴冷加入川乌、草乌，后期用量可以由9g逐步增加至30g，寒甚者亦可加入细辛，从3g增加至9g。此类病证，卞师更善用虫类药物如全蝎、地龙、乌蛇、山甲等，搜风剔络，破瘀止痛。蚕沙、木瓜、鸡血藤等为方中配伍套药，功能祛风除湿，舒筋活血，对风湿痹痛病尤良。蚕沙祛风除湿，治疗风湿痹痛、吐泻转筋，王士雄《霍乱论》蚕沙汤，治霍乱转筋，亦自《金匮》鸡屎白散化出。

（黄迪娜）

54. 温养督脉法治疗强直性脊柱炎脊痹案

魏×× 男，29岁。

初诊（2017年7月26日）：强直性脊柱炎，腰脊疼痛，近来较前减轻，活动尚可，脉沉紧，舌边淡胖，苔薄腻。

鹿角片9	当归12	肉桂3	牛膝、杜仲、仙茅各30
甜苁蓉15	乌蛇9	熟地15	全虫、三七各3
骨碎补9	延胡12	萆须15	

十四帖

二诊（2017年11月24日）：腰脊疼痛仍旧，动作后反感轻松，子夜烦热出汗，胃纳都好，脉沉紧，舌淡，苔薄腻。

鹿角片9　当归12　肉桂3　牛膝、杜仲、仙茅各30
甜苁蓉15　乌蛇9　熟地15　全虫、三七各3
骨碎补9　延胡12　苞须15　独活、黄柏各9
十四帖

三诊（2017年12月22日）：子夜烦热出汗已敛，腰脊疼痛板紧较前轻松，左膝疼痛，下走不利，脉沉紧，舌淡，苔薄腻。

鹿角片9　当归12　肉桂3　牛膝、杜仲、仙茅各30
甜苁蓉15　乌蛇9　熟地15　全虫、三七各3
巴戟天9　延胡12　苞须15　威灵仙9
十四帖

四诊（2018年1月19日）：夜汗烦热已敛，腰背疼痛，板紧较前轻松，左膝左踝时有疼痛，脉沉，舌淡胖，苔薄黄腻。

鹿角片9　当归12　肉桂3　牛膝、威灵仙、杜仲各30
甜苁蓉15　乌蛇9　熟地15　全虫、三七各3
巴戟天9　延胡12　苞须15
十四帖

五诊（2018年2月23日）：腰背疼痛已轻，仍感板紧，左膝左踝已和，脉沉，舌淡胖，苔薄腻。

鹿角片9　当归12　肉桂3　牛膝、杜仲、仙茅各30
甜苁蓉15　乌蛇9　熟地15　全虫、三七各3
石楠藤9　延胡12　苞须15　地龙9
十四帖

六诊（2018年3月30日）：腰背疼痛板紧都有好转，脉沉，舌淡胖，苔薄腻，再主温养督脉。

鹿角片 9　当归 12　肉桂 3　牛膝、杜仲、仙茅各 30
甜苁蓉 15　乌蛇 9　熟地 15　全虫、三七各 3
鸡血藤 15　延胡 12　苞须 15
十四帖

七诊（2018 年 5 月 11 日）：较上月又好些，早起仍有板紧，再主温养督脉。

鹿角片 9　当归 12　肉桂 3　菟丝、杜仲、仙茅各 30
甜苁蓉 15　乌蛇 9　熟地 15　全虫、三七各 3
骨碎补 9　延胡 12　苞须 15　石楠藤 9
十四帖

八诊（2018 年 6 月 22 日）：自诉好了百分之八十，不能久坐，脉沉细，再与上方。

鹿角片 9　当归 12　肉桂 3　牛膝、杜仲、仙茅各 30
甜苁蓉 15　乌蛇 9　熟地 15　全虫、三七各 3
石楠藤 15　延胡 12　苞须 15
十四帖

……

十九诊（2019 年 10 月 25 日）：多休息则诸症较前轻松，天转秋凉尚无影响，脉沉紧，舌边淡，苔薄黄腻。

鹿角片 9　当归 12　肉桂 3　牛膝、杜仲、仙茅各 30
甜苁蓉 15　乌蛇 9　熟地 15　三七、全虫各 3
石楠藤 15　萆薢 15　苞须 15
十四帖

廿诊（2020 年 1 月 8 日）：腰脊疼痛僵硬较前减轻，背皮未松，形肉渐丰，能纳，脉沉紧，舌淡胖，苔薄腻。

鹿角片 9　当归 12　肉桂 3　狗脊、寄生、杜仲、仙茅各 30

甜苁蓉 15　　乌蛇 9　　熟地 15　　三七、全虫各 3
粉萆薢 15　　牛膝 12　　苞须 15
十四帖

【按语】

强直性脊柱炎是以骶髂关节和脊柱附着点炎症为主要症状的疾病，属风湿病范畴，在寒冷潮湿季节容易复发。本病属中医“脊痹”“大偻”范畴，病因为督脉虚寒，风湿外邪内侵。

本案以景岳右归丸为主加减处方，温养督脉，祛风通络。患者腰髀腿膝疼痛板紧，初期兼有烦热出汗，用黄柏清虚热，后期纯为虚寒症状，着重温补。右归丸化自八味肾气丸，去茯苓、丹皮、泽泻，加当归、牛膝等，治疗阴阳俱损之症，其中鹿角片补奇经，临床可加入杜仲、仙茅等强筋骨补肝肾，以温为补，以补为温。此外，虫类药物如乌蛇、全蝎搜风通络，藤类药物如石楠藤、鸡血藤疏经活络，同时选用独活、威灵仙、川芎、狗脊、萆薢祛风除湿止痛。《本经》云：“萆薢，味苦平，主腰背痛，强骨节，风寒湿周痹。”

与上案不同，此案督脉虚寒，髓不养筋，为虚证，虽痛甚亦为因虚致实，以鹿角为主药补之；上案则是风寒湿痹，凝滞筋脉，为实证，以川乌为主药攻之。

（黄迪娜）

55. 银屑病关节炎历节案

张 ×× 女，41 岁。

初诊（1994 年 4 月 25 日）：银屑病关节炎，住我院八病区三月，血沉降至50mm/h，四肢外侧皮损成片，稍痒，皮屑脱落，关节肿大畸形，以两腕指、右膝踝为显，形肉消乏，纳可，便结，舌薄腻，脉弦细数。

制川乌9　当归12　桂枝9　生石膏、黑豆、知母各30
蕲蛇肉9　地龙12　僵蚕9　何首乌15
防风己各9　泽兰9　苞须15
七帖

二诊（1994年5月4日）：精神较振，关节红肿热痛较前减轻，两肢皮损满布，大便已得日通，舌薄脉数。

制川乌9　山甲9　桂枝9　生石膏、桑枝、黑豆各30
蕲蛇肉9　地龙12　知母9　泽兰9
防风己各9　僵蚕9　苞须15
七帖

三诊（1994年5月11日）：关节肿痛较前减轻，稍劳则热痛，月经第二天，涩少不畅，少腹无所苦，脉右细左弦滑。

制川乌9　山甲9　桂枝9　生石膏、桑枝、豆卷各30
蕲蛇肉9　地龙12　知母9　当归9 土茯苓125
防风己各9　僵蚕9　苞须15
七帖
益母草冲剂，每日三次，每次一包。

四诊（1994年5月16日）：关节红肿热痛渐渐消减，动作较利，银屑病皮损四肢居多，大便嫌干，纳可，舌薄中白腻。

制川乌9　山甲9　桂枝9　生石膏、连翘、桑枝各30
蕲蛇肉9　地龙12　知母9　土茯苓125
防风己各9　僵蚕9　苞须15　刺蒺藜9
七帖

五诊（1994年5月23日）：左腕关节又热痛，外无红肿，四肢皮损如旧，能纳，大便日畅，舌薄黄腻，脉弦紧。

制川乌9　山甲9　桂枝9　生石膏、蚕沙、连翘各30
蕲蛇肉9　地龙12　知柏各9　土茯苓125
露蜂房9　僵蚕9　苞须15
七帖

六诊（1994年5月30日）：两腕关节肿痛酸滞较减，手指关节畸形肿大，皮损较淡，稍痒，脱屑。

制川乌9　山甲9　桂枝9　生石膏、蚕沙、连翘各30
蕲蛇肉9　地龙12　知柏各9　土茯苓125
丹皮参各12　僵蚕9　苞须15
七帖

……

八诊（1994年6月15日）：血沉48mm/h，腕指关节红肿渐退，酸痛未已，纳可，大便日一行，皮损瘙痒脱屑亦有减轻，精神较前好转，舌薄腻，脉弦细。

川草乌各9　山甲9　桂枝9　生石膏、连翘、黑豆各30
蕲蛇肉9　地龙12　知柏各9　土茯苓125
防风已各9　僵蚕9　苞须15
七帖

九诊（1994年6月20日）：腕指关节红肿热痛逐渐消退，不能操劳多动，皮损如前，瘙痒脱屑，能纳，大便通顺，舌中根薄黄腻，脉弦数。

川草乌各9　山甲9　桂枝9　生石膏、连翘、蚕沙各30
蕲蛇肉9　地龙12　知柏各9　土茯苓125 当归12
防风已各9　僵蚕9　苞须15
七帖

……

十一诊（1994年7月4日）：两腕关节红肿热痛并得消减，手指肿胀亦消退，手臂银屑病皮损渐隐，纳可，大便日通，舌淡苔薄腻，脉细数。

制川乌9　山甲9　桂枝9　生石膏、刺蒺藜、连翘各30
蕲蛇肉9　地龙12　知柏各9　土茯苓125
防风已各9　僵蚕9　苞须15
十四帖

十二诊（1994年7月18日）：两腕指关节红肿热痛好多，银屑病皮损亦淡隐，大便间日偏硬，纳可，舌薄脉细。

制草乌9　山甲9　桂枝9
生石膏、刺蒺藜、连翘、米仁各30　蕲蛇肉9
地龙12　知柏各9　蜂房9
防风已各9　僵蚕9　苞须15
十四帖

【按语】

银屑病关节炎属中医历节、痹证等范畴，表现为筋骨湿热，关节痛处发热。《金匮要略》中风历节病篇："诸肢节疼痛，身体尪羸，脚肿如脱，头眩短气，温温欲吐，桂枝芍药知母汤主之。""病历节不可屈伸，疼痛，乌头汤主之。"乌头为附子之母，善除风湿痛痹，为治疗痹证之主药。方中蕲蛇，与金钱白花蛇功效均较乌蛇迅猛，李时珍曰其"通治诸风"，《开宝本草》"主中风湿痹不仁，筋脉拘急……暴风瘙痒，大风疥癣"。《本经》大豆黄卷"主湿痹筋挛膝痛"，豆卷功能清热利湿，主治湿热内蕴之骨节酸痛，豆卷治湿痹见于《金匮》薯蓣丸，入之气血并补方中；而黑豆也有补肾利水、活血祛风之效，主治风痹筋挛。乌头、石膏寒温并用，取《金匮》风水越婢汤，方后有"恶风者加附子一枚，炮"语。《本经》知母主"肢体浮肿，下水"，可知知母非仅养阴清虚热，还可利筋脉骨节中水湿，《本经》泽兰"除骨节中水”，两者配伍，并重用土茯苓125g解毒除湿利关节。药后患者关节红肿热痛消减，手指肿胀消退，皮损渐隐，治疗四个月后诸症减轻。

（黄迪娜、陈文恬）

56. 犀角地黄合白虎汤治疗系统性红斑狼疮案

王×× 女，30岁。

初诊（7月22日）：红斑狼疮，五个月来病势日趋严重，周身红斑，溃破糜烂，肌肤甲错，形销骨立，食少，舌红，苔薄白腻，脉弦细滑数。

蒲公英15 野菊9 玄参12

水牛角、生地、谷芽、苇茅根各30 生赤芍9

丹皮12 紫草9 生石膏60

金银花9 山栀9 地龙12

七帖

另嘱患者西洋参9克炖汤，分1～2日服。

二诊（8月24日）：皮肤溃烂已敛，肌肤甲错已清，入暮烦热心悸，饮食尚可。

水牛角、生地、生石膏、谷芽、苇茅根各30

生鳖甲15 银翘各9 青蒿12 犀牛角[①]1.5

牡丹皮12 紫草9 白薇9

地骨皮15 山栀9 甘草3

① 已禁用。本案仅为资料性收录。

十四帖

……

六诊（10月28日）：心悸惊恐寐难，喜悲伤欲哭，烦热出汗，口渴引饮，小便多泡沫，大便通畅，胃纳尚可，体肤渐趋光润，舌红，苔薄黄腻，脉细滑数。

龙骨齿[各]15　枣仁9　生地15　龟板、茯苓、牡蛎、磁石[各]30

党玄丹[各]12　麦冬9　山栀9　黄连9 甘草3

淡竹叶6　郁金12　苞须15

十四帖

……

卅六诊（两载后1月10日）：发带状疱疹，稍红，不痛，不痒。

蒲公英15　野菊9　生地15　蚕沙、连翘、茅根[各]30

板蓝根15　苦参9　枳实9

草河车15　刺藜9　蝉蜕6

七帖

……

卅八诊（4月15日）：仍有心悸、惊恐、烦躁，较前好转，晨起四肢关节肿胀酸痛，舌尖红苔薄腻，脉细滑数。

龙骨齿[各]15　枣仁9　生地15　茯苓、牡蛎[各]30

生龟板15　知母9　连翘9　竹叶6

党玄丹[各]12　地龙12　苞须15

七帖

……

五十诊（次年4月23日）：半月来反复发热，但热不寒，汗出即退，肢体酸痛无力，胃纳尚可，舌边尖红，苔薄黄腻，脉浮滑数。

南沙参15　竹叶6　麦冬9　生石膏60 苇根30

天花粉 12　　羌活 9　　半夏 9

地骨皮 12　　连翘 9　　甘草 3

七帖

……

五十二诊（7月30日）：反复低热，怕热，怕风，周身酸痛，能纳，口渴，二便通畅，舌红，苔薄腻，脉滑数。

生鳖甲 15　　竹叶 6　　桂枝 9　　生石膏、牡蛎、鲜生地各 30

青蒿梗 12　　白薇 9　　知母 9　　花粉 12

大秦艽 9　　丹皮 12　　苞须 15

七帖

五十三诊（8月20日）：又有发热三天，早起恶寒，39℃，服退热药则退，关节酸痛，胃纳尚可。

青蒿梗 12　　当归 12　　桂枝 9　　鳖甲、牡蛎各 30

大秦艽 9　　白薇 9　　丹皮 12　　生姜三片、黄连 3、枣七枚

软银胡各 9　　知母 9　　苞须 15

七帖

【按语】

该患者为卞师台湾籍学生之亲戚，患系统性红斑狼疮，对激素类药物过敏，西医束手，曾服中药不瘥，病情日下，奄奄一息不可终日，然不甘坐以待毙，亟由台中飞上海求治于卞师。系统性红斑狼疮是一种多发于青年女性的累及多脏器的自身免疫性炎症性结缔组织病，患者首诊时病势日趋严重，周身红斑，溃破糜烂，肌肤甲错，形销骨立，食少，舌红，苔薄白腻，脉弦细滑数。卞师辨此为阳明热盛，热毒浸淫，热入血分，故用犀角地黄汤加白虎汤。石膏清阳明风火而充津液，解横溢之热邪、三焦大热、皮肤热及一切散漫之热，但量少难表其功，必主大剂，始能大清气火实热以达凉血之效。经调治后患者红斑已退，溃烂渐敛，病势转稳。后因心悸

惊恐、情志不畅，用三甲复脉汤加减调治数日。

卅八诊时，患者晨起出现四肢关节肿胀酸痛，卞师用知母一味，认为知母较蚕沙、米仁更善于通利关节，《本经》知母载有“除邪气，肢体浮肿，下水”一条，世人皆以知母为滋阴药而不知其可利水也。另现今中药房已无鲜生地供应，卞师嘱患者以干地黄浸水后，榨汁冲入药液内饮用，以替鲜生地之功效。经数年调理，诸症稳定，更无长期服激素之库欣综合征等副作用，生活工作一如常人。

（陈文恬）

57. 成人斯蒂尔病热痹案

杨 ×× 女，40 岁。

初诊（2010 年 11 月 26 日）：成人斯蒂尔病，反复发热三月，关节酸痛，动则烦热，清晨汗出烘热，胃纳尚可，齿牙浮动，二便通畅，脉细滑数，苔薄腻，皮疹发作已少。

生鳖甲 15　当归 12　桂枝 9　生石膏、连翘各 30

大秦艽 9　丹皮 12　生地 15　知母 9 竹叶 6

青蒿梗 9　白薇 9　芭须 15

七帖

二诊（2010 年 12 月 3 日）：仍有反复发热，清晨汗出烘热，动则烦热出汗，关节酸痛，脉细滑数，舌中根薄黄腻。

生鳖甲 15　当归 12　桂枝 9　生石膏、黑豆各 30

大秦艽 9　地龙 12　知母 9　黄连、甘草各 3

牡丹皮 12　白薇 9　芭须 15

七帖

三诊（2010年12月10日）：周一38℃，周二37.4℃，近三天体温正常，脉滑数，舌中根黄腻。

生鳖甲15	当归12	桂枝9	生石膏、黑豆[各]30
青蒿梗12	地龙12	知母9	黄连、甘草[各]3
大秦艽9	丹皮12	苞须15	

十四帖

四诊（2010年12月24日）：近无发热，关节酸痛较前减轻，仍有烘热汗出，月经第二日、不多，腰酸，脉细滑数，舌薄黄腻。

生鳖甲15	当归12	桂枝9	生石膏、黑豆[各]30
青蒿梗12	地龙12	白薇9	黄连、甘草[各]3
大秦艽9	丹皮12	苞须15	

十四帖

五诊（2011年1月7日）：近无发热，但感形寒，动则烦热出汗，右膝酸痛，两手指关节红肿痛，能纳，大便通畅，脉滑数，舌薄黄腻。

生鳖甲15	当归12	桂枝9	生石膏、蚕沙、黑豆[各]30
大秦艽9	地龙12	知母9	乌蛇9
防风已[各]9	白薇9	苞须15	

卅帖

……

七诊（2011年2月18日）：血沉86mm/h，近无发热，关节酸痛好多，两下肢皮下散在红斑，大腿居多，胃纳已复，大便通畅，脉细滑数，舌薄黄腻。

生鳖甲15	当归12	桂枝9	生石膏、豆卷[各]30
大秦艽9	地龙12	生地15	紫草、甘草[各]3
净银翘[各]9	丹皮12	苞须15	

十四帖

八诊（2011年3月4日）：两大腿红斑，内侧居多，关节酸痛减轻，四肢不暖，能纳，舌薄腻，脉细滑数。

生鳖甲15　当归12　桂枝9　生石膏、连翘各30

大秦艽9　地龙12　生地15　紫草、甘草各3

忍冬藤12　僵蚕9　苞须15

十四帖

九诊（2011年3月18日）：两大腿内侧红斑渐退，关节酸痛，仍有清晨烘热汗出，舌薄黄腻，脉细滑。

生鳖甲15　当归12　桂枝9　生石膏、黑豆各30

大秦艽9　地龙12　生地15　紫草、甘草各3

净银翘各9　僵蚕9　苞须15

十四帖

十诊（2011年4月1日）：又有低热37.5℃，恶风烦热，关节酸痛，红斑瘙痒，二便通畅，能纳，脉细滑数，舌薄黄腻。

生鳖甲15　当归12　桂枝9　生石膏、豆卷各30

青蒿梗12　地龙12　白薇9　生地15

大秦艽9　连翘9　苞须15

十四帖

十一诊（2011年4月15日）：恶风烦热，关节酸痛已得好转，四肢红疹成片，稍有瘙痒，口干多饮，能纳，大便通畅，舌薄黄腻，脉细滑数。低热37.8℃。

生鳖甲15　当归12　生地15　水牛角、生石膏、茅根各30

粉丹皮12　地龙12　紫草3　山栀9

忍冬藤12　白薇9　连翘12

十四帖

十二诊（2011年5月13日）：关节酸痛、皮下红疹都有好转，恶风形寒，烦热出汗，脉细滑数，舌薄黄腻，再与上方。

生鳖甲 15　当归 12　桂枝 9　水牛角、生石膏、茅根各30
忍冬藤 12　地龙 12　白薇 9　紫草 3
大生地 15　知母 9　连翘 9
卅帖

……

廿二诊（2012 年 4 月 6 日）：关节酸痛减轻，烦热出汗已少，腰酸白带，脉细滑，舌薄腻。

生鳖甲 15　归芪各12　桂枝 9　桑枝、米仁、荟草各30
何首乌 15　地龙 12　熟地 15　细辛 3
防风已各9　知母 9　苞须 15
卅帖

廿三诊（2012 年 5 月 7 日）：前症好多，仍有腰酸，子宫下坠，带多，脉细滑，苔薄黄腻。

生鳖甲 15　归芪各12　桂枝 9　菟丝、寄生各30
甜苁蓉 15　杜仲 12　熟地 15　知柏各9
巴戟天 9　乌蛇 9　苞须 15
卅帖

……

卅四诊（2013 年 8 月 5 日）：腰背两肩酸痛减轻，子宫下坠已收，少腹已和，形寒烦热，脉沉细，舌淡，苔薄腻。

生鳖甲 15　归芪各12　肉桂 3　菟丝、杜仲、仙茅各30
甜苁蓉 15　乌蛇 9　熟地 15　川膝 9
巴戟天 9　黄柏 9　苞须 15
卅帖

【按语】

成人斯蒂尔病，是一种病因未明的以长期间歇性发热、一过性多形性皮疹、关节炎或关节痛、咽痛为主要临床表现，并伴有周围血白细胞总数及粒细胞增高及肝功能受损等多系统受累的临床综合征。目前西医治疗以皮质醇激素和非甾体类抗炎药为主。

该患者以反复发热、烘热汗出、关节酸痛、皮疹红斑为主症，属“热痹”“阴虚发热”等范畴，外院已经确诊，症状典型，故卞师主以桂枝芍药知母汤、秦艽鳖甲散、青蒿鳖甲汤合方加减。《金匮》桂枝芍药知母汤为治热痹之代表方。《本经》秦艽“味苦平，主寒热邪气，寒湿风痹，肢节痛”，薏苡仁“味甘微寒，主筋急拘挛，不可屈伸，风湿痹”，细辛“味辛温”，主“百节拘挛，风湿痹痛”，大豆黄卷“味甘平，主湿痹筋挛膝痛”，牡桂“味辛温，主利关节”，芍药“味苦平，除血痹……止痛”，何一不是蠲痹止痛之药？患者经调治两年，诸症得减，渐转入调补方向。

（陈晓晖）

58. 成人斯蒂尔病喘促案

余××　　女，39岁。

初诊（2016年2月24日）：成人斯蒂尔病，两侧胸腔积液伴两肺膨胀不全，反复高热，激素控制，胸闷压紧，呼吸不畅，能纳，中脘烧灼，大便不畅，脉细滑数，舌薄黄腻。

全瓜蒌15	覆花9	葶苈9	茯苓、牡蛎各30
玉桔梗6	柴胡9	枳实9	黄连、川贝各3
桃杏仁各9	半夏9	芦须15	

十四帖

二诊（2016年3月9日）：胸闷压紧已松，呼吸渐畅，中脘烧灼已除，能纳，便硬结，脉细滑数，苔薄腻。

全瓜蒌15　覆花9　葶苈9　茯苓、牡蛎各30
苏子梗各12　柴胡9　枳实9　黄连、川贝各3
莱菔子9　半夏9　苞须15
十四帖

三诊（2016年3月23日）：中脘已和，胃纳渐佳，胸闷仍有反复，稍咳有痰，不多，大便硬结不畅，舌中根薄腻，脉细滑。

苏子梗各12　卜子9　覆花9　全瓜蒌30
光杏仁9　半夏9　枳实9　黄连、川贝各3
玉桔梗6　葶苈9　苞须15
卅帖

四诊（2016年4月22日）：近来又感胸闷，咳呛已平，大便硬结不畅，动则烦热出汗，脉细滑数，舌中根薄腻。

苏子梗各12　覆花9　葶苈9　全瓜蒌、牡蛎各30
玉桔梗6　半夏9　枳实9　黄连、川贝各3
光杏仁9　黄芩9　苞须15
十四帖

五诊（2016年5月6日）：仍感胸闷，一时心悸惊恐寐难，烦热出汗，不咳无痰，能纳，大便硬结，脉细滑数，舌薄腻。

龙骨齿各15　枣仁9　生地15　降香6茯苓、磁石各30
生龟板15　半夏9　瓜蒌15　黄连、川贝各3
党玄丹各12　桔梗6　苞须15
十五帖

【按语】

该患者与前案同为成人斯蒂尔病，然前者以热痹、阴虚发热为主症，此以肺胀胸闷喘促、高热、大便闭结为主症，故同病而异治。此案为少阳阳明合病温病里实证，故主以大柴胡汤、大陷胸丸、小陷胸汤之意，清利少阳阳明之腑热，清热化痰，泻肺平喘。由是二案可知，卞师治病，不拘于一法一方，悉遵汤液经法之辨证论治。

（陈晓晖）

59. 血管炎诸症案

夏 ×× 女，56 岁。

初诊（2010 年 4 月 21 日）：血管炎反复十年，关节酸痛，不能入冷水，头昏，心悸胸闷，寐难，烘热，皮肤干燥，疹瘰瘙痒，舌边红，唇红，苔薄腻，脉细滑数。

龙骨齿[各]15	枣仁 9	桂枝 9	生石膏、牡蛎、磁石[各]30
生龟板 15	白薇 9	知母 9	黄连、甘草[各]3
党丹参[各]12	地龙 12	苞须 15	

七帖

二诊（2010 年 5 月 12 日）：头昏心悸睡眠较前好转，关节酸痛，皮肤瘙痒，脉细滑数，舌边红，苔薄腻。

龙骨齿[各]15	枣仁 9	桂枝 9	生石膏、牡蛎、磁石[各]30
生龟板 15	地龙 12	生地 15	知母 9
党丹参[各]12	白薇 9	苞须 15	

十四帖

三诊（2010 年 11 月 19 日）：血管炎史，近又发热 37.5 ~ 38℃，形寒恶风，烦热体痛，皮肤干燥瘙痒，胃纳尚可，大便硬结，脉浮滑，苔薄黄腻。

生鳖甲 15　竹叶 6　桂枝 9　生石膏、苇茅根[各] 30
青蒿梗 12　连翘 9　丹皮 12　豆豉 9 甘草 3
地骨皮 12　白薇 9　银花[①] 9
七帖

① 金银花。

四诊（2010 年 11 月 26 日）：发热已退，形寒已罢，肢节酸痛都有好转，但感乏力，心悸，口干，睡眠不安，大便秘结，舌薄黄腻，脉细滑。

龙骨齿[各] 15　枣仁 9　生地 15　贝齿、茯苓、牡蛎[各] 30
生龟板 15　地龙 12　花粉 12　连翘 9
党玄丹[各] 12　黄连 4.5　苞须 15
十四帖

五诊（2010 年 12 月 1 日）：心悸惊恐较缓，睡眠仍差，腰酸，四肢常麻，脉细滑数，舌薄腻。

龙骨齿[各] 15　枣仁 9　生地 15　牡蛎、磁石[各] 30
生龟板 15　地龙 12　全虫 3　黄连、川芎[各] 3
党玄丹[各] 12　天麻 9　苞须 15
七帖

六诊（2010 年 12 月 10 日）：心悸惊恐已缓，睡眠未安，关节酸痛，指节红肿热痛，形寒，内烦，皮肤瘙痒，大便硬结，舌薄黄腻，脉沉细，温润并进。

制川乌 9　当归 12　桂枝 9　蚕沙、米仁、桑枝[各] 30
何首乌 15　地龙 12　玄参 12　全虫、川芎、红花[各] 3
防风已[各] 9　黄柏 9　苞须 15
十四帖

七诊（2010 年 12 月 24 日）：进温润利络方，关节酸痛好点，红肿热痛减少，大便得通，烦热恶寒，脉沉，舌厚腻，再与上方。

制川乌9　当归12　桂枝9　蚕沙、米仁、桑枝各30

何首乌15　地龙12　知柏各9　全虫、红花各3

防风已各9　乌蛇9　苞须15

十四帖

……

十一诊（2011年5月9日）：关节红肿热痛大有好转，烘热汗多，背寒足冷，能纳，大便通畅，舌淡胖，苔薄腻，脉沉，再主温润并进。

制川乌9　当归12　桂枝9　首乌、黑豆、桑枝各30

露蜂房9　地龙12　知母9　全虫、红花各3

防风已各9　乌蛇9　苞须15

十四帖

……

廿一诊（2012年3月26日）：日来失眠，心悸惊恐，胸闷，肢冷，脉细滑，舌淡胖，边齿痕，苔薄腻，先主养心安神。

龙骨齿各15　枣仁9　桂枝9　茯苓、牡蛎各30

生龟板15　天麻9　熟地15　黄连、甘草、川芎各3

党玄丹各12　降香6　苞须15

十四帖

廿二诊（2012年5月4日）：血管炎史，心悸惊恐好转，睡眠未安，四肢关节酸痛，舌淡胖边齿痕，苔薄腻，脉细滑。

龙骨齿各15　枣仁9　桂枝9　寄生、牡蛎各30

生龟板15　天麻9　熟地15　黄连、甘草、川芎各3

党丹参各12　地龙12　苞须15

十四帖

廿三诊（2012年6月15日）：心悸惊恐睡眠都有好转，关节酸痛已轻，不能稍冷，脉细滑，舌淡，苔薄腻。

龙骨齿[各]15　枣仁9　桂枝9　桑枝、牡蛎[各]30
生龟板15　地龙12　熟地15　黄连、全蝎、川芎[各]3
党丹参[各]12　郁金12　苞须15
十四帖

廿四诊（2012年7月13日）：心悸惊恐已得好转，睡眠仍差，关节酸痛，冷辄更甚。

龙骨齿[各]15　枣仁9　桂枝9　桑枝、牡蛎[各]30
生龟板15　地龙12　归芪[各]12　黄连、全蝎、川芎[各]3
防风已[各]9　天麻9　苞须15
十四帖

廿五诊（2012年9月10日）：心悸惊恐好转，睡眠仍难，关节酸痛减轻，稍着风则头痛鼻塞，脉细滑，舌胖厚，苔薄腻。

龙骨齿[各]15　枣仁9　桂枝9　首乌、牡蛎[各]30
生龟板15　地龙12　归芪[各]12　黄连、全蝎、川芎[各]3
防风已[各]12　天麻9　苞须15
十四帖

【按语】

血管炎是由于血管壁发生炎症并伴有血管损伤而引起的异质性疾病，发病机制复杂，临床表现多端，容易反复发作，缠绵难愈，可导致体内多系统损害、不明原因发热等。本病在中医文献中无相应病名，据其临床症状与体征归属于痹证、血痹、瓜藤缠、狐惑等疾病范畴，为疑难杂病。

此案患者属心悸和痹证范畴，其主症较多，乃阴阳两虚、寒热错杂所致。卞师先主以桂枝加龙骨牡蛎汤合白虎加桂枝汤，镇静安神，清热通络，取得先效。三诊见发热、恶风、体痛，急则治其标，转入青蒿鳖甲汤、白虎加桂枝汤，解表退热。四诊热退，续治本病，唇红、烘热、皮肤瘆瘰等热象已减，故石膏可去。待心悸失眠较缓，以关节红肿痹阻为主症，此为历节病，卞师以乌头汤合桂枝芍药知母汤治之，乌头为附子之母，善治风湿痹痛，为治疗痹证之主药。诸症减轻后逐步加入防己地黄汤，防风、防己、桂枝行经络肢节，以治风寒湿痹，地黄养血行血，兼入地龙、全蝎之类通络，关节疼痛大有好转。后期交替运用养心安神法及温润利络法，诸症得减。全案症状繁多，更复有表里、寒热、气血、虚实相兼错杂之势，然仲圣“观其脉证，知犯何逆，随证治之”为我中医临证处方之原则，卞师辨证思路清晰，用药以简驭繁，可谓医术精湛。

（陈文恬、黄迪娜）

60. 疟病寒热往来案

胡×× 男，85岁。

初诊（2016年10月26日）：两三月来，寒热往来，多在午后暮晚，得汗出渐退，肢体酸痛，食少，恶油，脉浮紧滑数，苔薄腻。

生鳖甲15 当归12 桂枝9 姜三片、枣七枚、牡蛎30
青蒿梗12 半夏9 芩9连3 软银胡[各]9
大秦艽9 丹皮12 苞须15
五帖

二诊（2016年10月31日）：暮晚仍有寒热往来，较轻，肢体酸痛已罢，胃纳加多，二便通畅，脉浮紧滑数，苔薄黄腻。

生鳖甲15 当归12 桂枝9 姜三片、枣七枚、牡蛎30
青蒿梗12 丹皮12 芩9连3 软银胡[各]9
大秦艽9 郁金12 苞须15

七帖

三诊（2016年11月7日）：寒热往来渐罢，时有低热数分，疼痛减轻，痛处加多，胃纳尚可，二便通畅，脉浮紧已缓，滑脉转涩，舌中根薄腻。

生鳖甲15　当归12　桂枝9　姜三片、枣七枚、牡蛎30
大秦艽9　丹皮12　芩9连3　软银胡各9
青蒿梗12　知母9　苞须15
七帖

四诊（2016年11月14日）：寒热往来已罢，时有低热数分，胃纳加多，关节疼痛，脉紧涩数，苔薄腻。

生鳖甲15　当归12　桂枝9　生姜三片、牡蛎30
青蒿梗12　丹皮12　秦艽9　连翘9
软银胡各9　芩9连3　苞须15
十四帖（先服七帖）

五诊（2016年11月28日）：近两周寒热往来发作一次，先寒战后高热，汗出即解，能纳，肢体关节疼痛，游走无定处，子夜烦热出汗，脉紧涩数，苔薄黄腻。

生鳖甲15　当归12　桂枝9　生姜三片、牡蛎30
大秦艽9　丹皮12　青蒿12　黄芩9连3
软银胡各9　白薇9　苞须15
十四帖（先服七帖）

六诊（2016年12月12日）：有时暮晚数分体温，寒热往来不甚，胃纳加多，两腕关节酸痛，握拳无力，子夜烦热出汗已敛，脉细紧涩数，舌边淡，苔薄黄腻。

生鳖甲15　当归12　桂枝9　生姜三片、牡蛎30
大秦艽9　丹皮12　防己9　软银胡各9

生地黄 15　白薇 9　苞须 15

十四帖

七诊（2016 年 12 月 26 日）：寒热往来已罢，子夜烦热已敛，胃纳加多，能吃半个蹄髈，大便通畅，两手腕关节仍感酸痛，脉紧涩数，舌薄腻，再与上方。

生鳖甲 15　当归 12　桂枝 9　生姜三片、牡蛎 30

大秦艽 9　白芍 9　生地 15　白薇 9

软银胡各 9　防已 9　苞须 15

十四帖

【按语】

西医之疟疾，为疟原虫引起的以间歇性寒战、高热、出汗和脾大、贫血等为特征的传染病。中医之疟病，范围较其更广，《说文解字》曰："疟，热寒休作。"故凡寒热往来、休作有时诸症，中医皆可称疟，《本经》有温疟、如疟、类疟、痎疟之诸名，而不若西医之疟疾必有疟原虫感染方得称之为疟之单一也。《医学三字经 · 疟疾》云："疟为病，属少阳，寒与热，若回翔……治之法，小柴方。热偏盛，加清凉，寒偏重，加桂姜。"师祖刘民叔先生以为，疟属少阳，以其既非太阳之表，复非阳明之里，乃居半表半里之界，而半表半里即少阳也。疟疾属半表半里之偏于表者，当从汗解，属小柴胡汤证，此即"上焦得通，津液得下，病当自解"之义也；在半表半里之里者，当从下解，属大柴胡汤证。

该患者症见寒热往来、肢体酸痛，卞师主以柴胡桂枝汤、青蒿鳖甲汤合清骨散加减。四诊寒热往来已罢，仍有午后暮晚发热、子夜烦热出汗，证属阴虚，继与清虚热、退骨蒸，后期关节酸痛仍有，加入防己、桑枝通络除湿。七诊寒热往来、子夜烦热得敛，收效满意。

《温病条辨》两载青蒿鳖甲汤，卷二《中焦篇 · 湿温》云："脉左弦，暮热早凉，汗解渴饮，少阳疟偏于热重者，青蒿鳖甲汤主之。"方用青蒿、鳖甲、知母、丹皮、桑叶、花粉，此为苦辛咸寒之法；卷三《下焦篇·风温温热温疫温毒冬温》云："夜热早凉，热退无汗，热自阴来者，青蒿鳖甲汤主之。"方用青蒿、鳖甲、知母、丹皮、生地，此为辛凉甘寒之法。《本经》青蒿："味苦寒，主疥瘙痂痒恶疮，留热在骨节间。"《本经疏证》言鳖甲"疗温疟……肉味甘，主伤中，益气补不足"。《本经》猪苓主水分之痎疟，当归主血分之温疟，麻黄主表证之温疟，鳖甲主癥瘕坚积寒热之疟母，龟甲主癥瘕痎疟，牡蛎主温疟，诸药皆可治疟，而有寒热、虚实、表里、气血之不同。另外，刘民叔先生有三甲麻黄汤，治多年老疟，方用牡蛎、龟板、鳖甲、麻黄、桂枝、白薇、生半夏、砂仁、甘草、生姜、大枣，足补《金匮》所未及。

（徐立思、黄迪娜）

61. 大剂养阴清热治疗阴虚发热案

王× 女，55岁。

初诊（2019年2月27日）：动则烦热汗出，子夜烦热汗出，睡眠不安，能纳，二便通畅，脉细滑数，苔薄黄腻。

花龙骨15 远志6 熟地15 茯苓、牡蛎各30
生龟板15 白薇9 知柏各9 黄连、甘草各3
党玄参各12 栀曲各9 苞须15
十四帖

二诊（2019年3月13日）：烘热出汗不减，子夜烦热出汗未敛，前方加重其治。

花龙骨15 竹茹6 二地各15 龟板、牡蛎各30
党玄参各12 白薇9 知柏各9 黄连、甘草各3

地骨皮12　　丹皮12　　苞须15

十四帖

三诊（2019年3月27日）：烘热出汗较前减少，不多，脉细滑，舌薄黄腻。

花龙骨15　　竹茹6　　二地各15　　龟板、牡蛎各30

党玄参各12　　白薇9　　知柏各9　　黄连、甘草各3

生石膏15　　丹皮12　　苞须15

十四帖

四诊（2019年4月10日）：动则烘热汗出，子夜烦热出汗较前减少，再主养阴潜阳。

花龙骨15　　竹茹6　　生地15　　生石膏、龟板、牡蛎各30

党玄参各12　　丹栀各9　　知柏各9　　功劳叶9

香白薇9　　黑豆9　　苞须15

十四帖

五诊（2019年4月24日）：好转不多，再与上方。

生石膏、寒水石、龟板、牡蛎各30

花龙骨15　　竹茹6　　生地15　　地骨皮9

党玄参各12　　白薇9　　知柏各9

牡丹皮12　　山栀9　　苞须15

十四帖

……

七诊（2019年5月20日）：前症较有好转，脉细，舌薄腻，苔少，再主大剂养阴清热。

龟板、牡蛎、生石膏、寒水石、生地各30

花龙骨15　　竹茹6　　青蒿12

牡丹皮12　　白薇9　　知柏各9

地骨皮 12　山栀 9　苞须 15

十四帖

……

廿一诊（2020 年 4 月 20 日）：清晨烦热已少，已无汗出，动则烘热出汗仍旧，胃纳都好，脉细滑，苔薄黄腻，舌偏红，再主育阴潜阳。

龟鳖甲、牡蛎、贝齿、磁石、生地、生石膏、寒水石各 30

珠儿参 12　竹茹 6　熟地 15　当归 12

青蒿梗 12　白薇 9　知柏各 9　紫草 3

地骨皮 12　丹皮 12　苞须 15

十四帖

廿二诊（2020 年 5 月 6 日）：烦热已少，背热已罢，不能多动多走，脉细滑，舌偏红，苔薄黄腻。

龟鳖甲、牡蛎、贝齿、磁石、生地、生石膏、寒水石各 30

珠儿参 12　竹茹 6　熟地 15　黄连 3

青蒿梗 12　白薇 9　黄柏 9

全当归 12　丹皮 12　苞须 15

十四帖

廿三诊（2020 年 5 月 18 日）：好了一半，脉细滑，苔薄腻，胃纳都好，大便通畅，再主上方，大剂养阴清热。

龟鳖甲、牡蛎、贝齿、磁石、生地、生石膏、寒水石各 30

青蒿梗 12　竹茹 6　熟地 15　黄连 3

地骨皮 12　白薇 9　黄柏 9

功劳叶 9　丹皮 12　苞须 15

十四帖

【按语】

该患者年逾五十，就诊时自诉动则烘热汗出，子夜烦热汗出，热甚心烦，不能自已，诸症已有多年。妇科多按绝经前后诸证论治，然经外院诊治显效不甚。卞师认为，此仍属阴虚内热，然治阴虚一证，其养阴滋填一法是填不满的无底洞，谓其无穷尽也，乃主以大剂养阴清热、育阴潜阳之法，以青蒿鳖甲汤、竹皮大丸加减。青蒿鳖甲汤，吴鞠通用治“夜热早凉，热退无汗，热自阴来者”。《金匮》竹皮大丸，治妇人乳中虚，烦乱呕逆，以之安中益气，方后更言：“有热者，倍白薇。”卞师方中用石膏、寒水石、磁石、牡蛎诸味，《本经》“石膏，味辛微寒，主中风寒热……口干舌焦不能息”，“凝水石，味辛寒，主身热，腹中积聚邪气，皮中如火烧，烦满”，“磁石，味辛咸，除大热烦满”，“牡蛎，味咸平，主伤寒寒热，温疟洒洒”，皆辛寒咸寒清气分大热之品。龟鳖同属水族介类，同属至阴之物，并能养阴，清骨蒸潮热。且卞师处方，全方上清气分之热，免续耗阴，下养阴分不足，填其既亏之虚，而诸药循序增量，非初始即用大剂，盖防伤其胃也。经调治年余，患者自诉其骨蒸潮热有所改善。

（徐立思）

62. 反复口疳案

胡 ×× 女，63 岁。

初诊（2019年7月1日）：反复口腔溃疡，碎痛，口气灼热，能纳，不饥，饱胀嗳气，清晨烦热出汗，脉细滑，苔薄腻。

淡竹叶 6	竹茹 6	生地 15	生石膏、谷芽、苇根各 30
南花粉 12	麦冬 9	连翘 9	
北沙参 15	半夏 9	甘草 3	

七帖

【按语】

口腔溃疡为临床常见疾患之一，常反复发作，迁延不愈，西医认为多与免疫、遗传或环境因素有关，中医属“口疳”“口疮”“口糜”等范畴。卞师以本病属阴虚火旺之证，阴虚为主者，症见口糜溃烂、疼痛不甚、反复发作、烦热汗出、手足心热等，侧重养阴清热，如沙参麦冬汤、知柏地黄丸等；实火偏盛者，症见口舌碎痛、口气灼热、小便短赤等，侧重清热泻火，如导赤散、竹叶石膏汤等。局部可用西瓜霜、锡类散喷涂，清热解毒，生肌收口。

（徐立思）

63. 大剂温药治疗太阴少阴伤寒里证案

黄×× 女，33岁。

初诊（2017年9月22日）：反复低热数月，动辄烦热，静则阴冷，上半烦热，下半不温，心悸胸闷，叹息，寐难，子夜烦热出汗，胃纳尚可，烂便，脉细滑数，苔薄腻，有桥本甲状腺炎病史。

龙骨齿各15　枣仁9　桂枝9　降香6 茯苓、牡蛎各30

生龟板15　白芍12　熟地15

六曲9 生姜三片、黄连3 枣七枚

党丹参各12　白薇9　苞须15

七帖

二诊（2017年9月29日）：前症仍有反复，喜悲伤欲哭，脉细滑，舌胖大，苔黄腻。

龙骨齿各15　枣仁9　桂枝9　降香6 小麦、牡蛎各30

生龟板15　柴胡9　熟地15　黄连、川芎各3

参芪归[各]12　白薇9　苞须15　生姜三片、枣七枚

十帖

三诊（2017年10月9日）：前症好转，仍有反复，中脘饱胀，多嗳气，食少，脉细滑，苔黄腻。

龙骨齿[各]15　枣仁9　桂枝9　降6木香9茯苓、牡蛎[各]30

生龟板15　潞参12　熟地15　黄连、川芎[各]3

西砂仁9　柴胡9　苞须15　生姜三片、枣七枚

十帖

四诊（2017年10月18日）：精神好多，睡眠好转，低热、怕风、出汗、心悸、胸闷仍有反复，不哭了，脉细滑，舌淡胖，苔薄腻。

龙骨齿[各]15　枣仁9　桂枝9　降6木香9茯苓、牡蛎[各]30

生龟板15　潞参12　熟地15

黄连、川芎[各]3生姜三片、枣七枚

全当归12　柴胡9　苞须15　半夏9

七帖

五诊（2017年11月1日）：前症都有好转，颈背恶寒，冷汗出，舌胖大，苔薄腻，脉沉。

黄附块15　枣仁9　桂心3枝9　龙骨、牡蛎、茯苓[各]30

生白术芍[各]9　柴胡9　熟地15　生姜三片、黄连3枣七枚

全当归12　半夏9　苞须15

七帖

六诊（2017年11月3日）：服上方一帖，饭时出汗已少，夜汗又多，反复二三阵，肩背形寒减轻，神倦嗜睡，嗳气连连，胸脘痞胀，头顶痛，脉沉细滑，舌薄腻。

黄附块15　枣仁9　肉桂3　龙骨、牡蛎、茯苓[各]30

生龟板15　柴胡9　熟地15　生姜三片、黄连3枣七枚

党丹参各12　半夏9　苞须15　降香6

七帖

七诊（2017年11月15日）：白天出汗已少，夜汗仍多，形寒，烦热，头怕冷，痞胀已松，嗳气仍多，脉沉细滑，苔薄黄腻。

黄附块15　枣仁9　熟地15　龙骨、牡蛎、茯苓各30

生龟板15　柴胡9　当归12　肉桂、黄连、川芎各3

降真香6　半夏9　苞须15　生姜三片、枣七枚

七帖

八诊（2017年11月27日）：前症好多，月经第一天，不多，少腹隐隐坠痛，脉沉细滑，苔薄腻。

黄附块15　枣仁9　熟地15　龙骨、牡蛎、茯苓各30

生龟板15　柴胡9　当归12　肉桂、黄连、川芎各3

旋覆花9　半夏9　苞须15　生姜三片、枣七枚

十四帖

……

十二诊（2018年1月15日）：仍有冷汗出，汗出更冷，时有腹痛伴烂薄便，中腹痞胀已松，嗳气减少，能纳。

黄附块15　远志6　桂心3枝9　龙骨、牡蛎各30

生白芍9　柴胡9　熟地15　干姜、川芎、甘草各3

全当归12　半夏9　苞须15　枣七枚

十四帖

十三诊（2018年1月19日）：前症又有反复，汗多恶热，汗后怕冷，神倦乏力，食少，烂便，嗳气，脉沉，苔薄腻。

黄附块15　潞参12　肉桂3　龙骨、牡蛎各30

生白芍9　柴胡9　白薇9　干姜、黄连、甘草各3

全当归12　半夏9　苞须15

五帖

……

十八诊（2018年5月9日）：前症反反复复，能纳，多嗳气，腰足酸软，气温21℃，仍着滑雪大衣、围巾，脉沉，舌淡胖，苔薄腻。

龙骨齿各15　潞参12　肉桂3　黄附块、茯苓、牡蛎各30

生白术芍各9　柴胡9　五味9　干姜、黄连、甘草各3 枣七枚

旋覆花9　半夏9　苞须15

十四帖

十九诊（2018年5月30日）：稍动仍有冷汗出，时有心悸，嗳气，夜汗，喜悲伤欲哭，形寒，重衣，脉沉，苔薄腻。

龙骨齿各15　潞参12　肉桂3　黄附块、贝齿、牡蛎各30

生白芍9　柴胡9　熟地15　干姜、黄连、甘草各3 枣七枚

全当归12　半夏9　苞须15

十四帖

廿诊（2018年6月22日）：日前劳力后，前症又有反复，食少饱胀嗳气，脉沉，舌胖大，苔薄黄腻，恶寒，热天仍穿羊毛衫裤、毛衣。

龙骨齿各15　枣仁9　肉桂9　黄附块、贝齿、牡蛎各30

生白芍9　柴胡9　潞参21　干姜、黄连、甘草各3 枣七枚

降真香6　半夏12　苞须15

十四帖

廿一诊（2018年7月20日）：大热天仍穿厚衣，容易出汗，反复恶风，能纳，无饱胀，多嗳气，脉沉，舌胖大，苔薄腻。

龙骨齿各15　枣仁9　肉桂9　黄附块、茯苓、牡蛎各30

生白芍9　柴胡9　潞参21　干姜、黄连、甘草各3 枣七枚

旋覆花9　半夏9　苞须15

十四帖

廿二诊（2018年8月20日）：汗多，恶风恶寒，能纳，无饱胀，嗳气连连，乳腋胀，牵紧，早起仍有心悸，脉沉，舌根薄黄腻。

龙骨齿[各]15　枣仁9　肉桂9　黄附块、茯苓、代赭石[各]30

西潞参21　柴胡9　当归15　干姜、黄连、甘草[各]3 枣七枚

旋覆花9　半夏9　苞须15

十四帖

……

廿八诊（2019年4月24日）：连日闷热阴雨，倍感不安，形寒，冷汗出，汗出更冷，烦躁惊悸，嗳气反恶，脉沉，苔薄腻，舌淡胖，月经第五天。

黄附块、当归、肉桂、牡蛎[各]30

龙骨齿[各]15　枣仁9　覆花9

干姜、黄连、吴萸、细辛、甘草[各]3

生白术芍[各]9　半夏9　潞参12　枣七枚、花椒3

代赭石15　柴胡9　苞须15

卅帖

廿九诊（2019年5月27日）：时交初夏，怕冷减少，已不穿羽绒服，烦躁惊悸渐宁，嗳气仍多，能纳，脉沉细，舌淡胖，苔薄腻。

黄附块、肉桂、当归、牡蛎[各]30

干姜、吴萸、黄连、细辛、甘草、花椒[各]3

龙骨齿[各]15　枣仁9　潞参21　枣七枚

生白术芍[各]9　柴胡9　枳实9

旋覆花9　半夏9　苞须15

卅帖

……

卅一诊（2019年9月11日）：怕冷好转，仍感怕冷，今气温32℃，仍穿加绒裤，惊悸惊恐已少，睡眠未安，汗多出，越出越

冷，食少饱胀嗳气，二便通畅，脉沉不起，舌薄腻，口多涎唾清水，益火之源以消阴翳。

黄附块60 肉桂、干姜、当归各30 红枣十二枚

黄连、吴萸、细辛、花椒、甘草各3

西潞参21　豆蔻9　肉蔻9

生白术12　半夏9　苞须15

卅帖

卅二诊（2019年10月18日）：甫转秋凉，又感寒冷，已穿羽绒服，心悸惊恐已宁，食不能多，稍冷则泄下，嗳气多涎唾，脉沉不起，苔薄黄腻。

生附子30（自加）当归、肉桂、干姜、生白术各30

黄连、吴萸、细辛、花椒、甘草各3 大枣七枚

补骨脂9　潞参12　肉蔻9

胡芦巴9　巴戟9　苞须15

卅帖

卅三诊（2019年11月8日）：天转深秋，越来越怕冷，冷自骨髓出，迭进温药大剂，真阳不起，奈何？

黄附块250　干姜30　肉蔻9　补骨脂9

全当归30　肉桂30　五味9　桂圆、大枣各十枚

生白术30　甘草9　苞须15

十四帖

……

卅六诊（2020年7月6日）：海南归来两日，低热已罢，胃纳奇佳，嗳气较前减少，心下痞胀已软，连服附子250g一帖，恶寒、寒自骨髓出较前好转，胖了4.5kg，仍穿加绒裤，六脉俱沉，舌胖厚，苔薄腻，再用大剂温药。

黄附块250　干姜30　肉桂30　当归30 半夏12

生白术30　肉蔻9　甘草9　吴萸、细辛各3

补骨脂9　五味9　苞须15　桂圆、大枣各十枚

宽汤缓煎，不分次服

十四帖

【按语】

该患者年方而立，初诊心悸胸闷，失眠叹息，烦热出汗，喜悲伤欲哭，卞师主以龙骨齿方。五诊始，患者形寒恶风，四末不温，心悸烦躁，大便溏泄，脉沉，甚则自诉寒自骨髓而出，夏天仍穿厚衣绒裤，初秋已添羽绒大衣，虽偶有烘热汗出，《伤寒论》11条"病人身太热，反欲得衣者，热在皮肤，寒在骨髓也"，故为真寒假热，属太阴少阴伤寒里证，卞师先后主以茯苓四逆汤、当归四逆加吴茱萸生姜汤、桂枝加龙骨牡蛎汤、四神丸之意。

卞师所用黄附块，为四川炮制法，其有效成分乌头碱含量高于江南淡附片，故效力更胜。附子辛温，功能回阳补火，温中祛寒，逐风湿痹，以为强心固脱，以治风寒湿痹，痿躄拘挛，以治痰饮喘逆，阳虚水肿，以为温阳通络，行瘀止痛，以住中寒泄泻，完谷不化，以强肾阳衰微，功能减退。故卞师强调，附子主症有形寒、泄泻、小便利、脉沉等，以《伤寒论》言"若小便色白者，少阴病形悉具"，故小便不利不可与附子。

本案黄附块初以15g起步，渐加量至250g，且嘱患者宽汤缓煎，以减免毒副作用。卞师认为，附子量大，或可致人麻痹，然用之者，亦正利用其麻痹之性而取效也。

（徐立思）

64. 膏方治疗虚劳腰酸案

季×　女，50岁。

久站多立则腰膝酸软，早起目胞浮肿，时有烘热不多，易感冒，胃纳都好，二便正常，脉细，舌薄腻。

生晒人参 30　冬虫夏草 30　蛤士蟆油 15

上三味另煎取汁，滓再煎。

生鳖甲 60	生黄芪 125	全当归 45	大熟地 125
甜苁蓉 60	西潞参 45	生杜仲 30	生地黄 30
生牡蛎 60	枸杞子 30	陈萸肉 30	肥知母 30
甜黄精 30	天门冬 30	金樱子 15	川黄柏 30
怀山药 60	仙灵脾 15	怀牛膝 30	大泽泻 21
菟丝子 30	沙苑子 30	南芡实 30	上肉桂 9
白茯苓 125	建莲肉 30	石龙芮 125	苞米须 250
核桃肉 250	桂圆肉 125	大红枣 250	鲜橘皮三只
葡萄干 90			

上药先一日用冷水浸透，武火浓煎取汁，滓再煎，榨汁三次，去滓，续以文火煎至滴水成珠，并溶入：

陈阿胶 250	龟甲胶 250	鳖甲胶 250	线鱼胶 90
白冰糖 1 000	净饴糖 250		

搅令销尽，加入参汤等，如法收膏，瓷缸盛之，每服一汤匙，早晚白开水化服。

二〇一七年十一月

【按语】

膏滋之品，源远流长，早在西汉长沙马王堆出土的《五十二病方》中即有其雏形。如今每值秋令，膏方成风，已成商业炒作之势。卞师强调，凡有疾之人，当重在治其病，而非膏方所宜，只确有体弱多病、年久虚劳者，方适合膏滋进补，且医者须多次诊治了解患者个体情况后，才能处方，故卞师医案，膏方脉案少见。

本案患者亦卞师弟子，年未七七而天癸竭，腰膝酸软，晨起目胞浮肿，烘热汗出，为肾阴亏虚之证，治在奇经。卞师主以六味地黄丸、左归丸加减，参以大队健脾补肾之品。每年秋冬常服，诸症均有明显改善，面生光华。

（徐立思）

65. 膏方治疗反复外感虚劳案

徐×× 男，33岁。

平素易感冒咳嗽，且病多化热，迁延不愈，神疲劳倦，冬日畏寒，肤痒多屑干燥，纳谷尚馨，二便且调，寐安，时有早搏，但无所苦，苔薄腻，脉细滑。

生晒人参30 西洋参30

上两味另煎取汁，滓再煎。

白石英30 远志肉21 大熟地125

甜苁蓉60 天门冬30 麦门冬30

功劳叶30 五味子30 枸杞子30

生杜仲30 怀山药60 全当归21

大黄芪30 西潞参60 柏子仁30

白茯苓60 生龟板30 生牡蛎60

菟丝子30 生甘草21 甜黄精60

大黑豆30 薏苡仁30 大豆卷30

何首乌30 石龙芮60 桂圆肉60

葡萄干90 胡桃肉250 大红枣125

干柿饼五枚 生梨一斤 鲜橘皮三枚

可加银耳、蛤士蟆尤良。

上药先一日用冷水浸透，武火浓煎取汁，滓再煎，榨汁三次，续以文火煎至滴水成珠，并溶入：

陈阿胶250 龟甲胶125 白冰糖1 000

搅令销尽，如法收膏，瓷缸盛之，每日早晚一汤匙，白开水化服。

二〇一八年十二月

【按语】

天问忝列卞师门墙已将七载，受益良多，惟自幼体弱多病，时常外感，迁延不愈，属肺肾不足，气阴两虚。卞师认为，虚损之证，当以补阴为主，或加血肉有情之品填补，少佐阳药以振奋，待阴精充盛，则阳气自复，故仿景岳左归丸法，于阳中求阴。连服两个冬季，近年来感冒明显减少。

卞师膏方，特点鲜明：其一，胶类量大。该方为家中自制小剂膏方，但胶类总量达375g，相对较多，前案更用陈阿胶、龟甲胶、鳖甲胶、线鱼胶共计840g。卞师不仅善用胶类治虚损，更用以治疗各类疑难病证。其二，善用食补。卞师膏方多用红枣、柿饼、银耳、生梨、桂圆肉、葡萄干、核桃肉等药食两用之品，既可平和食补，又能起到改善口感的作用。

（徐立思）

二 外科

1. 大剂石膏治疗变应性皮肤血管炎案

何××　　男，32岁。

初诊（2015年3月16日）：两下肢皮肤红斑成片，烧灼感，溃烂，反反复复，饮食二便如常，脉细滑，苔薄黄腻。

蒲公英15　野菊9　生地15　水牛角、连翘、茅根各30

生赤芍9　刺蒺9　黄柏9　蚕沙、米仁各12

牡丹皮12　地龙12　紫草3

七帖

二诊（2015年3月23日）：肿痛似得减轻，溃烂渍水已少，脉细滑，舌薄黄腻，再主清热解毒。

蒲公英15　野菊9　生地15　水牛角、连翘、茅根、蚕沙各30

生赤芍9　刺蒺9　黄柏9　山栀9

牡丹皮12　地龙12　紫草9

七帖

三诊（2015年3月30日）：两下肢红斑成片，红肿热痛，溃破出水，反反复复，脉滑数，苔薄黄腻。

草河车15　山甲9　生地15

水牛角、石膏、蒲公英、茅根各30

生赤芍9　银翘各9　黄柏9　刺蒺9

海桐皮9　地龙12　紫草9

七帖

四诊（2015年4月10日）：前症反反复复，改善不大，脉细滑数。

水牛角、石膏、蒲公英、茅根、紫花地丁各30

牡丹皮12　山甲9　黄柏9　干蟾3

生赤芍 9　银翘[各] 9　紫草 9

刺蒺藜 9　地龙 12　熟军 3

生地 30 泡汁冲

另：生大黄 3、黄柏 9、生地榆 15 磨粉，拌如意金黄散，外敷。

七帖

五诊（2015 年 4 月 20 日）：热则红肿热痛较甚，冷则轻松，溃破脓血仍多，脉细滑，舌薄黄腻，前方加重其治。

水牛角、紫花地丁、蒲公英、茅根[各] 30

生地榆 15　野菊 9　山栀 9　生石膏 125

生赤芍 9　苦参 9　黄柏 9　熟军、干蟾[各] 3

山甲珠 9　地龙 12　紫草 9

生地 30 泡汁冲

七帖

六诊（2015 年 5 月 13 日）：溃破出水已敛，红肿热痛已得消减，胃纳都好，烂便多行，脉细滑，舌薄黄腻。

水牛角、紫花地丁、蒲公英、茅根[各] 30

生地榆 15　野菊 9　山栀 9　生石膏 125

露蜂房 9　连翘 9　黄柏 9　熟军、干蟾[各] 3

山甲珠 9　地龙 12　紫草 9　刺藜 9

生地 30 泡汁冲

十四帖

七诊（2015 年 5 月 27 日）：红肿热痛已消，两下肢渐渐光洁，两个小疮口稍有出水，初见成效，继续巩固。

水牛角、紫花地丁、蒲公英、蚕沙、茅根[各] 30

生地榆 15　山甲 9　山栀 9　生石膏 125

露蜂房 9　川膝 12　黄柏 9　干蟾 3

蜀羊泉 15　刺蒺 9　紫草 9

生地 30 泡汁冲

十四帖

……

服药至 2015 年 7 月 24 日，随访至 2015 年 11 月末，两下肢表皮已光润，脓疮并无再发，饮食二便如常，余无不适（治疗前后对照见文末彩图 1）。

【按语】

变应性皮肤血管炎是一种白细胞破碎性血管炎，累及毛细血管和小血管的坏死性血管炎，一般归于中医外科“脓窝疮”一类。卞师认为此病以湿热留结、血瘀热毒为主，疮家病属温病范畴。陆九芝曰：“凡属阳明病方，即为治温病方，如栀豉、白虎等，后世治温诸方皆出自白虎、栀豉，如银翘、清营、化斑。”卞师一、二诊先以大剂清热凉血为主，全方仿犀角地黄汤，加四妙丸、五味消毒饮为辅。第四诊药用生地泡冲，实为生地以热水冲泡后，取汁加入煮好的药液中，以代鲜生地之意。《本经》地黄条下有“主折跌绝筋伤中，逐血痹……生者尤良”句，可知地黄以新鲜生者的清热效果最佳，最宜营血实热，且生地黄亦有化瘀之效。然患者症状仍有反复，提示清血分热犹感不足，需大清气分实热，使内蕴之营血热瘀自气分透解，故第五诊加入生石膏 125g。石膏清阳明风火而充津液，解横溢之热邪、三焦大热、皮肤热及一切散漫之热，凡与滓秽相结之热可解以石膏，剂量少则难表其功，必主大剂，始能大清气火实热以达凉血之效。经治三月即告痊愈。随访半年未见复发，疗效肯定。

（陈文恬）

2. 阳和汤治疗糖尿病血管炎掌背阴疽案

郭 ×× 男，53 岁。

初诊（2017年3月27日）：糖尿病血管炎，两手肿胀、阴冷、溃破，稍有脓水，胃纳都好，二便通畅，脉沉细，舌胖厚，苔薄腻。

鹿角片9　归芪[各]12　桂枝9　蒲公英、蚕沙[各]30
蜀羊泉15　地龙12　熟地15　刺蒺9
白毛藤15　知柏[各]9　苞须15
十四帖

二诊（2017年4月10日）：两手肿胀阴冷都有好转，溃破红肿渐消，仍有脓水，舌胖厚，苔薄腻，脉沉细。

鹿角片9　归芪[各]12　桂枝9　蒲公英、蚕沙、蜀羊泉[各]30
露蜂房9　地龙12　熟地15　刺蒺9
白毛藤15　知柏[各]9　苞须15
十四帖

三诊（2017年4月24日）：左手肿胀阴冷都有好转，右手阴冷仍旧，手背中指根部溃破脓水已少，脉沉细，舌胖厚，苔薄腻。

鹿角片9　归芪[各]12　桂枝9
蚕沙、连翘、蒲公英、蜀羊泉[各]30
露蜂房9　地龙12　熟地15　丹皮12
汉防已9　知柏[各]9　苞须15
十四帖

四诊（2017年5月8日）：前症再与上方。

鹿角片9　当归12　桂枝9　生芪、蚕沙、连翘[各]30
露蜂房9　地龙12　熟地15　忍冬藤9
汉防已9　知柏[各]9　苞须15
十四帖

五诊（2017年5月22日）：左手已近正常，右手手指肿胀，溃疡已干，脉沉细，舌淡胖，苔薄腻。

鹿角片9　当归12　桂枝9　生芪、蚕沙、连翘[各]30

露蜂房 9　地龙 12　熟地 15　鬼臼 9
忍冬藤 9　知柏各 9　苞须 15
十四帖

六诊（2017 年 6 月 5 日）：右手手指肿胀未消，手背中根部溃疡已干，脉沉细，舌淡胖，苔薄腻。

鹿角片 9　当归 12　桂枝 9　生芪、白毛藤各 30
露蜂房 9　地龙 12　熟地 15　刺藜、连翘各 9
汉防己 9　知柏各 9　苞须 15
十四帖

七诊（2017 年 6 月 19 日）：左手手指肿胀已松。

鹿角片 9　当归 12　熟地 15　生芪、白毛藤、米仁各 30
露蜂房 9　地龙 12　桂枝 9　刺藜、连翘各 9
北细辛 3　防己 9　苞须 15　知柏各 9
十四帖

八诊（2017 年 7 月 3 日）：溃疡已收，左手手指肿胀渐松，脉细涩，苔薄黄腻。

鹿角片 9　当归 12　熟地 15　生芪、白毛藤、米仁各 30
露蜂房 9　地龙 12　桂枝 9　细辛 3
鸡血藤 15　知柏各 9　苞须 15
十四帖

九诊（2017 年 7 月 17 日）：左手手指肿胀渐消（治疗前后对照见文末彩图 2），活动渐利，脉细涩，舌薄黄腻，能纳，二便通畅。

鹿角片 9　当归 12　熟地 15　生芪、白毛藤、米仁各 30
露蜂房 9　地龙 12　桂枝 9　红花 3
何首乌 15　知柏各 9　苞须 15
十四帖

【按语】

阴疽之治，法在温阳活血。鹿角片、当归、桂枝、熟地、细辛、首乌、红花等皆为此设，而寓阳和汤、当归四逆汤之意。阳和汤以麻黄通阳散寒，而卞师谓以细辛代麻黄更佳，因麻黄为纯表药，而细辛为里中之表药，味辛气温，温散阴寒，且《本经》载其“主死肌”。《金匮》防己黄芪汤下有“陈寒者，加细辛三分”，当归四逆汤、乌梅丸用细辛，皆作里药用也。虽为阴疽，初期但见溃疡脓水，故佐蜀羊泉、连翘、蒲公英、知柏等清热解毒之品。后期脓水已少，疮口阴冷，久不收口，必用内托。托里之药，首推黄芪，《本经》黄芪“主痈疽久败疮，排脓止痛”，痈疽内陷、脓血稀少者不离黄芪。所用露蜂房为胡蜂之窠，有祛风攻毒、散结止痛之功，为外科要药。溃疡渐收，而手指仍有肿胀，故用防己、蚕沙、薏苡仁祛湿利水；且久病入络，故加地龙、白毛藤、忍冬藤、鸡血藤通络宣痹，利湿与通络相伍。本案之治始终贯穿温阳活血法，阳光一现，寒凝悉解。

（蔡　珏）

3. 虫类药治疗顽固性湿疹案

汪 ××　　男，15 岁。

初诊（2013 年 7 月 1 日）：周身湿疹两年，成片瘙痒、滋水、小脓头，能纳，大便常秘，舌红苔薄腻，脉细滑数，拟主清热解毒。

蒲公英 15	野菊 9	生地 15	水牛角、连翘、米仁、茅根各 30
白鲜皮 9	刺藜 9	苦参 9	干蟾皮 3

蜀羊泉 15　丹皮 12　枳实 9

十四帖

二诊（2013 年 7 月 15 日）：好像好些，脓头已少，瘙痒减轻，再与上方。

蒲公英 15　野菊 9　生地 15　水牛角、连翘、米仁、茅根各 30

蜀羊泉 15　乌蛇 9　枳实 9　干蟾皮 3

夏枯草 9　刺蒺 9　苦参 9

十四帖

三诊（2013 年 7 月 29 日）：湿疹，成片瘙痒减少，脓头不发，大便通畅，脉细滑数，苔薄腻，再与上方。

何首乌 15　野菊 9　生地 15　水牛角、连翘、米仁、茅根各 30

蜀羊泉 15　乌蛇 9　枳实 9　干蟾皮、甘草各 3

刺蒺藜 9　苦参 9　蝉蜕 6

十四帖

四诊（2013 年 8 月 12 日）：头面湿疹已少，较前光洁，四肢仍多，再与上方。

水牛角、连翘、米仁、茅根、蚕沙各 30

何首乌 15　野菊 9　生地 15　干蟾、甘草各 3

蜀羊泉 15　乌蛇 9　枳实 9

刺蒺藜 9　苦参 9　地肤 9

十四帖

五诊（2013 年 8 月 26 日）：面部渐渐光洁，体肤仍多，再与上方。

水牛角、首乌、蚕沙、米仁、连翘、茅根各 30

蜀羊泉 15　野菊 9　生地 15　干蟾皮 3

白鲜皮 9　乌蛇 9　刺蒺 9

地肤子 9　苦参 9　枳实 9

十四帖

……

十诊（2013年11月4日）转方：头面体肤渐渐光洁，稍热则体肤瘙痒不安，胃纳都好，大便间日。

蜀羊泉 15　野菊 9　生地 15　水牛角、连翘、茅根各 30
白鲜皮 9　乌蛇 9　紫草 3　干蟾 3 苦参 9
地肤子 9　丹皮 12　首乌 15

十四帖

……

十六诊（2014年2月10日）：头面两手臂湿疹成片，瘙痒滋水又有反复，胃纳都好，大便通畅，脉细滑，舌根薄腻，再主养阴祛风。

何首乌 15　野菊 9　生地 15　水牛角、刺藜、茅根各 30
蜀羊泉 15　乌蛇 9　苦参 9　干蟾、紫草各 3
白鲜皮 9　地龙 12　山栀 9

十四帖

……

廿六诊（2014年6月30日）：面颊渐渐光润，四肢皮损干燥瘙痒，大便已得通畅，舌淡，苔薄腻，脉细滑。

何首乌 15　当归 12　生地 15　贝齿、蚕沙、牡蛎各 30
青蒿梗 12　枸杞 12　苦参 9　紫草 3
蜀羊泉 15　乌蛇 9　苞须 15

十四帖

廿七诊（2014年7月14日）：用养阴清热祛风方，前症都有好转，脉细滑，舌淡润，苔薄腻。

青蒿梗 12　当归 12　生地 15　贝齿、蚕沙、牡蛎、米仁各 30
蜀羊泉 15　刺藜 9　乌蛇 9　紫草 3

枸杞子 12　苦参 9　萹须 15

十四帖

此后至 2016 年 1 月外院转方。

卅诊（2016年1月25日）：冬至以来，头面、胸、背、四肢湿疹大发，痂皮瘙痒出水，烘热，能纳，大便间日，脉滑数，再主清热解毒。

蒲公英 15　野菊 9　生地 15　水牛角、连翘、茅根^各 30

白鲜皮 9　刺藜 9　紫草 3　丹皮 12

金银花 9　蝉蜕 6　山栀 9

十四帖

卅一诊（2016年3月21日）：前症好转，再主凉血养血，清热解毒。

何首乌 15　野菊 9　丹皮 12　水牛角、生地、连翘、茅根^各 30

白鲜皮 9　乌蛇 9　山栀 9　紫草 3

刺蒺藜 9　苦参 9　蝉蜕 6

十四帖

卅二诊（2016 年 8 月 22 日）：头面皮肤光洁，两上肢仍感粗糙，脉细滑，舌淡苔薄腻。

何首乌 15　野菊 9　丹皮 12　水牛角、生地、茅根^各 30

白鲜皮 9　刺藜 9　乌蛇 9　蝉蜕 6

干蟾皮 3　苦参 9　紫草 3

十四帖

卅三诊（2017 年 2 月 8 日）：周身皮肤已得光洁，手指仍未全好，再清余邪。

何首乌 15　野菊 9　乌蛇 9　水牛角、生地、茅根^各 30

白鲜皮 9　蚕沙 12　蝉蜕 6　干蟾、紫草^各 3

刺蒺藜 9　苦参 9　丹皮 12

十四帖

【按语】

《外科正宗》云："血风疮，乃风热、湿热、血热三者交感而生，发则瘙痒无度，破流脂水，日渐沿开。"本案湿疮迁延两载，成片瘙痒，滋水、脓头浸淫遍体，证属风湿热相搏，血热内生，治宜清热解毒，凉血祛风。初期以蒲公英、野菊、金银花、蜀羊泉、连翘清热解毒，水牛角、生地、丹皮、紫草、白茅根凉血解毒，白鲜皮、刺蒺藜、枳实、苦参、蚕沙、薏苡仁、地肤子祛风除湿止痒，是参五味消毒饮、犀角地黄汤、消风散之意。中期湿疮渐收，而见皮损干燥瘙痒，佐以首乌、当归、枸杞等养阴祛风之品。加用紫贝齿，为卞师经验用药，适用于皮损干燥脱屑瘙痒、烦躁的患者，有祛风止痒镇静之效。后期症情虽稍有反复，仍守法加减，终获痊愈。

本案疮毒久郁，日久顽疾，非虫类搜剔之品不能达，故取干蟾皮、乌蛇、蝉蜕入络剔毒。干蟾皮，即《本经》虾蟆，"主邪气，破癥坚血，痈肿阴疮，服之不患热病"，除恶血，化毒散肿，治一切疔疮发背、阴疽瘰疬、恶疮。乌蛇，善治诸风，且无分新久宿疾，《本草纲目》谓："为风痹、惊搐、癫癣、恶疮要药，取其内走脏腑，外彻皮肤，无处不到也。"蝉蜕，清热透表，祛风止痒，能疗一切风热证，宜于风疹瘙痒之隐退及小儿麻疹之透发。虫类药之效用优于草木类，正如卞师所言："其因一，动物类药为血肉有情之品，而草本类药无之。二，动物类药其干体富含异体蛋白质，作用较之植物蛋白大多，尤其虫类药物，有搜剔性能，深入病所，搜风通络，化瘀逐邪，无所不至，此为植物类药远所不能及者。"

（蔡　珏）

4. 枳实、益母草治疗风疹案

陈××　　女，33岁。

初诊（2019年2月18日）：风疹成片成块，反复发作一月，今虽少，仍有发，瘙痒，烦热，能纳，大便通畅，脉细滑，苔薄腻。

忍冬藤12	野菊9	生地15	蚕沙、连翘[各]30
吟蝉蜕6	刺藜9	枳实9	丹皮12
干蟾皮3	苦参9	苞须15	

十四帖

二诊（2019年3月4日）：风疹已隐，皮肤光洁，能纳，烂便，脉细滑，苔薄黄腻。

忍冬藤12	野菊9	生地15	蚕沙30
吟蝉蜕6	刺藜9	丹栀[各]9	连翘9
炒六曲9	苦参9	苞须15	

十四帖

三诊（2019年3月18日）：吃虾又有小发，几块几粒，再主凉血祛风。

益母草9	野菊9	生地15	茅根30
生赤芍9	刺藜9	苦参9	枳实9
牡丹皮12	蝉蜕6	苞须15	

十四帖

【按语】

本案属风疹初起之血分风热证，治宜凉血祛风。方用忍冬藤、野菊、蝉蜕、连翘疏风清热，生地、丹皮、赤芍、茅根凉血行血。妙在枳实、益母草之用，《本经》云："枳实，味苦寒，主大风在皮肤中，如麻豆苦痒。"世医仅知枳实破气消积、化痰散痞之功，而鲜知其疏风止痒之用，是以不读《本经》之故也。再如益母草，《本经》云："茺蔚子……茎主瘾疹痒，可作浴汤，一名益母。"益母草活血祛瘀，乃妇科常用药，然其味辛微寒，能散能行，可治瘾疹血分风热证，其消风止痒之功，皆在入血行血，血行而风自灭也。所用蚕沙亦为瘾疹要药，能祛风除湿，活血定风，《圣惠方》以单味蚕沙治“风瘙瘾疹，遍身皆痒，搔之成疮”。本案证属初起，奏效迅捷，三诊而告痊愈。

（蔡　珏）

5. 温药治疗寒冷性荨麻疹案

杨××　　女，43岁。

初诊（2020年4月20日）：风疹反复发三月，成片，潮红瘙痒，形寒肢冷，子夜烦热出汗，动则烘热汗出，胃纳尚可，时有脐腹痛胀气，腰冷，脉滑数，舌薄黄腻。

益母草9	当归12	桂枝9	枳实9 蚕沙、牡蛎各30
生白芍9	栀曲各9	丹皮12	姜三片、枣七枚
苦参片9	刺蒺9	苞须15	

十四帖

二诊（2020年5月8日）：风疹二三日一发，用抗过敏药，子夜烦热出汗，腰冷，脐腹胀痛，烂便日再行，有黏冻，脉细滑，舌薄腻。

广木香9	当归12	肉桂3	生姜三片、枣七枚、黄连3
生白术芍各9	柴胡9	枳实9	黄柏9
炒楂曲各9	苦参9	苞须15	

十四帖

三诊（2020年5月22日）：腰背阴冷，全腹胀痛，烂便，日一二行，月经又下，色淡，风疹隔三差五一发，脉沉，苔薄腻。

黄附块15　当归12　肉桂3　干姜、吴萸、黄连各3
生白芍9　柴胡9　枳实9　益母草9
广木香9　细辛3　苞须15
十四帖

四诊（2020年6月5日）：经净一周，肛门仍有坠胀，腰酸冷，脐腹仍有压痛，脉沉，苔薄腻。

黄附块15　当归12　肉桂3　干姜、吴萸、黄连各3 枣七枚
生白芍9　柴胡9　细辛3　广木香9
补骨脂9　金铃6　苞须15
十四帖

五诊（2020年6月19日）：月经第二天，量色尚可，夹杯，脐腹冷痛还好，腰腹阴冷，风疹仍有反复发。

黄附块15　当归12　肉桂3　干姜、吴萸、黄连、细辛各3
生白芍9　柴胡9　小茴3　枣七枚
制香附9　金铃6　苞须15
十四帖

六诊（2020年7月1日）：左附件囊肿较前增大，脐腹冷痛较前减轻，腰冷，肛门坠胀，每食后即大便，烂或成形，风疹仍有反复发，左下腹时有隐痛，脉沉细，苔薄黄腻。

黄附块15　当归12　肉桂3　干姜、吴萸、黄连、细辛各3
生白芍9　柴9延12　鸡金9　木香9
补骨脂9　金铃6　苞须15
十四帖

七诊（2020年7月15日）：少腹时有隐痛，腰冷，脐腹冷，肛门坠胀较前减轻，大便渐实，能纳，脉沉，舌边淡胖，苔薄腻，月经已近。

黄附块 15　当归 12　肉桂 3
干姜、吴萸、黄连、细辛、川芎各 3
生白芍 9　柴 9 延 12　枳实 9　阳起石 30
补骨脂 9　金铃 6　苞须 15
十四帖

八诊（2020 年 7 月 29 日）：腰冷，脐腹冷痛，肛门坠胀，大便成条，风疹已很少发，脉沉，舌边淡润，齿痕，苔薄白腻，再主温理三阴。

黄附块 15　肉蔻 9　肉桂 3　干姜、吴萸、黄连、细辛各 3
生白芍 9　柴 9 延 12　小茴 3　当归 30 枣七枚
补骨脂 9　金铃 6　苞须 15
十四帖

【按语】

风疹反复三月，初期形寒肢冷、腹痛腰冷与子夜烦热并见，乃三阴沉寒与血分风热并存，属寒热错杂之证。先以当归四逆汤温经散寒、通利血脉，并加丹皮、焦栀、苦参清热止痒，寒热兼顾。当归四逆为卞师治寒性风疹常用方，该方由桂枝汤方去生姜易细辛而来，加重温散之力也，再以当归养血通阳。

嗣后虚热已清，但见腰冷、腹痛、肛门坠胀、烂便、脉沉等一派沉寒痼冷之象，治当温理三阴，故在当归四逆汤中加入附子及四神丸温散寒凝，并合入四逆散、当归芍药散之意。四逆散加当归芍药散，乃卞师治疗下焦寒凝结气常用组方，温以行滞，温以化瘀，既入气分，又入血分。

《灵枢·病本》云："先寒而后生病者，治其本。"本案立足于三阴寒凝之本，不治其标，但治其本，重用温药以治风疹，不必畏其性温但取凉，此即西医所谓寒冷性荨麻疹。服药三月，风疹已见少发。

（蔡　珏）

6. 清热凉血利湿法治疗天疱疮案

唐× 女，39岁。

初诊（2017年7月10日）：天疱疮激素治疗2年多，稍停激素则皮肤疱疹溃烂，口腔溃疡，汗多，多在头面，手指关节酸胀痛，能纳，大便黏烂，脉细滑数，舌边尖淡润，苔薄黄腻。

蒲公英15　野菊9　丹皮12　水牛角、蚕沙、茅根各30
生赤芍9　地龙12　生地15　银翘各9
何首乌15　山栀9　紫草3
十四帖

二诊（2017年7月26日）：皮肤疱疹激素控制，反复口腔溃疡，大便软烂，日一行，手指关节酸痛胀麻，脉滑偏大，苔厚腻。

何首乌15　野菊9　生地15　水牛角、蚕沙、茅根各30
蒲公英15　地龙12　丹栀各9　连翘9
忍冬藤12　苦参9　紫草3
十四帖

三诊（2017年8月9日）：手指关节酸痛胀麻较前减轻，反复口腔溃疡，大便软烂，一二日一行，脉滑偏大。

何首乌15　野菊9　生地15　水牛角、蚕沙、茅根各30
忍冬藤12　地龙12　苦参9　板蓝根9
绿豆衣9　丹栀各9　紫草3
十四帖

四诊（2017年9月8日）：肢节胀痛好多，口腔溃疡已少发，右髀腿酸痛，烦热渐敛，脉细滑数，苔黄腻。

蒲公英15　野菊9　地龙12　水牛角、生地、首乌、茅根各30

牡丹皮12　山栀9　紫草3
桑寄生15　苦参9　银花9
十四帖

五诊（2017年9月27日）：仍有激素维持，服药以来，前症都有好转，再与上方。

蒲公英15　野菊9　地龙12　水牛角、生地、茅根各30
板蓝根15　苦参9　紫草3　桑枝、寄生各15
忍冬藤9　丹栀各9　刺蒺9
十四帖

【按语】

天疱疮是一种慢性、复发性、严重的表皮内棘刺松解性大疱性皮肤病，现认为属自身免疫性疾病。本案患者长期使用激素，病情控制不理想，欲求中医治疗。证属湿热蕴久生毒，伏于血分。湿邪流于肌肤而见疱疹溃烂，伏于手指关节则酸痛胀麻，大便软烂亦是湿盛之象；热蕴则口腔溃疡多发，头面汗多。治在清热利湿，凉血解毒。方用蒲公英、忍冬藤、野菊、山栀、银翘、苦参等清热解毒；蚕沙、茅根、地龙除湿利络；水牛角、丹皮、赤芍、生地、紫草凉血清热。妙在桑寄生之用，《本经》桑上寄生“味苦平，主腰痛，小儿背强，痈肿，安胎，充肌肤，坚发齿，长须眉”，“痈肿”二字可知其亦有解毒之功。卞师常说读书要在细节处推敲细思，方能有所得。全方仿犀角地黄汤、五味消毒饮之法，药后诸症好转，病情稳定，后以激素维持治疗。

（蔡　珏）

7. 结节性红斑瓜藤缠案

任 ×× 　女，42 岁。

初诊（2016 年 4 月 22 日）：结节性红斑，病已一年，两小腿多发结节红斑，痒、痛、胀，饮食睡眠都好，服西药大便多行而无所苦，脉滑数，苔薄腻。

蒲公英 15　野菊 9　生地 15　水牛角、蚕沙、茅根各 30

生赤芍 9　地龙 12　丹皮 12　忍冬藤 12

刺蒺藜 9　知柏各 9　牛膝 12

十四帖

二诊（2016 年 5 月 13 日）：两小腿结节红斑已淡，痒痛已少。

海桐皮 9　当归 12　生地 15　水牛角、蚕沙、茅根各 30

生赤芍 9　地龙 12　丹皮 12　紫草 3

刺蒺藜 9　知柏各 9　川膝 9

十四帖

三诊（2016 年 5 月 27 日）：两小腿红斑已淡，痒痛已少，结节未消，再主清热解毒，化瘀行血。

海桐皮 9　当归 12　生地 15　水牛角、蚕沙、茅根各 30

生赤芍 9　地龙 12　丹皮 12　连翘 9

刺蒺藜 9　知柏各 9　川膝 12

十四帖

……

五诊（2016 年 7 月 8 日）：红肿已退，仍有色斑，结节未消，能纳，大便通畅，脉细滑，苔薄腻。

忍冬藤 15　当归 12　生地 15　水牛角、蚕沙、茅根、米仁各 30

生赤芍 9　地龙 12　丹皮 12
刺蒺藜 9　知柏[各] 9　桃仁 9
卅帖

六诊（2016 年 8 月 1 日）：左腨仍有结节一枚未消，再与上方。

忍冬藤 15　当归 12　生地 15　蚕沙、米仁[各] 30
生赤芍 9　地龙 12　桃仁 9　黄柏、川膝[各] 9
刺蒺藜 9　丹皮 12　苞须 15
卅帖

七诊（2016 年 9 月 12 日）：左腨结节已消，已无胀痛，能纳，二便通畅，脉细滑，苔薄腻。

忍冬藤 15　当归 12　生地 15　蚕沙、米仁[各] 30
生赤芍 9　地龙 12　川膝 12　黄柏 9
刺蒺藜 9　丹皮 12　苞须 15
卅帖
……

九诊（2016 年 11 月 25 日）：左腨结节已消，已无胀痛，瘢痕色素沉着未淡，脉细滑，苔薄腻。

忍冬藤 15　当归 12　生地 15　蚕沙、米仁[各] 30
生赤芍 9　地龙 12　知柏[各] 9　川膝 9 红花 1.5
刺蒺藜 9　僵蚕 9　苞须 15
卅帖

十诊（2016 年 12 月 23 日）：右大腿内侧又起结节两枚，红肿痛，脉细滑数，苔薄腻，再主清热解毒，行瘀通络。

忍冬藤 15　当归 12　生地 15　蚕沙、米仁、连翘[各] 30
生赤芍 9　地龙 12　知柏[各] 9　僵蚕 9 红花 3
川牛膝 12　丹皮 12　苞须 15

卅帖

十一诊（2017年2月10日）：两下肢结节红斑仍有反复，旋发旋消，今左脚背小趾根部又发红肿热痛一块，脉细滑数，舌薄黄腻。

忍冬藤15　当归12　生地15　蚕沙、米仁、连翘各30

生赤芍9　地龙12　知柏各9　刺蒺、僵蚕各9

川牛膝12　丹皮12　苞须15

卅帖

十二诊（2017年4月7日）：两下肢结节红斑又发多枚，痒痛，饮食二便如常，苔薄腻，脉滑。

海桐皮9　当归12　生地15　水牛角、蚕沙、连翘、茅根各30

生赤芍9　地龙12　川膝12

牡丹皮12　刺蒺9　知柏各9

卅帖

十三诊（2017年5月12日）：红斑未见新发，两下肢僵块多枚不消，胀痛，胃纳二便如常，脉细滑，苔薄腻。

穿山甲9　当归12　生地15　米仁、蚕沙、连翘、茅根各30

生赤芍9　地龙12　川膝12　僵蚕9

牡丹皮12　刺蒺9　知柏各9

卅帖

十四诊（2017年6月16日）：结节僵块较前减小，胀痛减轻，能纳，大便通畅，烦热出汗，脉细滑，苔薄腻。

山甲珠9　当归12　生地15　蚕沙、连翘、刺蒺、茅根各30

生赤芍9　地龙12　川膝9

牡丹皮12　僵蚕9　知柏各9

卅帖

……

十七诊（2017 年 11 月 24 日）：两下肢结节渐消失，无酸胀痛，仍有烦热出汗，能纳，二便通畅，脉细滑，舌淡，苔薄腻。

山甲珠 9　　当归 12　　生地 15　　蚕沙、连翘、米仁、刺藜各 30

牡丹皮 12　　地龙 12　　知柏各 9　　僵蚕、桃仁各 9

土红花 3　　川膝 9　　萹须 15

卅帖

【按语】

结节性红斑是一种主要累及皮下脂肪组织的急性炎症性疾病。明代《证治准绳》所载“瓜藤缠”与本病相似，以绕足胫生核数枚，日久肿痛，缠绵难愈为特点。本案属湿热瘀毒阻滞经络，治宜清热解毒，化瘀通络。前期以蒲公英、野菊、忍冬藤、连翘、知母、黄柏清热解毒，水牛角、生地、丹皮、赤芍、茅根、当归、桃仁凉血化瘀，海桐皮、蚕沙、米仁、地龙利湿通络，合四妙勇安汤、犀角地黄汤、宣痹汤之意。后期红斑已退而结节未消，非走窜攻坚之品不能善功，故加山甲、僵蚕，并倍用连翘、刺蒺藜，以增散结之力。刺蒺藜善平肝祛风，然其《本经》“主恶血，破癥结积聚”之功，为当今学者所忽视，不可不知。

（蔡　珏）

8. 大剂石膏治疗痤疮顽症案

平 ×× 　男，29 岁。

初诊（1990 年 11 月 14 日）：面部痤疮反复六七年，今遍及颜面及颌下颈侧，痒痛不甚，能纳，大便不畅，舌薄腻，口苦，脉弦滑数。

蒲公英 15　　银花 9　　野菊 9　　生石膏、连翘、茅根各 30

紫草根 9　刺藜 9　生地 15　丹皮 9
草河车 15　赤芍 9　黑栀 9
五帖

二诊（1990 年 11 月 21 日）：前日又起二枚，痒痛，大便已畅，再主原方。

蒲公英 15　银花 9　生地 15　生石膏、连翘、茅根各 30
草河车 15　刺藜 9　子芩 9　紫草 9
绿豆衣 9　丹皮 9　山栀 9
五帖

三诊（1990 年 11 月 28 日）：痤疮渐隐，痒痛减轻，能纳，舌边薄腻，脉弦滑数。

蒲公英 15　银花 9　生地 15　生石膏、连翘、茅根各 30
草河车 15　刺藜 9　紫草 9　芩 9 连 3
皂角刺 9　丹皮 9　黑栀 9
五帖

四诊（1990 年 12 月 5 日）：又起两粒，未起脓头，大便常结，能纳。

生石膏 60 蒲公英、连翘、茅根各 30
忍冬藤 15　野菊 9　生地 15　皂刺 9
草河车 15　刺藜 9　紫草 9
粉甘草 3　芩 9 连 3　黑栀 9
七帖

五诊（1990 年 12 月 12 日）：仍然反复发，舌中薄黄腻，脉滑数。

生石膏 60 蒲公英、连翘、茅根各 30
草河车 15　野菊 9　生地 15　紫草 9
粉丹皮 9　芩 9 连 3　蟾皮 9
绿豆衣 9　刺藜 9　黑栀 9

七帖

六诊（1990年12月19日）：仍然零星小发，纳谷加多，大便通畅，舌薄黄腻。

生石膏60 连翘、茅根各30

蒲公英15 野菊9 生地15 干蟾皮9

紫地丁15 芩9连3 生栀9

皂角刺9 地龙12 紫草9

七帖

……

九诊（1991年1月8日）：气火有余，必生痈脓。今湿火攻于颜面，痤疮反复六年，起小脓头，胀痛，此起彼伏，再主大剂清化。

生石膏120 连翘、茅根各30

紫地丁15 山甲9 生地15 芩9连3

皂角刺9 蟾皮9 生栀9

白蒺藜9 紫草9 粉草3

七帖

十诊（1991年1月16日）：痤疮发作已少，能纳，大便三日两行硬结，舌薄，绿染苔。

生石膏120 连翘、茅根各30

山甲珠9 皂刺9 生地15 芩9连3

乌梢蛇9 蟾皮9 生栀9

紫草根9 刺藜9 丹皮9

七帖

十一诊（1991年1月30日）：痤疮发作已少。

生石膏120 连翘、茅根各30

山甲珠9 皂刺9 生地15 甘草3

乌梢蛇 9　蟾皮 9　生栀 9
绿豆衣 9　芩 9 连 3　紫草 9
七帖

十二诊（1991 年 2 月 6 日）：仍有零星小发，大便不畅，脉弦滑不平。
生石膏 120 细生地、连翘、茅根、水牛角各 30
乌梢蛇 9　山甲 9　生栀 9
粉丹皮 9　蟾皮 9　紫草 9
皂角刺 9　芩 9 连 3　粉草 3
七帖
……

十九诊（1991 年 4 月 3 日）：痤疮已少发，偶起一粒，面颜斑疤色素已淡，较前光润，再主上方。
生石膏 120 连翘、水牛角、茅根各 30
山甲珠 9　银花 9　生地 15　紫草根 9
干蟾皮 9　刺藜 9　皂刺 9
紫地丁 15　芩 9 连 3　生栀 9
七帖
……

廿二诊（1991 年 5 月 15 日）：厦门旅游归来，近面部痤疮未发，颜面光润，能纳，大便不畅，舌薄腻，脉弦滑数。
蒲公英 15　山甲 9　银翘各 9　生石膏 60 水牛角、茅根各 30
丹皮参各 12　蟾皮 9　紫草 9　皂刺 9
地骨皮 15　芩 9 连 3　刺藜 9
七帖

廿三诊（1991 年 5 月 22 日）：近两月来无新痧瘰小疖出现，再主清宣营分蕴热。

蒲公英 15	山甲 9	生地 15	生石膏 60 水牛角、茅根各 30
生赤芍 9	蟾皮 9	紫草 9	芩 9 连 3
银花 9 翘[①] 15	刺蒺 9	丹皮 9	

七帖

① 连翘。

【按语】

气火有余，则生痈脓。本案患者素体阳盛，面部痤疮迁延六七年，遍及颜面及颌下，且胃纳奇佳，属阳明气火热蕴之候。气火热蕴既久，难免传入营血，而兼营分郁热。治宜气营两清，而重在清气，宣散热邪，使营分热邪自气分透达。方以生石膏为主，辛凉宣透，凉而不郁；紫花地丁、蒲公英、山栀、银花、连翘、野菊、黄芩、黄连等，随证选用，仿五味消毒饮之意，共清气分实热；并合犀角地黄汤清营凉血。顽疾久缠，不离虫类搜剔祛毒之品，山甲、乌蛇性善走窜，功专行散；蟾皮、地龙性寒，热毒痈脓尤宜。

气火实热，非大剂凉药不为功。石膏为凉药中纯良之品，凡三焦表里气分实热诸证，皆可应用。《本经》石膏条下"产乳金创"四字赫然在目，新产与乳子，及金创刀伤，均无所忌。初期用量 30～60g，后仍见零星反复，遂增至 120g，前后服用石膏 1500g 以上，终获痊愈。石膏非大剂则无效，但见热盛之证即可放胆用之，不必疑虑。

（蔡　珏）

9. 白虎加桂枝汤治疗痛风热痹案

李 ×× 　　男，80 岁。

初诊（2015 年 9 月 2 日）：八旬老汉，素有脑梗史、痛风史，初诊见心悸，半身不遂，言语不利，2014 年起治疗至今，诸症尚安。今先发寒战，右下肢痛风又发，红肿热痛，大腿内侧上下牵紧，苔薄黄腻，脉浮滑数。

蒲公英 15　连翘 9　桂枝 9　生石膏、米仁、茅根各 30
生赤芍 9　地龙 12　银花 9　知柏各 9
川牛膝 12　僵蚕 9　丹皮 12
十四帖（先服五至七天）

【按语】

痛风，属中医“痹证”“白虎历节”范畴。“痹者，闭也。”《说文解字》：“痹，湿病也。”卞师认为热痹乃湿热蕴积，瘀结在络所致，以四妙丸清热利湿，丹皮、赤芍凉血活血，僵蚕、地龙等祛风通络。本案患者有痛风宿疾，刻下寒战、脉浮，尚有表邪未清，故用石膏清气分热，配伍桂枝解表通络，《本经》桂枝“主利关节”，卞师认为麻黄主表中之表，桂枝则主关节之表，以性温之药治疗热痹，配伍石膏法出《金匮要略》白虎加桂枝汤。白虎汤为三阳风温表证，风邪化热，而表证仍在，骨节烦痛，故加桂枝，属寒温并用之法。全方以四妙丸合白虎加桂枝汤共奏清热解表、宣痹通络之功，药后患处红肿热痛大减而续治余疾。

（蔡　珏、陈文恬）

10. 分期论治带状疱疹蛇丹案

案一：陈 ××　女，76 岁。

初诊（2019 年 1 月 23 日）：右腋下带状疱疹引后背痒痛起疱，大便通畅，苔薄黄腻，脉弦涩。

大青叶 9　银花 9　生地 15　茅根 30

板蓝根 9	连翘 9	丹皮 12	苦参 9
草河车 9	山栀 9	刺蔾 9	

十帖

二诊（2019 年 1 月 30 日）：带状疱疹痒痛已平，已起焦头，连日烂便，日二三行，能纳，大便通畅，苔薄黄腻，脉弦涩。

蒲公英 9	银花 9	生地 15	茅根 30
生赤芍 9	连翘 9	枳实 9	苍术 9
炒六曲 9	山栀 9	丹皮 12	

三帖

案二：张 ×× 女，70 岁。

初诊（2019 年 5 月 8 日）：右腰背一围蛇丹，痂皮脱，疼痛不已，食少，便结，睡眠不安，脉细滑，苔薄黄腻。

大青叶 9	当归 12	生地 15	贝齿、蚕沙、米仁各 30
板蓝根 9	丹皮 12	紫草 3	全虫 3 延胡 12
何首乌 15	山栀 9	苞须 15	

十四帖

二诊（2019 年 5 月 22 日）：大便较前通顺，胃纳不多，疼痛，烧灼仍有，脉细滑，舌根薄腻。

何首乌 15	当归 12	生地 15	贝齿、米仁、蚕沙各 30
生赤芍 9	丹栀各 9	紫草 3	全虫 9
板蓝根 15	延胡 12	苞须 15	

十四帖

三诊（2019 年 6 月 5 日）：疼痛烧灼较前减轻，胃纳加多，大便通畅，脉细滑，舌根薄黄腻。

板蓝根 15	当归 12	生地 15	贝齿、米仁、蚕沙各 30

何首乌 15	丹栀各 9	紫草 3	全虫 9
刺蒺藜 9	延胡 12	苞须 15	

十四帖

四诊（2019 年 6 月 19 日）：烧灼已罢，仍有疼痛，较前减轻，能纳，大便通畅，脉细滑，舌中根薄黄腻。

生鳖甲 15	当归 12	熟地 15	贝齿、刺藜、磁石各 30
何首乌 15	丹栀各 9	紫草 3	全虫 9
天花粉 12	延胡 12	苞须 15	

十四帖

五诊（2019 年 7 月 3 日）：烧灼疼痛大有减轻，能纳，大便通畅，脉细滑，苔薄腻，再主清养。

生鳖甲 15	花粉 12	生地 15	贝齿、刺藜、牡蛎各 30
何首乌 15	丹栀各 9	紫草 3	全虫、黄连各 3
草河车 9	延胡 12	苞须 15	

十四帖

【按语】

带状疱疹是由水痘－带状疱疹病毒感染引起的一种以沿周围神经分布的群集疱疹和神经痛为特征的病毒性皮肤病，多见于中老年人或免疫力低下人群，年老患者后遗症神经痛或可迁延数月甚至数年而不愈。本病属中医蛇丹、蛇串疮、缠腰火丹等范畴。卞师认为，蛇丹初期，以带状斑丘疹和簇集成群小水疱为主，重用清热凉血解毒之品，如板蓝根、大青叶、金银花、连翘、山栀、丹皮、赤芍、生地等；后期皮肤破损结痂后，多有烧灼疼痛，以清热养阴祛风、活血止痛为要，如何首乌、天花粉、牡蛎、贝齿、延胡索、刺蒺藜、全蝎等。本病为临床常见皮肤病，若能尽早采用中医药干预，在缩短病程和止痛方面，均有明显优势，疗效显著。

（徐立思）

11. 分期论治慢性腮腺炎发颐案

高×　　女，45岁。

初诊（2016年12月14日）：子宫内膜增厚，卵巢囊肿，月经两三月一下，腹无所苦。间质性肺炎，右肺淋巴瘤，稍咳，喉燥痒无痰，无胸闷痛。左侧慢性腮腺炎，左耳下红肿热痛反复发作，脉细滑，苔薄黄腻。

板蓝根15　花粉12　生地15　连翘、茅根各30

大青叶9　皂刺9　玄参12　山栀、僵蚕各9

蒲公英15　胆星9　黄芩9

十四帖

二诊（2016年12月28日）：腮腺红肿热痛稍退，再清余邪。

板蓝根15　花粉12　生地15　连翘、茅根各30

大青叶9　皂刺9　玄参12　僵蚕、土贝各9

蒲公英15　胆星9　马勃6

十四帖

三诊（2017年1月6日）：左耳下腮腺红肿热痛已退，硬块仍有。

蒲公英15　花粉12　生地15　连翘、蛤壳各30

板蓝根15　皂刺9　玄参12　僵蚕、土贝各9

夏枯草9　南星9　苞须15

十四帖

四诊（2017年1月16日）：红肿热痛已退，硬块仍有，再主清热解毒，消化痰瘀。

蒲公英15　花粉12　生地15　连翘、蛤壳各30

白蔹根9　皂刺9　玄参12　僵蚕、土贝各9

刺蒺藜9　南星9　苞须15

【按语】

该患者为慢性腮腺炎反复发作，迁延不愈，发作期左耳下腮腺红肿热痛，缓解期颐颌仍有僵块。本病类似中医发颐之患，多为热毒余邪未尽、气血凝滞所致。《外科正宗·伤寒发颐第四十》："伤寒发颐亦名汗毒，此因原受风寒，用药发散未尽，日久传化为热不散，以致项之前后结肿疼痛。"《疡科心得集·辨发颐豌豆疮论》："发颐，乃伤寒汗下不彻，余热之毒未除，邪结在腮颌之上，两耳前后硬肿疼痛。初起身热口渴，当用连翘败毒散清热解毒，或普济消毒饮亦可。"本病当与痄腮相鉴别，痄腮多为两侧发病，不会化脓，有传染性；发颐则多为一侧，可化脓溃破，无传染性。卞师认为，发颐之病，当分期辨证。初期为热毒壅盛，故以普济消毒饮清热解毒，消肿散结；后期红肿热痛已解，惟有僵块仍旧，故参入化痰软坚消瘀之品，如浙贝、僵蚕、皂刺、刺蒺藜、白蔹、蛤壳等。

（张安冬）

12. 少年瘰疬案

杨××　　男，14岁。

初诊（2016年8月10日）：颈侧颊车颔下，核起多枚，右侧更多，按之隐痛，已经月余，能纳，大便通畅，反复口舌溃疡，脉细滑，苔薄腻。

生鳖甲 15　花粉 12　生地 15　沙参、蛤壳各 30
何首乌 15　连翘 9　山栀 9　二冬各 9
夏枯草 9　土贝 9　苞须 15

七帖

二诊（2016年8月17日）：核结较前消减，口舌溃疡已收，脉细滑，舌淡苔薄腻。

生鳖甲 15　花粉 12　生地 15　沙参、蛤壳[各] 30
何首乌 15　白蔹 9　二冬[各] 9　玄参、连翘[各] 9
夏枯草 9　土贝 9　苞须 15
十帖

三诊（2016年9月9日）：核结再见消减，脉细滑，舌淡，苔薄腻，再与上方。

生鳖甲 15　归芪[各] 12　熟地 15　牡蛎 30
夏枯草 9　白蔹 9　二冬[各] 9　连翘 9
功劳叶 9　土贝 9　苞须 15
十四帖

四诊（2016年10月14日）：颈侧颊车颌下耳后核起已得消退，已无压痛，余症都好，脉细滑。

生鳖甲 15　归芪[各] 12　熟地 15　沙参、蛤壳[各] 30
功劳叶 9　刺蒺 9　二冬[各] 9　夏枯①、土贝[各] 9
怀山药 12　白蔹 9　苞须 15
十四帖

【按语】

卞师谓：瘰疬当属虚劳门，阴虚为本，痰瘀为标。初期并见反复口疮，阴虚火旺尤甚，治在泻火养阴，消痰散结。夏枯草、山栀、土贝、白蔹、玄参、连翘皆为清火消痰而设。其中，白蔹乃卞师治瘰疬痈疽属热结之常用药，取其苦泄通滞之效，《本经》“主痈肿疽疮，散结气，止痛，除热”，《刘涓子鬼遗方》《圣济总录》皆有白蔹外治瘰疬之记载。并用生鳖甲养阴散结，二地、二冬、首乌、功劳叶育阴清热，培其根本。其中功劳叶为清虚热、养气阴药，《本草经疏》论其有消痰火之效。南沙参、海蛤壳破瘀散结，卞师常用于痰瘀互结之证。后期核结消减，辅以归、芪、山药，鼓舞气血而收功。

（蔡　珏）

① 夏枯草。

13. 从气分至血分论治粉刺性乳痈案

文××　　女，38岁。

初诊（2021年6月21日）：左乳房红肿热痛已两周，可及硬块，体温正常，伴有咳嗽黄痰，胃纳尚可，二便通畅，夜寐欠安，苔薄黄腻，脉浮滑数。

山甲珠 9　当归 12　生地 15　蒲公英、生石膏各 30
全瓜蒌 15　银翘各 9　丹栀各 9　青皮、夏枯、皂刺、黄芩各 9
草河车 15　柴胡 9　赤芍 9
七帖

二诊（2021年6月28日）：左乳房红肿渐退，破溃脓水颇多，伴疼痛。

山甲珠 9　当归 12　生地 15　蒲公英、连翘各 30
全瓜蒌 15　皂刺 9　丹栀各 9　甘草 3
金银花 9　赤芍 9　黄芩 9
三帖

三诊（2021年7月2日）：红肿已退，脓水已少，照红外线又见出血，疼痛较前减轻。

上方加露蜂房 9
三帖
外用生肌玉红膏

四诊（2021年7月5日）：红肿已退，血水脓液未收，疼痛，乳房下侧又见肿块，胀痛，脉滑数，舌薄腻。

山甲珠 9　当归 12　生地 15　蒲公英、连翘、水牛角各 30
全瓜蒌 15　皂刺 9　青皮 9　白芷 3

金银花 9　　黄芩 9　　甘草 3

三帖

五诊（2021 年 7 月 9 日）：红肿已退，血水脓液已少，疼痛，下方肿块已软，脉转细。

上方加丹皮 12

三帖

六诊（2021 年 7 月 12 日）：血水浆液已少，乳房稍有胀痛，红肿已退。

山甲珠 9　　当归 12　　生地 15　　水牛角、蒲公英、连翘各 30

全瓜蒌 15　　皂刺 9　　紫草 3　　丹栀、蜂房各 9

金银花 9　　黄芩 9　　苞须 15

三帖

随访患者至 7 月 15 日，乳房脓液血水已明显减少。

【按语】

浆细胞性乳腺炎，是一种以乳腺导管扩张、浆细胞浸润为病变基础的慢性非细菌性感染的乳腺化脓性疾病，临床特点为在非哺乳期或妊娠期发病，乳房肿块多位于乳晕部，化脓溃破后脓中夹有脂质样物质，易反复发作，有些可长达半年不愈，形成瘘管，全身炎症反应较轻。本病属中医“粉刺性乳痈”范畴。

该患者哺乳期后第三年，乳汁排泄不畅，后又因情志失调、饮食辛辣刺激，气郁化热，酿腐成脓，故初诊见乳房红肿热痛、可及硬块，咳嗽黄痰等，诊得其脉浮滑而数，《伤寒论·辨脉法》云：“诸脉浮数，当发热而洒淅恶寒。若有痛处，饮食如常者，畜积有脓也。”《金匮》疮痈肠痈浸淫病篇云：“师曰：诸痈肿，欲知有脓无脓，以手掩肿上，热者为有脓，不热者为无脓。”此为气营两燔，当以阳明气分大热为主，故用石膏清气分之大热，《本经》石膏亦主“产乳金创”，盖言新产与乳子及金创刀伤，如有痈脓热证者均适宜无忌也。另辅以银翘、黄芩、丹栀、公英清热解毒，山甲、青皮、夏枯、皂刺、柴胡理气散结，卞师重用银翘、石膏，即后世叶天士所谓“透热转气”，患者一诊即红肿退却。后局部溃破流脓血水，又外院误用红外照光，为温病误温，疼痛更甚，形成瘘管，此脓毒已成，热入血分，相当于阳明蓄血证，故卞师主以犀角地黄汤加减，清热凉血，加皂刺、蜂房排脓托毒，溃破后又加白芷生肌收口，即《本经》“长肌肤”之意，为外科常用药，用生肌玉红膏外敷。《本经》黄芩“主恶疮疽蚀火疡”，连翘“痈肿恶疮”，皆治痈疮要药。后又加用紫草专入血分，凉血解毒，卞师曰，紫草可对金黄色葡萄球菌等有抑菌作用。治疗全程用穿山甲消肿溃痈，搜风通络，通经下乳，《金匮》王不留行散亦可治疗金疮。

值得强调的是，卞师认为，痈肿疮疡早期，应当以清热解毒药合用皂刺、蜂房排脓托毒为主，而不用黄芪。黄芪《本经》主“痈疽久败疮，排脓止痛”，其当为痈疽后期流清稀脓液无疑。

从整个病程看，卞师一以“六经辨证”为准则，但此案也体现了后世温病学派“卫气营血”的过程，两者是统一的。浆细胞性乳腺炎病程或可长达半年以上，而此案经卞师治疗仅三周余，即血水流脓已少，有收口渐愈之象，效如桴鼓。

（温育旋）

14. 小叶增生乳癖案

张× 女，40岁。

初诊（2019年8月9日）：两乳小叶增生，左乳纤维腺瘤，左乳隐痛，经前乳胀，月经正常，脉细滑，苔薄腻，本次月经甫净。

全瓜蒌15　当归12　熟地15　牡蛎30
王不留9　柴胡9　延胡12　青皮、路路通各9
枸橘李9　郁金12　苞须15

十四帖

二诊（2019年8月30日）：经期已近，乳房胀痛又起，较前轻松，腰酸腹胀，有痰，喉燥痛，脉细滑，苔薄黄腻。

全瓜蒌15　当归12　熟地15　牡蛎30　香附9

生白芍9　柴胡9　枳实9　青陈皮各9

王不留9　川芎3　苞须15

十四帖

三诊（2019年9月20日）：痛经已轻，经前乳胀已松，经期已近，脉细滑，舌薄黄腻。

全当归12　柴胡9　熟地15　牡蛎30　艾叶3

生白芍9　川芎3　丹参12　橘叶核皮各9

制香附9　瓜蒌9　苞须15

十四帖

四诊（2019年10月11日）：9月28日经下，腹痛已轻，流连六天甫净，腰酸，乳房胀痛已松，脉细滑，苔薄腻。

全瓜蒌15　当归12　熟地15　王不留9　牡蛎30

生白芍9　柴胡9　枳实9　川芎3

青陈皮各9　郁金12　苞须15

十四帖

【按语】

妇女乳房小叶增生、乳腺纤维腺瘤，属中医之乳癖范畴。明清后世认为，女子乳房属肝胃两经所司，而肝为木脏，性喜条达，脾为土脏，性主运化，凡思虑忧郁，内伤肝脾，则肝气失其调达之长，脾气失其宣化之功，脾气不畅，则气滞痰凝，血随气结，痰瘀留于脉络，久而形成肿块。治之之法，当调肝脾而化痰瘀，俾肝得疏泄，脾得宣化，痰去瘀行，则肿块自消。

患者不惑，每值经前乳房胀痛，经后症状减轻，此多为忧思郁结，内损肝脾，而致气滞痰凝，治以开解郁滞，化结消瘀，师用逍遥散、瓜蒌散、四物汤加减，方中柴胡、青皮、枸橘李、橘叶、王不留等疏肝止痛，破气散瘀。王不留行，上能通乳汁，下可通经闭，以其性急不守，行而不住，喻虽有王命，不能留其行也，善利血脉，凡痈疽肿毒、乳痈肿痛、血滞乳闭诸症，皆为要药。青皮，未成熟之干瘪小柑橘，味苦辛温，破气散滞，疏肝止痛，治积滞不化、胸腹胀痛、乳癖肿痛以及久疟，降泄之力较烈，凡乳癖初起，胀痛尚未红肿，青皮三钱煎汤服，隔夜即消，青皮粉亦佳。

（凌　玲）

15. 男性乳疬案

周××　　男，65岁。

初诊（2015年9月23日）：男性乳腺增生，右侧乳房胀痛，夜汗烦热，纳呆，口苦，烂便日三行，脉细滑，右偏弦，舌中根薄黄腻。

生鳖甲15　当归12　瓜蒌12　茯苓、牡蛎各30
青陈皮各9　柴胡9　枳实9　郁金12
白薇蔹各9　六曲9　苞须15
十四帖

二诊（2015年10月23日）：右乳房肿胀渐消，乳仍痛，烦热、胃纳都好，大便通畅，脉细滑，舌根薄腻。

生鳖甲15　当归12　金铃6　茯苓、牡蛎各30
山慈菇9　柴胡9　枳实9　刺蒺9
白薇蔹各9　青皮9　苞须15
十四帖

三诊（2015年11月6日）：右乳房肿胀再见减少，胀痛已轻，能纳，饱胀，烂便，脉细滑，苔薄腻。

山慈菇9　当归12　胆星9　茯苓、牡蛎各30
白薇蔹各9　柴胡9　枳实9　刺蔾9 郁金12
王不留9　金铃9　苞须15
十四帖

四诊（2015年11月20日）：右乳胀再见消减，乳头痛，饱腹食少，烂便日三行，脉细滑，苔薄腻。

山慈菇9　当归12　砂仁9　生牡蛎30
生白芍9　柴胡9　枳实9　六曲、连翘各9
橘叶皮各9　焦栀9　苞须15
十四帖

五诊（2015年12月7日）：右乳房胀肿已平，乳头压痛已松，饱胀已松，胃纳已复，大便仍烂，脉细滑，苔薄黄腻。

山慈菇9　当归12　青皮9　生牡蛎30
生白芍9　柴9 延12　枳实9　六曲9 苏梗12
橘叶皮各9　郁金12　苞须15
十四帖

【按语】

男性乳腺增生好发于青春期及老年期，病理表现为腺管增生而无腺泡增生，多为内源性雌激素升高或雄激素下降所致，中医属“乳疬”范畴。本案患者已过八八之年，天癸已竭，真阴不足。阴虚火旺，故见夜汗烦热；痰热凝聚，结于乳络，故见乳房肿胀，滞于脾胃则见纳呆便溏。总体属阴虚夹痰之候，治在养阴清热，化痰散结，仿鳖甲煎丸之意，以生鳖甲、生牡蛎、白薇、山慈菇育阴散结。治痰先治气，青皮、金铃、郁金、白蔹、枳实，凡此诸药，皆寒破之类，为热痰所宜。患者兼有纳差腹胀烂便，故加柴胡、枳实、白芍，属四逆散之用。四逆散原为小柴转入大柴证，有形实结未成，过渡期间的一张小方，在此借其利少阳阳明之滞。全方立足于阴虚痰热壅结之本，调治两月余而收效。

（蔡　珏）

16. 左颧囊肿案

杨××　　男，61岁。

初诊（2018年6月25日）：4月28日CT示左上颌骨牙源性良性囊肿占位2.7cm×3.0cm。左上颚骨囊肿累及上颌窦，左颧下肿胀较前消减，不痛不痒，能纳，大便通畅，脉滑，苔黄腻。

露蜂房9　野菊9　生地15　蛤壳30　炮山甲9
苍耳子9　柴胡9　黄芩9　胆草、甘草各3
苦丁茶9　山栀9　苞须15
十四帖

二诊（2018年7月9日）：左颧下肿胀较前轻松，能纳，大便黏烂，脉细滑，苔薄黄腻。

露蜂房9　野菊9　生地15　蛤壳30　炮山甲9
苍耳子9　柴胡9　花粉12　胆草3
辛夷花9　山栀9　苞须15
十四帖

三诊（2018年7月23日）：左颧下囊肿渐消，能纳，稍有饱胀，大便通畅，脉细滑，苔薄黄腻。

露蜂房9　花粉12　生地15　蛤壳30　炮山甲9
苍耳子9　柴胡9　升麻3　胆草3
辛夷花9　山栀9　苞须15

十四帖

四诊（2018年8月6日）：大便黏烂，一周二三行，胃纳都好，左颧下囊肿肿胀渐消，脉细滑，苔薄黄腻。

露蜂房9　花粉12　生地15　蛤壳30 炮山甲9
苍耳子9　柴胡9　玄参12　升麻、胆草各3
何首乌15　山栀9　苞须15
十四帖

五诊（2018年8月20日）：左颧下囊肿已消，大便较前畅利，能纳，脉细滑，苔薄黄腻。

露蜂房9　花粉12　生地15　沙参、蛤壳各30 炮山甲9
何首乌15　柴胡9　玄参12　升麻、胆草各3
大连翘9　山栀9　苞须15
十四帖

六诊（2018年9月3日）：左颧下囊肿肿胀已消，按之仍能感觉皮壳，再消皮壳。

山慈菇9　花粉12　生地15　沙参、蛤壳各30 炮山甲9
露蜂房9　柴胡9　僵蚕9　夏枯草、连翘各9
土贝母9　山栀9　苞须15
十四帖

七诊（2018年9月17日）：左颧下囊肿肿胀已消，皮壳仍在。

山慈菇9　花粉12　生地15　首乌、蛤壳各30 炮山甲9
露蜂房9　皂刺9　玄参12　刺藜、连翘各9
夏枯草9　土贝9　苞须15
十四帖
……

廿三诊（2019年7月1日）：左颧囊肿服药一年，肿胀已消，皮壳已软，按之已无感觉，再与上方。

山慈菇9　花粉12　生地15　半枝莲、蛤壳[各]30　炮山甲9
露蜂房9　皂刺9　玄参12　夏枯草、土贝[各]9
淡全虫3　南星9　苞须15
十四帖

【按语】

痰随气升降，内而脏腑，外而筋骨皮肉，无处不到。上驻于颜面，发为有形之囊肿，阻碍气机，致局部肿胀，亦可阻滞血行，而成痰瘀相兼之局。治法不外化痰散结。本案患者兼见舌苔黄腻，有郁而化热之象，治当清化，故用山慈菇、海蛤壳、浙贝、连翘、花粉、胆星化痰散结，山栀、龙胆草、夏枯草清热泻火。山甲之用贯穿始终，其走窜之性无所不至，透达关窍，凡痰凝血瘀，皆可开之。病在头面，"高巅之上，唯风可到"，风药升浮发散，其性清扬，内达孔窍，外通腠理，故头面五官诸疾不离风药，所用蜂房、僵蚕、苍耳、辛夷、苦丁茶、柴胡、升麻皆上头面而走空窍，蜂房、僵蚕且能化痰散结。辅以生地、玄参清热破瘀，顾护阴液，以防风药之燥。服药一年，囊肿消退，皮壳已软，终免手术之苦。

（蔡　珏）

17. 养阴清热法治疗脱发案

裘××　女，28岁。

初诊（2016年8月29日）：掉头发较多，头皮脂溢，夜寐多梦，烦热汗多，能纳，二便通畅，脉细滑，舌淡胖，苔薄腻。

生龟板15　青蒿12　熟地15　茯苓、牡蛎[各]30

蜀羊泉15　丹皮12　浮萍6　山栀9
何首乌15　女贞9　苞须15
十四帖

二诊（2016年12月30日）：八月份服药，诸症好转，再主养阴清益。
生龟板15　青蒿12　熟地15　茯苓、牡蛎各30
旱莲草15　丹皮12　当归12　枸杞12
何首乌15　女贞9　苞须15
十四帖

三诊（2017年12月20日）：时隔一年又掉头发，再主养血清益。
生龟板15　当归12　熟地15　首乌、磁石各30
旱莲草15　枸杞12　浮萍6　蜀羊泉9
青蒿梗12　女贞9　苞须15
十四帖

四诊（2018年1月12日）：掉头发较前减少，头油不多，脉细滑，舌淡胖，苔薄腻。
生龟板15　当归12　熟地15　首乌、磁石各30
旱莲草15　枸杞12　浮萍6　丹栀各9
蜀羊泉9　女贞9　苞须15
十四帖

五诊（2018年2月7日）：掉发仍多，再主益养阴血。
生龟板15　当归12　熟地15　首乌、磁石各30
旱莲草15　枸杞12　黑豆12　青蒿9
人参叶9　女贞9　苞须15
十四帖

六诊（2018 年 3 月 5 日）：前症，再与上方。

生龟板 15　当归 12　熟地 15　首乌、磁石各 30
旱莲草 15　枸杞 12　黑豆 12　蜀羊泉 9
人参叶 9　浮萍 6　苞须 15
十四帖

七诊（2018 年 3 月 30 日）：掉头发好多了。

生龟板 15　当归 12　熟地 15　首乌、磁石各 30
蜀羊泉 9　枸杞 12　黑豆 9　丹皮 12
人参叶 9　浮萍 6　苞须 15
十四帖

八诊（2018 年 7 月 13 日）：掉头发好多了，近来头面痤疮粉刺，脉细滑，苔薄腻。

蒲公英 15　野菊 9　生地 15　米仁、牡蛎各 30
青连翘 9　山栀 9　丹皮 12　刺蒺 9
紫浮萍 6　苦参 9　苞须 15
十四帖

【按语】

《诸病源候论》云："诸经血气盛，则眉髭须发美泽。"脱发当辨其虚实，实者清湿热，虚者养阴血。本案患者头皮脂溢且有阴虚内热之候，治当清养结合。蜀羊泉、浮萍、青蒿，善清湿热，皆《本经》"长毛发"之类，所治为油脂过多之脱发，乃祛脂生发之意。龟板、首乌、熟地、旱莲、女贞、黑豆、枸杞，主养阴血，适于血少精衰之脱发，属养血生发之用，培其根本。人参叶乃卞师经验用药，用治虚证脱发，每获良效。

（蔡　珏）

三 妇科

1. 桂枝茯苓丸治疗卵巢囊肿癥瘕案

吴 ×× 女，36 岁。

初诊（2018 年 12 月 14 日）：左侧卵巢囊肿术后复发，2018 年 12 月 13 日阴超：左侧大小 67mm×60mm×45mm，右侧 31mm×26mm×19mm。每下月经少腹抽痛隐隐，经下则已，月经正常，时有胸闷，得嗳气则松，脉细滑，苔薄腻。

生鳖甲 15　当归 12　肉桂 3　茯苓、牡蛎[各] 30
生白芍 9　柴 9 延 12　熟地 15　川芎、红花[各] 3 莪术 9
焯桃仁 9　丹栀[各] 9　苞须 15
十四帖

二诊（2018 年 12 月 26 日）：经期已近，今诸无所苦，脉细滑，苔薄腻。

生鳖甲 15　当归 12　肉桂 3　茯苓、牡蛎[各] 30
生白芍 9　柴 9 延 12　熟地 15　艾叶、川芎[各] 3
益母草 9　香附 9　苞须 15
十四帖

三诊（2019 年 1 月 11 日）：月经不多，流连一周甫净，今诸无所苦，偶有少腹隐隐抽痛，白带不多，脉细滑，舌中薄黄腻。

生鳖甲 15　当归 12　肉桂 3　茯苓、牡蛎[各] 30
生白芍 9　柴 9 延 12　熟地 15　川芎、红花[各] 3 桃仁 9
制香附 9　莪术 9　苞须 15
十四帖

四诊（2019 年 1 月 25 日）：复查卵巢囊肿较前减小，经前少腹又有隐隐抽痛，乳胀，脉细滑，苔薄黄腻。经期将近。

生鳖甲15　当归12　肉桂3　茯苓、阳起石各30
生白芍9　柴9延12　熟地15　川芎、红花各3
枸橘李9　益母9　苞须15
十四帖

五诊（2019年2月11日）：经期尚早，今诸无所苦，再与上方。
生鳖甲15　当归12　肉桂3　茯苓、牡蛎各30
甜苁蓉15　柴9延12　熟地15　川芎3桃仁9
阳起石15　莪术9　苞须15
十四帖

六诊（2019年2月25日）：月经第二天，不多，腰腹无所苦，乳胀未松，脉细滑，苔薄腻。
（一）
生鳖甲15　当归12　熟地15　阳起石30
生白芍9　柴胡9　香附9　川芎、艾叶各3
益母草9　续断9　苞须15
七帖
（二）
2月11日方加土元9
七帖

七诊（2019年3月11日）：本次月经畅利，五天甫净，稍有腹胀，形肉渐丰，脉细滑，苔薄黄腻。
生鳖甲15　当归12　肉桂3　茯苓、牡蛎各30
甜苁蓉15　柴9延12　熟地15　桃仁、莪术各9
阳起石15　枳实9　苞须15
十四帖

八诊（2019年3月25日）：本次经期已无乳胀，今月经第一天，

胀气，有屁不畅，大便通畅，脉细滑，舌薄腻。

生鳖甲 15　当归 12　熟地 15　茯苓、牡蛎各 30
甜苁蓉 15　柴胡 9　枳实 9　艾叶、川芎各 3
阳起石 15　白芍 9　萹须 15

十四帖

九诊（2019 年 4 月 15 日）：复查囊肿再见减小，左侧 37mm×35mm×21mm，右侧 36mm×32mm×23mm，今诸无所苦，大便硬结，间日一行，不胀，脉细滑，舌中薄黄腻。

生鳖甲 15　当归 12　熟地 15　茯苓、牡蛎各 30
甜苁蓉 15　柴胡 9　川芎 3　桃仁、枳实各 9
阳起石 15　白芍 9　萹须 15

十四帖

十诊（2019 年 4 月 29 日）：大便间日，不硬，腹无所苦，乳房不胀，脉细滑，舌淡苔薄腻。

生鳖甲 15　当归 12　肉桂 3　茯苓、牡蛎各 30
甜苁蓉 15　柴胡 9　熟地 15　桃仁、枳实各 9
阳起石 15　莪术 9　萹须 15

十四帖

十一诊（2019 年 5 月 13 日）：经期已近，稍有乳胀，腹胀气，屁少，大便间日，脉细滑，舌边淡胖，苔薄腻。

生鳖甲 15　当归 12　肉桂 3　茯苓、牡蛎各 30
甜苁蓉 15　柴胡 9　熟地 15　桃仁、枳实各 9
阳起石 15　土元 9　萹须 15

十四帖

【按语】

该患者囊肿较大，已超过手术指征，患者欲求中医治疗。卞师以理气活血、破癥散结为主，方仿桂枝茯苓丸、逍遥散加减。《金匮》妇人妊娠篇云："妇人宿有癥病，经断未及三月，而得漏下不止，胎动在脐上者，为癥痼害。妊娠六月动者，前三月经水利时，胎也。下血者，后断三月衃也。所以血不止者，其癥不去故也，当下其癥，桂枝茯苓丸主之。"汉代桂枝、肉桂未作区分，卞师认为桂枝气薄主表，肉桂气厚主里，故桂枝主发散，用于外感风寒之证，肉桂主温中，用于内虚阳衰诸病。该患者伴有痛经，属虚寒之体，故用肉桂。经将行或行经期加用温阳散寒、活血通经之品，如艾叶、川芎、益母草等；平时加用活血化瘀、软坚散结之品，如莪术、生牡蛎、枸橘李、土元等。《本经》："鳖甲，味咸平，主心腹癥瘕坚积寒热，去痞息肉，阴蚀痔恶肉。"卞师认为鳖甲善行走血脉，能破瘀散结，以治癥瘕疟母血闭等。而阳起石《本经》"主崩中漏下，破子藏血，癥瘕结气"，肉苁蓉《本经》主"妇人癥瘕"，均具破癥瘕结气之效。患者服用中药4个月后，囊肿明显缩小，取得满意疗效。

（毕丽娟）

2. 子宫肌瘤卵巢囊肿寒热错杂案

梁×　　女，42岁。

初诊（2017年12月11日）：子宫肌瘤，左卵巢囊肿，盆腔积液，两乳房结节，小叶增生，月经每下超前，量不多，少腹坠胀，阴冷隐痛，腰酸，子夜烦热汗出，乳胀，脉细滑，舌淡苔薄腻，本次月经将届。

生龟板15	当归12	肉桂3	菟丝子、紫石英各30
甜苁蓉15	柴胡9	熟地15	艾叶、川芎各3

阳起石 15　　白芍 9　　苞须 15

十四帖

二诊（2017 年 12 月 25 日）：月中经下量少，无腹痛，今少腹仍感阴冷，带下如鸡子清，子夜烦热汗出，脉细滑，舌边淡，苔薄黄腻。

生龟板 15　　当归 12　　熟地 15　　菟丝子、海螵蛸各 30

甜苁蓉 15　　柴胡 9　　肉桂 3　　艾叶、川芎各 3

阳起石 15　　丹栀各 9　　苞须 15　　白果十枚

十四帖

三诊（2018 年 1 月 8 日）：经期已近，腰腹无所苦，白带已少，夜汗烦热渐敛，脉细滑，舌边淡胖，苔薄黄腻。

生龟板 15　　当归 12　　熟地 15　　菟丝子、海螵蛸各 30

甜苁蓉 15　　柴胡 9　　肉桂 3　　艾叶、川芎、茜草各 3

阳起石 15　　丹栀各 9　　苞须 15

十四帖

四诊（2018 年 1 月 22 日）：8 号经下，量少，4 天甫净，少腹阴冷隐痛已少，腰酸，白带不多，仍有夜汗烦热，脉细滑，苔薄黄腻。

生龟板 15　　当归 12　　熟地 15　　茯苓、海螵蛸各 30

甜苁蓉 15　　柴胡 9　　肉桂 3　　艾叶、川芎各 3

制香附 9　　丹栀各 9　　苞须 15

十四帖

五诊（2018 年 2 月 5 日）：昨日经下，较前畅利，少腹隐痛阴冷，腰酸，脉细滑，苔薄黄腻。

生龟板 15　　当归 12　　熟地 15　　紫石英 30

甜苁蓉 15　　柴胡 9　　肉桂 3　　艾叶、川芎各 3

制香附 9　　白芍 9　　苞须 15

十四帖

六诊（2018年2月23日）：少腹阴冷隐痛已少，夜汗烘热已轻，腰酸仍有，今值经前，再与上方。

鹿角片9	当归12	肉桂3	茯苓、牡蛎各30
甜苁蓉15	柴胡9	桃仁9	艾叶、川芎各3
生龟板15	熟地15	苞须15	丹皮12

十四帖

……

十三诊（2018年6月8日）：迭进温阳，月经渐渐正常，舌边淡苔薄腻，脉细。

鹿角片9	龟板15	熟地15	茯苓、菟丝子各30
甜苁蓉15	柴胡9	当归12	艾叶、川芎、红花各3
制香附9	小茴3	苞须15	

十四帖

在前法基础上根据患者症状加减治疗一年余，2019年4月复查，子宫肌瘤、卵巢囊肿较前缩小，子夜烘热汗出已除，月经周期基本正常。

【按语】

患者既有少腹阴冷隐痛之阳虚寒象，又有子夜烦热汗出之阴虚热象，故治疗以温阳滋阴、调补冲任为主，兼化瘀散结，方以龟鹿二药为君。鹿角通督脉而补肾壮阳，龟板通任脉而补肾阴，如《本经逢原》云："鹿角生用则散热，行血消肿辟邪，熬胶则益阳补肾、强精活血，总不出通督脉、补命门之用……非龟鹿二胶并用，不能达任脉而治羸瘦腰痛。"另外，鹿角《本经》"主恶疮痈肿，逐邪恶气，留血在阴中"，明言其具有破瘀血作用。甜苁蓉、阳起石《本经》均记载具有破癥瘕结气之效。该病例有子宫肌瘤、卵巢囊肿、乳腺增生等病，故鹿角、甜苁蓉、阳起石既可温阳调经，又可破瘀散结，一药而多效。柴胡一味，《别录》主诸"痰热结实"，而乳房结节、经前乳胀，皆痰热结实所致，后世以柴胡"疏肝理气解郁”诸语，亦自此四字引申而来。当归、熟地养血滋阴，增龟板滋阴之功；肉桂温补下元虚寒，与归、地等同用，能阴从阳化，阳生阴长；牡丹皮、焦山栀清热凉血，艾叶、桃仁、莪术、川芎、红花温宫活血调经。白带量多质清稀，加菟丝子、海螵蛸温阳收涩止带。经年余治疗，患者月经周期正常，带下减少，烘热汗出已罢，子宫肌瘤、卵巢囊肿缩小，疗效较好。

（毕丽娟）

3. 温通法治疗子宫腺肌病痛经案

吴 ×　　女，40 岁。

初诊（2016 年 10 月 21 日）：子宫腺肌病痛经，子宫肌瘤，经下准期，腹痛量多，七天甫净，腰酸形寒，能纳，反酸，饱胀嗳气，脉细滑，舌薄腻。

鹿角片 9　　龟板 15　　肉桂 3　　菟丝子、紫石英各 30
甜苁蓉 15　　柴 9 延 12　　熟地 15　　艾叶、川芎各 3
西砂仁 9　　金铃 6　　苞须 15
十四帖

二诊（2016 年 11 月 4 日）：10 月 24 日经下，较前量少，今仍有点滴未净，伴白带下，形寒腰酸已轻，胃次已和，脉细滑，舌苔薄腻。

鹿角片 9　　龟板 15　　肉桂 3　　菟丝子、紫石英各 30
甜苁蓉 15　　柴胡 9　　熟地 15　　川芎、艾叶各 3
生白芍 9　　金铃 6　　苞须 15
十四帖

三诊（2016年11月16日）：行经已无腹痛，量色如常，经后腰酸，少腹隐痛，胃次尚和，脉细滑，苔薄黄腻。

鹿角片9　当归15　肉桂3　菟丝子、紫石英各30

生白芍9　柴9延12　熟地15　小茴香3

甜苁蓉15　金铃6　苞须15

十四帖

四诊（2016年11月30日）：11月22日经下量少，25日加多，30日甫净，稍有腹痛，今腰腹已和，能纳嘈杂，大便偏硬，脉细滑。

鹿角片9　当归12　肉桂3　茯苓、牡蛎各30

生白芍9　柴胡9　熟地15　桃仁、枳实各9

制香附9　金铃6　苞须15

十四帖

五诊（2016年12月14日）：今值经前，而无所苦，腰酸，小便频数，脉细滑，舌边尖淡润，苔薄黄腻。

鹿角片9　龟板15　肉桂3　菟丝子、阳起石各30

生白芍9　柴胡9　熟地15　川芎、艾叶各3

制香附9　续断12　苞须15

十四帖

六诊（2016年12月28日）：经下一周，先数日量少，今已畅利不多，稍有腰酸，脉细滑，舌淡黄腻。

鹿角片9　龟板15　肉桂3　菟丝子、紫石英各30

生白芍9　柴胡9　熟地15　川芎、艾叶各3

阳起石15　续断12　苞须15

十四帖

七诊（2017年1月18日）：月经留恋旬余始净，点滴不净，今少腹无所苦，时有胃痛隐隐，得食则安，形寒，多醒，脉细滑，苔薄黄腻。

（一）

全当归 12	砂仁 9	肉桂 3	生姜三片、黄连 3 大枣七枚
生白芍 9	柴胡 9	山药 12	陈皮 9
制香附 9	半夏 9	萹须 15	

十四帖

（二）

12 月 28 日方

七帖

【按语】

卞师治疗痛经以“温通”为大法。因子宫腺肌病多有瘀，故选用性温兼有破瘀之药，如鹿角片、甜苁蓉等；肉桂、紫石英、菟丝子，性温而具温肾暖宫之用。方中所用白芍主要起到破瘀止痛之功，小柴胡汤加减法云“若腹中痛者，去黄芩，加芍药三两”，古时不分赤芍与白芍，后世本草咸谓白芍酸收敛阴、养血柔肝，又曰赤芍活血行滞，白补而赤泻，白收而赤散。《本经》芍药“主邪气腹痛，除血痹，破坚积寒热疝瘕，止痛”，是芍药之止痛在破瘀。《名医别录》芍药主“散恶血，逐贼血……中恶腹痛”诸说，更相证明芍药破瘀止痛之功。又《伤寒论》有：“太阴为病，脉弱，其人续自便利，设当行大黄、芍药者，宜减之，以其人胃气弱，易动故也。”芍药次大黄之下，复曰胃气弱宜减之，可知芍药攻伐之性仅次于大黄，则芍药其性破而不补。金铃子散中，川楝苦寒性降，能导湿热下行，延胡索能散瘀血，功胜失笑散，而无腥秽伤中之患。患者经治疗腹痛除，疗效明显。

（毕丽娟）

4. 子宫腺肌病痛经案

张××　　女，40岁。

初诊（2017年4月7日）：子宫后壁腺肌瘤，30年来每下痛经颇剧，伴呕吐泄泻，前一月不畅，续则量多，流连一周甫净，经前乳胀，脉弦紧，舌淡苔薄腻，本次经期中下旬。

黄附块15　当归12　肉桂3

干姜、吴萸、川芎、艾叶、炙草各3

生白芍9　半夏9　熟地15　紫石英30

制香附9　金铃6　苞须15

十帖

二诊（2017年7月24日）：上方连服三月，今经期已准，经下腹痛已少，量色都好，五天甫净。今因劳顿，本次月经流连七天未净，脉细滑，舌边淡胖，苔薄腻。

生龟板15　当归12　熟地15　菟丝子、紫石英各30

甜苁蓉15　牛膝15　杜仲12　炮姜、艾叶、川芎各3

制香附9　续断12　苞须15

七帖

【按语】

卞师认为痛经之寒均为体内之血寒，非外在之寒，故治疗痛经以当归四逆汤为主方。《伤寒论·辨厥阴病脉证并治》："手足厥寒，脉细欲绝者，当归四逆汤主之。若其人内有久寒者，宜当归四逆加吴茱萸生姜汤。"卞师认为，当归四逆汤为原桂枝汤方去生姜易细辛，加重温通之功，互以当归养血通阳，以治血少之虚寒证。痛经严重，呕吐者，可加吴茱萸生姜汤；泄泻便溏者，可用附子温阳祛寒止痛，用量一般为15g，若患者便秘或小便涩少则不用。药后经期已准，腹痛已少，月经流连难净，故加牛鰓、续断、炮姜等化瘀止血药。《本经》牛角鰓“下闭血瘀血疼痛，女人带下血”，本品为牛角根盘坚骨，煅用可化瘀止血，后人多用于经多血崩，为女科止血要药。按女子月经过多，用止血药则防其收涩瘀阻，月经过少，用通经药则防其血行不止，而本品化瘀止血，两擅其长，卞师于女科调经一门每喜用之。

（毕丽娟）

5. 凝血障碍崩漏案

陈 × 女，27 岁。

初诊（2014 年 10 月 22 日）：每皮肤外伤后，血不易止，皮下反复紫斑，齿衄，月经每下量多，流连难净，形寒，面色㿠白，心悸，脉细滑数，舌淡胖，苔黄腻。本次月经甫净。

陈阿胶 9	归芪各 12	二地各 15	仙鹤草 30
生龟板 15	枸杞 12	丹皮 12	首乌、女贞各 12
石龙芮 15	萸肉 9	苞须 15	

十四帖

二诊（2014 年 11 月 17 日）：11 月 7 日经下量不多，今已净。皮下紫斑已少，仍有齿衄，能纳，脉细滑数，舌淡胖，苔薄腻。

陈阿胶 9	归芪各 12	二地各 15	石龙芮 30
生龟板 15	枸杞 12	续断 12	山萸 9
仙鹤草 15	丹皮 12	苞须 15	

十四帖

三诊（2015年1月16日）：服药两月，月经每下已少，皮下紫斑已将减少，稍有齿衄，形寒，脉细滑，舌淡根薄腻。

陈阿胶9　归芪[各]12　二地[各]15　石龙芮、牡蛎[各]30
生龟板15　枸杞12　丹皮12　何首乌15
旱莲草9　萸肉9　苞须15
十四帖

四诊（2015年2月11日）：月经初下量多如崩，六天甫净，今腰腹已和，白带不多，皮下紫斑很少，稍有齿衄，脉细，苔薄腻。

陈阿胶9　龟板15　二地[各]15　仙鹤草30
生黄芪12　当归12　丹皮12　山栀9女贞12
石龙芮15　枸杞12　苞须15
十四帖

五诊（2015年2月27日）：月经第二天，不多，少腹胀痛，腰酸，脉细滑，苔薄腻。

陈阿胶9　龟板15　二地[各]15　菟丝子、紫石英[各]30
生白芍9　牛膝15　续断12　炮姜、艾叶[各]3
制香附9　川芎3　苞须15
十四帖（先服五帖）
……

十三诊（2015年8月26日）：半年多来，月经正常，近感腰酸乏力，能纳能眠，脉细滑数，舌淡苔净。

陈阿胶15　归芪[各]12　熟地15　菟丝子、紫石英[各]30
生龟板15　枸杞12　知柏[各]9　艾叶、川芎[各]3
制香附9　丹皮12　苞须15
十四帖
……

十六诊（2016年5月4日）：妊娠三月，恶阻未平，食少反恶，偶有呕吐，小便短数，舌薄腻，脉细滑，宜主安中养胎。

南瓜蒂15　砂仁9　竹茹6　生姜三片、黄连3枣七枚
生白术9　潞党12　陈皮9　菟丝子30甘草3
老苏梗12　半夏9　苞须15
七帖

2016年12月顺利足月产下健康女婴，母女平安。

【按语】

患者为凝血功能障碍性出血，临床表现为皮下紫斑、崩漏、齿衄等出血症状，主要由于气虚失摄，血液妄行，而出现皮下紫斑、齿衄；气虚冲任不固，不能制约经血而崩中漏下。治疗以益气养血、摄冲止血为主要治疗方法。方拟当归补血汤、胶艾汤、固经丸加减。阿胶，《本经》云："味甘平，主心腹内崩，劳极洒洒如疟状，腰腹痛，四肢酸疼，女子下血安胎。"龟板能补血止血，可治女子崩漏，如《妇人大全良方》固经丸以龟板为主治疗崩漏。卞师治疗出血性疾病喜阿胶、生龟板同用。又石龙芮一药，有益气养阴止血之功效。本案可与内科血小板减少再障一案互参。

调理半年，患者月经正常，诸症安好，隔年顺利怀胎，症见妊娠恶阻。按女子受胎，则月经不行，冲脉之气上壅犯胃，而有呕吐不食诸症，名曰恶阻。其治以和胃止呕、健脾安胎，卞师以香砂六君子为底方，参以《金匮》干姜人参半夏丸、小半夏加茯苓汤等。陈修园曰："俗疑半夏碍胎，而不知仲师惯用之妙品也。高鼓峰云：'半夏合参术为安胎止呕进食之上药。'"患者小便短数，故卞师加菟丝子、南瓜蒂补肾安胎。《本经》菟丝子"补不足，益气力肥健"，补而不峻，温而不燥，最宜安胎。南瓜蒂，味苦酸平，功能安胎解毒，主治胎堕不安。此南瓜蒂非《本经》之瓜蒂，彼为甜瓜蒂，黄金瓜之蒂，"主大水，身面四肢浮肿，下水"，为催吐、豁痰、利水药。药后患者孕吐得止，平安足月顺产。

（毕丽娟、陈文恬）

6. 排卵期出血崩漏案

聂××　　女，34岁。

初诊（2012年4月23日）：半年来，排卵期出血，点滴一周甫净，月经每下量多，舌淡苔薄腻，脉细滑。

陈阿胶9　归芪各12　熟地15　菟丝子、紫石英各30
生龟板15　椿皮9　黄柏9　炮姜、艾叶各3
生甘草3　川芎3　苞须15
七帖

二诊（2012年5月23日）：本次月经减少一半，今净三天，腰腹无所苦，能纳，神色萎黄，肢冷，脉细，舌淡薄。

陈阿胶9　龟板15　熟地15　菟丝子、紫石英各30
甜苁蓉15　归芪各12　杜仲12　艾叶、甘草各3
阳起石15　川芎3　苞须15
十四帖

三诊（2012年7月2日）：月经量多减少一半，排卵期出血也少两天，今腰腹无所苦，脉细滑，舌淡苔薄腻，再调冲任。

陈阿胶9　归芪各12　熟地15　菟丝子、紫石英各30
甜苁蓉15　龟板15　杜仲12　艾叶、甘草各3
阳起石15　川芎3　苞须15
十四帖

四诊（2012年8月1日）：排卵期出血已止，经下量多已少，五天甫净，今腰腹无所苦，再调冲任。

陈阿胶9　龟板15　熟地15　菟丝子、紫石英各30
甜苁蓉15　归芪各12　椿皮9　艾叶、甘草各3

阳起石 15　　杜仲 12　　苞须 15

十四帖

【按语】

患者以排卵期出血、月经量多为主症。《万氏女科》云："大抵调治之法，热则清之，冷则温之，虚则补之，滞则行之，滑则固之，下陷则举之。"排卵期出血为"漏"，月经量多为"崩"，当为胞宫郁热、迫血妄行所致，属腑热，当清之；今病长半年之久，按新病属热，久病属寒，冲任虚寒不能固摄，属脏寒，当补之、温之。师用胶艾汤、固经丸加减，方中阿胶、熟地补血止血，紫石英、阳起石、艾叶、炮姜温养胞宫，用龟甲、椿皮、黄柏清热养阴止血，菟丝子补肾固摄，黄芪补气固摄，亦温亦寒，亦补亦清，多方兼顾，灵活运用，此为卞师常用之法，效果甚佳。

（凌　玲）

7. 慢性盆腔炎少腹疼痛案

宋 ×　　女，36 岁。

初诊（2016 年 10 月 12 日）：慢性盆腔炎，少腹时痛，白带不多。有慢性胃炎、咽炎病史，时有胃痛隐隐，稍有饱胀嗳气，能纳，脉细滑，舌淡胖，苔薄腻。

生鳖甲 15　　砂仁 9　　肉桂 3　　生姜三片、大枣七枚
生白芍 12　　柴 9 延 12　　枳实 9　　山楂 9 牡蛎 30
全当归 12　　金铃 6　　苞须 15

十四帖

二诊（2016年10月26日）：近来少腹不痛，胃次已和，无饱胀隐痛嗳气，脉细滑，苔薄腻。

生鳖甲15　当归12　肉桂3　茯苓、牡蛎各30
生白芍12　柴9延12　熟地15　丹参12
生山楂9　金铃6　苞须15
十四帖

三诊（2016年11月9日）：胃次已和，少腹已无时痛，月经第四天，量色如常，脉细滑，苔薄腻。

生鳖甲15　砂仁9　肉桂3　茯苓、牡蛎各30
生白芍12　柴胡9　熟地15　当归12
生山楂9　半夏9　苞须15
十四帖

【按语】

近世医者一见炎症就用大剂清热解毒之品，卞师认为，炎症亦有寒热之分，不能凡是炎症率皆属热，其治当据其症状辨证以用药，有是证用是药。本案患者以疏利气机、温通活血为主，方用金铃子散、逍遥散、四物汤、当归芍药散加减。卞师认为，鳖甲善行走血脉，能破瘀散结。肉桂，《名医别录》云其："主温中，利肝肺气，心腹寒热冷疾，霍乱转筋……通血脉，理疏不足，宣导百药，无所畏。"肉桂主温中，同归、芍同用，温通经脉，活血通络。《金匮》云："妇人腹中诸疾痛，当归芍药散主之。"当归芍药散与金铃子散寒温并用，理气止痛，逍遥散与四物汤养血疏肝，和胃安中，三诊即见显著疗效。

（毕丽娟）

8. 阴痒带下案

叶 ×× 女，30 岁。

初诊（2006 年 4 月 6 日）：带多，黄厚如豆渣，或如清水，腰酸阴痒，月经正常，脉细滑，舌边胖厚，苔黄腻。

生鳖甲 15　当归 12　熟地 15　土茯苓、牡蛎各 30
白鲜皮 12　柴胡 9　椿皮 9　黄柏、米仁各 9
粉萆薢 15　川芎 3　苞须 15
十四帖

二诊（2006 年 4 月 27 日）：清水带下已少，仍有黄带，腰酸阴痒较前好转，脉细滑，舌边淡胖，苔薄黄腻。

生鳖甲 15　当归 12　熟地 15　萆薢、米仁、牡蛎各 30
凤尾草 9　柴胡 9　白鲜[①] 9　黄柏、牛膝各 9
白茯苓 12　川芎 3　苞须 15
七帖

① 白鲜皮。

三诊（2016 年 5 月 18 日）：仍有黄带结块，阴痒已少，腰酸尚和，脉细滑，舌边淡胖，苔薄黄腻。

生鳖甲 15　当归 12　熟地 15　萆薢、米仁、牡蛎各 30
白鲜皮 9　柴胡 9　黄柏 9　椿根皮 9
苦参片 9　山栀 9　苞须 15
七帖

四诊（2016 年 6 月 15 日）：黄带已少，转白薄，不多，阴痒渐罢，再主分清下焦湿热。

生鳖甲 15　当归 12　熟地 15　萆薢、米仁、牡蛎各 30
蜀羊泉 15　柴胡 9　黄柏 9　海螵蛸 15

白鲜皮 9　　椿皮 9　　苞须 15

七帖

【按语】

“带下”之名，首见于《内经》，因女科经带胎产疾病都发生在带脉之下，故称为“带下病”，是病或因脾虚、肝郁、湿侵、热迫，使任脉不固，带脉失约，带浊下注胞中，流溢于阴窍所致。患者以带多、黄厚如豆渣、或如清水、腰酸阴痒为主症，宜补脾土兼理冲任之气，清肾火而湿始有去路，方用龙胆泻肝汤、四妙丸、萆薢分清饮加减。方中萆薢、米仁、白鲜皮清热利湿以化浊；鳖甲、牡蛎养阴利小便，助湿热从小便去；当归、熟地、柴胡滋阴养血疏肝；黄柏清肾中之火，因肾与任脉相通以相济，解肾中之火，即解任脉之热。

（凌　玲）

9. 半产后虚损案

钱 ××　　女，43 岁。

初诊（2016 年 8 月 12 日）：两年两次流产刮宫，宫腔粘连，月经每下量少，两天甫净，无腹痛，腰酸，下肢阴冷，如有冷风内侵，脉沉细，舌边淡，苔薄腻。

鹿角片 9　　当归 12　　肉桂 3　　菟丝子、紫石英[各] 30
甜苁蓉 15　　龟板 15　　熟地 15　　川芎、红花[各] 3
石楠藤 9　　白芍 12　　苞须 15

十四帖

二诊（2016年8月26日）：下肢阴冷减轻，仍有腰酸难过，俯仰不利，月经正期，每下量少两天，脉沉细，舌淡胖，苔薄腻。

鹿角片9　当归12　肉桂3　菟丝子、紫石英各30

甜苁蓉15　白芍12　熟地15　川芎、红花各3

骨碎补9　艾叶3　苞须15

十四帖

三诊（2016年9月9日）：腰酸仍感阴冷，头昏疲倦，今值经下，量少，脉沉细，苔薄腻。

鹿角片9　当归12　肉桂3　菟丝子、紫石英各30

甜苁蓉15　细辛3　熟地15　艾叶、川芎各3

橘核皮各9　吴萸3　苞须15

十四帖

四诊（2016年9月23日）：月中月经较前多点，两天甫净，仍感头昏疲倦，腰腹阴冷已少，脉细滑，舌淡胖，苔薄腻。

鹿角片9　当归12　肉桂3　菟丝、牡蛎各30

甜苁蓉15　天麻9　熟地15　细辛3

潼白蒺各9　川芎3　苞须15

十四帖

五诊（2016年10月14日）：本次月经不多，二三天甫净，腰酸已轻，仍感少腹阴冷，脉沉细，舌胖大，苔薄腻。

鹿角片9　当归12　肉桂3　菟丝子、紫石英各30

甜苁蓉15　柴胡9　熟地15　川芎、吴萸各3

巴戟天9　细辛3　苞须15

十四帖

六诊（2016年10月28日）：少腹阴冷已轻，再主温养胞宫。

鹿角片9　当归12　肉桂3　菟丝子、紫石英各30

甜苁蓉 15　　柴胡 9　　熟地 15　　川芎、艾叶、红花各 3
石楠藤 9　　细辛 3　　苞须 15
十四帖
……

九诊（2016 年 12 月 23 日）：今值经下，不多，少腹无所苦，腰背酸冷好多，脉沉细，舌淡胖，苔薄腻。

鹿角片 9　　当归 12　　肉桂 3　　菟丝、杜仲、仙茅各 30
甜苁蓉 15　　柴胡 9　　熟地 15　　艾叶、川芎各 3
阳起石 15　　白芍 9　　苞须 15
十四帖

十诊（2017 年 1 月 6 日）：上次经下两天，色黑如渣，很少，今诸无所苦，脉细滑，苔薄腻。

鹿角片 9　　当归 12　　肉桂 3　　菟丝、海蛸各 30
甜苁蓉 15　　柴胡 9　　熟地 15　　川芎、茜草各 3
生白芍 9　　红花 3　　苞须 15
十四帖

十一诊（2017 年 3 月 3 日）：少腹阴冷已罢，腰腹已和，时有乳房胀痛，脉细滑。

鹿角片 9　　当归 12　　肉桂 3　　菟丝子、阳起石各 30
甜苁蓉 15　　柴胡 9　　熟地 15　　川芎、红花各 3
橘核皮各 9　　白芍 9　　苞须 15
十四帖
……

十三诊（2017 年 3 月 31 日）：腰腹已和，乳胀已松，脉细滑，苔薄黄腻。

鹿角片 9　　当归 12　　肉桂 3　　桃仁 9 茯苓 30

甜苁蓉 15	柴胡 9	熟地 15	川芎、红花各 3
阳起石 15	白芍 9	苞须 15	

十四帖

【按语】

《金匮》妇人杂病篇云："问曰：妇人年五十所，病下利数十日不止，暮即发热，少腹里急，腹满，手掌烦热，唇口干燥，何也？师曰：此病属带下。何以故？曾经半产，瘀血在少腹不去。何以知之？其证唇口干燥，故知之。当以温经汤主之。""亦主妇人少腹寒，久不受胎，兼取崩中去血，或月水来过多，及至期不来。"徐灵胎谓之为"调经之总方"。患者两次半产，虚而积冷，导致月经过少，少腹和下肢阴冷，腰酸，应为因虚而寒，因寒而瘀，证属肾气亏虚，寒凝胞宫，冲任虚损，虚寒瘀相兼夹杂，师用温经汤加减。温经汤为吴茱萸汤合桂枝汤两方去大枣，复加当归、川芎、阿胶、丹皮、麦冬、半夏，全方温润化瘀止血。方中菟丝、紫石英、鹿角片、阳起石、甜苁蓉温补肾阳，川芎、当归、柴胡、香附、红花理气活血行血，全方温中有补，补而不滞。卞师认为，月经涩少，通经应防其冲血，月经过多，止涩防其瘀积，是通而不可攻，止而不可涩，此调经之要法，不可不知也。

卞师用药每遵《神农本草经》之药性功效以选药，按《伤寒论》表里、虚实、寒热、气血辨证随证组方。《本经》紫石英主女子风寒在子宫，菟丝子主女子虚冷，鹿角片主妇人子宫虚冷，阳起石主崩中漏下，当归主妇人漏下绝子，川芎主妇人血闭无子，甜苁蓉主多子，乌贼骨主女子经枯血闭，无一不是温养调经之品也。

（凌　玲）

四 儿科

1. 手足口病脑炎高热急惊风案

郑 ×× 女，4 岁。

初诊（2011 年 5 月 13 日）：口周、手心散在红色丘疹，头痛恶心，高热烦躁，体温最高达 40℃，今晨发惊厥一次，胃纳差，不思食，大便多日未行，小便尚可，舌淡，苔白腻，脉浮滑数，紫脉直上三关，病势危急。

枇杷叶 15　银翘[各] 9　竹叶 6　苇茅根[各] 30
玉桔梗 6　玄参 12　桑菊[各] 9　生石膏 60
板蓝根 12　知母 9　甘草 3
一帖

另与羚羊角粉 1.2，每 2 小时吞服一次。

至晚上 6 时许，复进一剂。

二诊（2011 年 5 月 14 日）：头痛稍减，体温略退，烦躁亦减，胃纳渐复，今晨进薄粥一碗，行大便一次，小便可，舌淡，苔白腻，脉浮数，紫脉直上三关。

枇杷叶 15　银翘[各] 9　竹叶 6　苇茅根[各] 30 生石膏 60
玉桔梗 6　半夏 9　桑菊[各] 9　羚羊角粉[另吞] 1.2
板蓝根 12　知母 9　甘草 3
一帖

三诊（2011 年 5 月 15 日）：头痛已少，纳食渐馨，二便均可，舌淡，苔白，边尖红，脉浮数。

枇杷叶 15　银翘[各] 9　竹叶 6　苇茅根[各] 30 生石膏 60
玉桔梗 6　半夏 9　桑菊[各] 9　羚羊角粉[另吞] 1.2
板蓝根 12　知母 9　甘草 3
一帖

四诊（2011年5月16日）：头痛已无，胃纳已复，体温渐平，舌淡，苔薄，边尖红，脉浮数。

枇杷叶15	银翘[各]9	竹叶6	苇茅根、生石膏[各]30
玉桔梗6	半夏9	桑菊[各]9	羚羊角粉[另吞]1.2
板蓝根12	知母9	甘草3	

三帖

【按语】

手足口病好发于5岁以下儿童，表现为手、足、口散发丘疹或疱疹，多在出疹后一周内自行痊愈。但少数患儿可并发无菌性脑膜炎、脑炎、急性弛缓性麻痹、呼吸道感染和心肌炎等，严重者可导致死亡。本病属中医温病范畴，按卫气营血分期，以清热凉血、透疹解毒为要。卞师云："刘师在《时疫解惑论》中认为：'寒潜热浮，寒敛热溢，所以寒难传染，热易流行。'急性传染病多具有温热属性。本患儿手心、口腔散发红色丘疹，《温病条辨》有云：'考温病中发疹者，十之七八。'兼见高热头痛，是为表证，参合脉浮滑数、指脉色紫，此为温病征象。温邪外袭，初起卫分、气分证，尚可轻宣透表，现已入营分，须得气血两清方可奏效。"故方用清营汤合白虎汤，以羚羊角代犀角，取其息风止痉之功效。本方不以幼儿而舍弃后世所谓金石之药，重用生石膏、羚羊角，盖《本经》石膏主"中风寒热……口干舌焦"，且更云"产乳金创"，盖谓无分妇人新产、新生幼儿皆可应用之；《别录》羚羊角疗"伤寒时气寒热，热在肌肤，温风注毒伏在骨间，除邪气惊梦，狂越僻谬"，皆为治疗温病要药。初诊因患儿大便多日未行，故取增液承气汤之意，以玄参加重凉血通腑。患儿仅二诊，高热已控制，头痛显著减轻。

（贺晓立）

2. 急性扁桃体炎支气管炎咳喘案

钱×× 女，8岁。

初诊（2019年1月11日）：急性扁桃体炎，急性支气管炎，发热，今热退，蛾平，咳呛仍有，气逆，白痰，烦热，脉浮滑数，苔薄白腻。

旋覆花 9	款冬 9	麻黄 3	生姜一片、生石膏 30
卷厚朴 9	半夏 9	射干 6	甘草、川贝各 3
光杏仁 9	五味 3	苞须 15	

三帖

【按语】

本患儿因急性扁桃体炎合并急性支气管炎就诊，症见喘促、有痰、烦热、乳蛾肿大，卞师辨为风温表证，主以射干麻黄汤合麻杏石甘汤加减，清热利咽，止咳平喘。《金匮》："咳而上气，喉中水鸡声，射干麻黄汤主之。"《伤寒论》："汗出而喘，无大热者，可与麻黄杏仁甘草石膏汤。"此二方均以麻黄为主药，陈修园《医学三字经·咳嗽》曰："非麻黄大将不能捣其巢穴，群药安能奏效也？"诚如斯言！喉中水鸡声，为喉中紧窄，痰水渍之故也，《本经》射干主"咳逆上气，喉痹咽痛，不得消息"，射干开咽利肺，主咳逆上气，是为此证主药之一。《本经》半夏"主下气，喉咽肿痛，胸胀，咳逆"，石膏"主中风寒热，心下逆气，惊喘"；麻黄主"止咳逆上气"，杏仁"主咳逆上气，雷鸣喉痹，下气"，五味子主"咳逆上气"，皆为治咳喘要药。有白痰者，卞师必用五味子，认为其无酸收之效，以五味子煎汤，其汤滑黏，可用以豁痰。众药合用，疗效明确。

（周月虹、郑念祖）

3. 小儿反复呼吸道感染案

张 ×× 男，6 岁。

初诊（2019 年 10 月 23 日）：支气管炎，近一月反复感冒，反复咳呛，黄白痰，怕热，痰多，脉浮滑，苔薄黄腻，能纳，二便通畅。

旋覆花 9　款冬 9　麻黄 6　生石膏 30 生姜一片
卷厚朴 9　半夏 9　射干 6　川贝、甘草各 3
光杏仁 9　五味 3　苞须 15
三帖

二诊（2019 年 10 月 29 日）：咳呛已少，脉浮滑未平，苔薄黄腻，再清余邪。

上方加炒谷芽 30、大枣五枚
三帖

三诊（2019 年 11 月 1 日）：感冒咳呛已罢，胃纳都好，容易生病，要调理方。

花龙骨 15　远志 6　桂枝 3　生姜一片、大枣五枚
怀山药 12　潞参 12　黄芪 12　牡蛎 30
功劳叶 9　五味 3　苞须 15
十帖

四诊（2019 年 11 月 11 日）：昨夜发热，今早耳测 38.2℃，一时头晕，形寒欲呕，脉浮滑数，苔薄腻。

粉葛根 9　柴胡 9　桂枝 3　生姜一片、大枣五枚
老苏梗 12　半夏 9　苍术 9　甘草 3
炒六曲 9　黄芩 9　苞须 15
二帖

五诊（2019年11月13日）：发热已退，胃纳已复，调理调理。

花龙骨15	远志6	桂枝3	生姜一片、大枣五枚
生白术芍各9	潞参12	黄芪9	牡蛎30
怀山药12	陈皮9	苞须15	

十帖

【按语】

小儿之体，脏腑娇嫩，形气未充，故《温病条辨·解儿难·俗传儿科为纯阳辨》云："小儿稚阳未充，稚阴未长者也。"《医学三字经·小儿》："小儿病，多伤寒。稚阳体，邪易干。"该患儿年幼，时常反复外感咳呛，素体禀赋不足，营卫不和，故卞师治以调和营卫、益气固表，方以桂枝汤、桂枝加龙骨牡蛎汤、玉屏风散合方加减。《伤寒论》53条"病常自汗出者，此为荣气和，荣气和者外不谐，以卫气不共荣气谐和故尔"，54条"病人脏无他病，时发热自汗出而不愈者，此卫气不和也"，皆营卫不和、腠理不固之证，故皆主以桂枝汤。玉屏风散为后世之名方，然卞师认为，其当为桂枝汤之化出，因后世畏桂枝辛温而动血，故以白术、防风二味代桂枝，苦甘温以缓之，以白术代芍药，利其小便也。

（徐立思）

4. 腺样体肥大乳蛾案

刘××　　男，5岁。

初诊（2017年3月31日）：腺样体肥大，两蛾红肿，中耳积液，呼吸不畅，睡则打呼，眠则汗出，动则烦热，能纳，大便干结，舌前半淡胖，根薄腻，脉细滑数。

珠儿参 12	竹叶 6	生地 15	川 3 象贝 9
玉桔梗 6	僵蚕 9	玄参 12	苇根 30 甘草 3
人中白 9	半夏 9	射干 6	

十帖

二诊（2017 年 4 月 10 日）：两蛾红肿较前消减，呼噜已轻，夜汗已少，大便通畅，能纳，苔薄腻，脉细滑数。

珠儿参 12	竹叶 6	生地 15	生谷芽、苇根各 30
人中白 9	僵蚕 9	玄参 12	川 3 象贝 9
射干片 6	半夏 9	甘草 3	

十帖

三诊（2017 年 4 月 28 日）：左蛾红肿已小，右蛾仍大，淡润，呼噜已轻，脉细滑数，苔薄腻。

珠儿参 12	竹叶 6	生地 15	生谷芽、苇根各 30
人中白 9	僵蚕 9	桔梗 6	川 3 象贝 9
轻马勃 6	射干 6	甘草 3	

十帖

【按语】

腺样体在生理情况下于六七岁时发育至最大，以后逐渐萎缩，至成人基本消失。腺样体肥大多见于儿童，常可合并有慢性扁桃体炎等相关症状，并与分泌性中耳炎相关。本病属中医乳蛾范畴，急性期以清热解毒、利咽散结为主，缓解期以扶正固本为要。卞师认为，本患者两蛾红肿、烦热汗出、大便干结，辨证为温喉痹，故方用桔梗汤、普济消毒饮为主，参合半夏散及汤、导赤散之意。《本经》半夏主"喉咽肿痛"，射干主"喉痹咽痛，不得消息，散结气"，贝母主"喉痹"，皆治喉痹。人中白咸寒，清热解毒，降火消瘀，万应喉症丸即用人中白合西瓜霜、辰砂、冰片、西牛黄、珠粉、雄黄、麝香等，专治咽喉危症、喉痹喉风、单双乳蛾、津液难下、症有万分危险者。患者仅三诊，乳蛾红肿已明显减轻。

（徐立思）

5. 消癥软坚法治疗新生儿胆管闭锁术后肝脾肿大案

梁××　　男，1岁。

初诊（2007年8月22日）：新生儿胆管闭锁术后一年，肝脾肿大，肝纤维化，能纳，二便畅利，腹大，按之软，目阖则汗，舌淡润，脉细数，紫脉直上二关。

生鳖甲15　山甲9　生地15　牡蛎30
五谷虫9　柴胡9　枳实9　熟军、枳实各3
丹皮参各12　鸡金9　苞须15
五帖（服十日）

二诊（2007年8月31日）：反复发热五天，稍咳流涕，食少，腹又胀膨，舌中白厚腻，脉数。

益元散15　柴胡9　桂枝3　姜一片、枣五枚
卷厚朴9　半夏9　黄连3　草果9
炒六曲9　枳实9　苞须15
二帖（服四日）

三诊（2007年9月10日）：麻疹并发，肺炎住院二周，今热退，饮食已复，二便畅利，腹软，两肋下肝脾肿大，舌淡脉数。

生鳖甲15　山甲9　生地15　沙参、牡蛎各30
丹皮参各12　延胡12　枳实9　熟军、䗪虫各3

五谷虫 9　鸡金 9　芑须 15

二帖（服四日）

四诊（2007 年 9 月 14 日）：昨又发热，得汗则退，纳减，呕吐，大便烂薄多行，脉软，舌中薄腻。

益元散 15　砂仁 9　桂枝 9　姜一片、枣五枚

青蒿梗 12　柴胡 9　枳实 9　黄芩 9 黄连 3

炒六曲 9　半夏 9　芑须 15

二帖（服四日）

五诊（2007 年 9 月 17 日）：胃纳加多，二便通畅，腹软，两肋下癥瘕，脐平。

生鳖甲 15　山甲 9　生地 15　沙参、牡蛎各 30

五谷虫 9　柴 9 延 12　枳实 9　熟军、䗪虫各 3

棱莪术[①]各 9　鸡金 9　芑须 15　丹皮参各 12

二帖（服四日）

① 三棱、莪术。

六诊（2007 年 9 月 21 日）：两肋下癥瘕积聚，胃纳精神都好，大便烂薄，日三行，舌中薄腻，脉软，腹壁青脉怒张。

生鳖甲 15　山甲 9　生地 15　沙参、丹参、牡蛎各 30

五谷虫 9　柴胡 9　枳实 9　熟军、䗪虫各 3

棱莪术各 9　鸡金 9　芑须 15　枸橘李 9

十五帖（分三十日服）

另皮硝 250g，适量外敷

七诊（2007 年 10 月 17 日）：转方：胃纳、精神、睡眠都好，近无发热，两肋下癥瘕痞积，上腹饱胀，下腹已软，腹壁静脉怒张。

生鳖甲 15　山甲 9　生地 15　沙参、丹参、牡蛎各 30

五谷虫 15　柴 9 延 12　枳实 9　熟军、䗪虫各 3

露蜂房 9　鸡金 9　芑须 15　莪术 9

卅帖（服六十日）

八诊（2007年12月21日）：两月未见，精神好多，两肋下痞结较前减小，腹形虽大，按之已软，静脉怒张已收，能纳，二便通顺，舌薄腻，脉数。

生鳖甲15　山甲9　生地15　沙参、丹参、牡蛎各30
露蜂房9　莪术9　枳实9　熟军、䗪虫各3
五谷虫9　鸡金9　萹须15　羚羊角粉吞0.6

卅帖（服六十日）

……

十诊（2008年4月23日）：复查肝功能渐趋正常，黄疸已退，胃纳都好，二便通畅，舌淡润，脉细。

生鳖甲15　山甲9　生地15　沙参、丹参、牡蛎各30
露蜂房9　丹皮12　枳实9　熟军、䗪虫各3 山楂9
五谷虫9　鸡金9　萹须15　羚羊角粉吞0.6

卅帖（服六十日）

……

十三诊（2008年10月27日）：近二旬腹又胀大，两肋下癥瘕积聚，脐平，舌前半淡润，根薄腻，脉弦细涩，病又反复之势。

生鳖甲15　山甲9　槟榔9　沙参、丹参、牡蛎各30
棱莪术各9　鸡金9　枳实9　熟军、䗪虫各3 大腹皮15
五谷虫9　桃仁9　萹须15　羚羊角粉吞0.6

卅帖

……

十六诊（2009年3月25日）：2009年3月23日儿科医院复查，肝损伤，肝纤维化，脾大，腹水（−）。五个月未见，一切都好，腹软脐收，能纳，二便通畅，人也长高长胖，舌淡润。

生鳖甲 15	山甲 9	生地 15	丹皮参各 12 熟军、䗪虫各 3
棱莪术各 9	桃仁 9	枳实 9	沙参、牡蛎各 30
五谷虫 9	鸡金 9	苞须 15	羚羊角粉吞 0.6

卅帖

……

廿八诊（2011 年 5 月 23 日）：前后服药四年，两胁下癥瘕积聚已见消减，腹软，能纳，大便通畅，近来反复发热，舌边红苔薄腻，鼻梁青筋，紫脉直上二关。

生鳖甲 15	山甲 9	生地 15	沙参、牡蛎各 30
生白芍 9	柴 9 延 12	枳壳 9	熟军、干蟾各 3
五谷虫 15	莪术 9	苞须 15	

羚羊角粉 0.6×2 分吞

卅帖

廿九诊（2012 年 10 月 22 日）：脐腹左侧可及软块，无压痛，能纳，二便通畅，体重增加，读小学一年级，脉细，苔薄腻。

生鳖甲 15	山甲 9	生地 15	沙参、牡蛎各 30
纹莪术 9	鸡金 9	枳实 9	熟军、干蟾各 3
五谷虫 15	丹参 12	苞须 15	

卅帖

卅诊（2013 年 8 月 16 日）：脾肿大，胁下三点三厘米，左胁下癥瘕巴掌大，能纳，大便通畅，反复鼻衄，好动，容易兴奋，脉细，舌淡润，苔薄腻。

生鳖甲 15	山甲 9	生地 15	沙参、牡蛎各 30
丹皮参各 12	莪术 9	枳实 9	熟军、干蟾各 3
五谷虫 15	鸡金 9	苞须 15	百合 15

羚羊角粉 0.6×2 分吞

卅帖

卅一诊（2014年8月13日）：左胁下癥瘕按之软，近来不胖，胃纳较欠，大便通畅，小便频数，舌淡润，根薄黄腻，脉细滑。

生鳖甲15　山甲9　生地15　沙参、牡蛎各30
五谷虫15　莪术9　枸杞12　熟军、干蟾各3
何首乌15　鸡金9　苞须15　丹皮参各12
卅帖

卅二诊（2015年8月17日）：B超轻度脾肿大，左胁下可及软块，时有隐痛，饮食都好，二便通畅，舌前半淡润，根薄腻，脉细滑。

生鳖甲15　山甲9　生地15　沙参、牡蛎各30
五谷虫15　延胡12　枳壳9　熟军、䗪虫各3
丹皮参各12　鸡金9　苞须15
卅帖

卅三诊（2016年8月2日）：左肋下可及软块，无压痛，能纳，时有鼻衄，二便通畅，舌薄黄腻，脉细滑。

生鳖甲15　山甲9　生地15　平地木15 牡蛎30
纹莪术9　延胡12　枳壳9　熟军、䗪虫各3
丹皮参各12　鸡金9　苞须15　五谷虫15
卅帖

卅四诊（2017年8月14日）：时有鼻衄，能纳，二便通畅，身高体重明显增加，左肋下可及软块，无压痛，脉细滑，舌淡胖，苔薄腻。

生鳖甲15　山甲9　生地15　平地木、牡蛎各30
纹莪术9　丹栀各9　鸡金9　熟军、土元各3
五谷虫9　枳壳9　苞须15
卅帖

卅五诊（2018年8月13日）：左肋下可及软块，无胀痛，能纳，长高，大便三天一行，不硬，脉细滑，苔薄黄腻。

生鳖甲 15　山甲 9　生地 15　平地木、牡蛎各 30

五谷虫 9　鸡金 9　熟军 3　土元 3

生山楂 9　枳实 9　苞须 15

卅帖

【按语】

新生儿胆管闭锁是以炎症、纤维化及肝外胆管阻塞为特征的一种进行性的炎性胆管疾病，在新生儿中并非少见，女婴发病率高于男婴，目前病因尚不明确，可能与病毒感染或胚胎发育有关。临床常表现为新生儿以结合胆红素升高为主的持续性、渐进性黄疸，同时伴有白陶土样便和深黄色尿，有些患儿会伴有肝脾肿大。

本案患儿年仅襁褓，胆管闭锁术后一年，初起时因麻疹肺炎而发热、默默不欲饮食、腹满膨胀，卞师以柴胡桂枝汤合达原饮、益元散先解表邪，待邪去后续治本病，此《伤寒论》大法也。患儿又见肝脾肿大，肝纤维化，两胁下癥瘕积聚，腹大脐平，紫脉直上二关，脏腑娇嫩而病久势沉，此病形似疟母，为内有干血为患，卞师以《金匮》鳖甲煎丸合大黄䗪虫丸加减，破血消癥，软坚散结。大黄䗪虫丸，治五劳虚极、内有干血、肌肤甲错、两目黯黑。卞师方中，鳖甲《本经》主“心腹癥瘕坚积寒热，去痞息肉”，生地主“折跌绝筋伤中，逐血痹……除寒热积聚除痹”，大黄主“下瘀血血闭，寒热，破癥瘕积聚”，䗪虫主“血积癥瘕，破坚下血闭”，干蟾主“破癥坚血”，桃仁主“瘀血血闭，瘕邪气”，羚羊角主“去恶血”，丹参主“寒热积聚，破癥除瘕”，丹皮主“除癥坚瘀血留舍肠胃”，沙参主“血积”，余如山甲、三棱、莪术、延胡，何一不是活血化瘀、软坚散结之品？干血不去，则新血不生，干血去，则新血灌溉周身，此即大黄䗪虫丸条所谓“缓中补虚”。方中另有五谷虫一味，黄宫绣《本草求真》云：“谷虫，专入肠胃，味苦性寒，出于粪中，故仍取其入腹消积，俾其不伤正气也……凡小儿疳积、腹大脚弱、翳膜遮睛，及大人热结谵语、毒利作呕，并宜服之，无不立效。”该患儿经调治十余年，诸症皆得以缓解，两胁下癥瘕痞块已软，腹无所苦，渐长高大。

（徐立思）

6. 先天性巨结肠术后便秘案

潘××　　男，5岁。

初诊（2017年7月14日）：先天性巨结肠术后，反复便秘，用开塞露通而不畅，肠鸣，屁少，能纳，舌淡，苔白腻，脉细滑数。

腹皮槟[各]15	草果9	肉桂3	木香9 生军3
生白芍9	柴胡9	枳实9	炒三仙[各]9 枣五枚
全当归12	厚朴9	萹须15	

七帖（服十四天）

二诊（2017年7月26日）：大便已得日通，不用开塞露，胃纳都好，舌薄腻，脉细滑，再主上方温运通腑。

7月14日方

十四帖（服廿八天）

三诊（2017年9月4日）：大便时仍通而不畅，屁多，肠鸣，偶有腹痛，能纳，苔薄黄腻，脉细滑。

腹皮槟[各]15	草果9	肉桂3	木香、炒三仙[各]9
生白芍9	柴胡9	当归12	黑丑九粒
生锦纹3	枳实9	萹须15	

七帖（服十四天）

四诊（2017年9月20日）：大便有时仍感不畅，肠鸣有屁，胃纳不多，苔薄腻，脉细滑。

腹皮槟各15	草果9	肉桂3	生姜三片、黄连3大枣七枚
生白芍9	柴9延12	枳实9	炒三仙各9
熟锦纹3	木香9	苞须15	

七帖（服十四天）

五诊（2017年10月11日）：停药数天，大便又秘，用开塞露乃下，腹无胀痛，按之稍有饱满，脉细滑，苔薄腻。

腹皮槟各15	草果9	肉桂3	生姜三片、大枣七枚
生白芍9	柴9延12	枳实9	黑丑九粒
熟锦纹3	莪术9	苞须15	

七帖（服十四天）

六诊（2017年10月23日）：加黑丑九粒，大便稀薄畅利，肠鸣，屁不多，腹无胀痛，苔薄黄腻，脉细滑。

腹皮槟各15	草果9	肉桂3	生姜三片、大枣七枚
生白芍9	柴胡9	枳实9	楂曲各9
熟锦纹3	莪术9	苞须15	

七帖（服十四天）

七诊（2017年11月17日）：麻痹性肠梗阻住院，今大便已畅，无腹痛，肠鸣，有屁，苔薄黄腻，脉细滑。

广木香9	草果9	肉桂3	生姜三片、大枣七枚
生白术芍各9	柴胡9	枳实9	生军另包3（先用指甲大小一块）
花槟榔9	半夏9	苞须15	

七帖（服十四天）

八诊（2017年12月8日）：大便或烂或硬或秘，肠鸣屁不多，能纳，舌中根厚腻一块，脉细滑带弦。

腹皮槟[各]15　草果9　肉桂3　生姜三片、大枣七枚
生白芍9　柴胡9　枳实9　山楂、莪术[各]9
生锦纹3　当归12　苞须15
七帖（服十四天）

九诊（2017年12月22日）：大便不畅，常秘，用开塞露乃得畅利，胀气，屁少，脉弦细滑，苔薄腻。

腹皮槟[各]9　草果9　肉桂3　生姜一片、大枣七枚
生白芍9　柴胡9　枳实9　萝卜籽9
生锦纹3　楂曲[各]9　苞须15
七帖（服十四天）

十诊（2018年1月5日）：肠鸣，有屁不多，大便用开塞露则烂便很多，腹大腹胀，右下腹按之硬满，苔薄黄腻，脉弦细滑。

腹皮槟[各]9　草果9　肉桂3　生姜三片、大枣七枚
生白芍9　柴胡9　莪术9　枳实、厚朴[各]9
生锦纹3　楂曲[各]9　苞须15
七帖（服十四天）

十一诊（2018年1月19日）：右下腹硬满已松，腹软，屁不多，烂便，蛋花状，能纳，苔薄黄腻，脉细滑。

腹皮槟[各]15　草果9　肉桂3　生姜三片、大枣七枚
生白芍9　柴胡9　枳实9　广木香9
熟锦纹3　鸡金9　苞须15
七帖（服十四天）

【按语】

先天性巨结肠是新生儿肠梗阻较为常见的原因，活产发病率约为0.1‰～0.2‰，男性多于女性，其特征为肠管神经节细胞缺乏，受累范围可从肛门内括约肌向近端延伸不等的距离，可表现为

腹胀、喂养不耐受并伴有胆汁性吸出物或胆汁性呕吐，胎粪排出延迟则是典型症状，手术治疗是目前的首选，但术后仍有不少患儿存在麻痹性肠梗阻、腹胀和排便困难之苦。

该患儿先天性巨结肠术后，反复便秘，此为阳明里实证，卞师以大柴胡汤、达原饮合方加减，温运通腑，俾患儿大便得通，腹胀得减。方中肉桂一味，卞师于温运法中常用，《本经》“菌桂，味辛温……为诸药先聘通使”，故可率诸药以推动运行。而芍药一味，《本经》“味苦平，主邪气腹痛，除血痹，破坚积寒热疝瘕，止痛”，《别录》“主散恶血，逐贼血……中恶腹痛”，是芍药更具破瘀止痛之功，又《伤寒论》280条“太阴为病，脉弱，其人续自便利，设当行大黄、芍药者，宜减之。以其人胃气弱，易动故也”，可知芍药攻伐之性，仅次于大黄，则芍药其性破而不补明矣。

（陈晓晖）

7. 溃疡性结肠炎痢疾案

陶××　　男，23个月。

初诊（2016年11月30日）：溃疡性结肠炎，反复半年，烂便日三数行，常伴红白黏冻，肠鸣咕咕，胃纳尚可，舌中根薄黄腻，脉滑数，紫脉直上三关。

广木香9	当归12	肉桂3	干姜、黄连各3
生白芍9	苦参9	生地15	赤石脂30
生山楂9	鸡金9	苞须15	

五帖（分十日服）

二诊（2016年12月14日）：赤白黏冻已少，烂薄便日三数行，脉细滑，舌淡苔薄腻。

广木香 9	当归 12	肉桂 3	干姜、黄连、三七各 3
生白芍 9	苦参 9	生地 15	赤石脂 30
焦楂曲各 9	鸡金 9	苞须 15	

五帖（分十日服）

三诊（2016 年 12 月 24 日）： 仍有赤白黏冻，数日一次，大便烂薄，日三数行，肠鸣，能纳，舌淡，苔薄腻，脉细滑，三关紫脉已淡。

白头翁 9	当归 12	肉桂 3	干姜、黄连、三七各 3
生白芍 9	苦参 9	生地 15	生谷芽、赤石脂各 30
广木香 9	鸡金 9	苞须 15	

七帖（分十四日服）

四诊（2017 年 1 月 4 日）： 前数日发热伴呕吐泄泻，今热退，胃纳未复，烂便，日三数行，带血，伴腹痛，脉滑数，苔薄腻。

广木香 9	柴胡 9	桂枝 3	生姜一片、大枣五枚
生白芍 9	半夏 9	黄芩 9	黄连、甘草各 3
粉葛根 9	六曲 9	苞须 15	枳壳、阿胶各 9

二帖（分四日服）

五诊（2017 年 1 月 11 日）： 体温 40℃耳下，稍有涕泪，倦卧，胃纳尚可，大便日三四行，烂，脉浮滑数，苔薄腻。

粉葛根 9	柴胡 9	桂枝 3	生姜一片、大枣五枚
生白芍 9	半夏 9	黄芩 9	苞须 15
炒六曲 9	黄连 3	甘草 3	

二帖（分四日服）

六诊（2017 年 1 月 18 日）： 发热已退，胃纳渐复，大便软烂，时有血丝，日三数行，舌淡，苔薄腻，脉细滑。

白头翁 9	当归 12	肉桂 3	干姜、黄连、三七各 3

生白芍 9　苦参 9　生地 15　生谷芽、赤石脂各 30
陈阿胶 9　鸡金 9　苞须 15
十帖（二天一帖）

七诊（2017 年 2 月 3 日）：大便血丝已少，偶有黏冻，咖啡色，肠鸣，屁不多，三关紫脉已淡，苔薄腻。

陈阿胶 9　当归 12　肉桂 3　干姜、黄连、三七各 3
白头翁 9　鸡金 9　生地 15　生炒谷芽、赤石脂各 30
生白芍 9　苦参 9　苞须 15　木香 9
五帖（服十日）

八诊（2017 年 2 月 22 日）：大便日二三行，渐能收约，黏冻血丝，偶见不多，胃纳都好，三关紫脉已淡，舌淡，苔薄腻。

陈阿胶 9　当归 12　肉桂 3　干姜、黄连、三七各 3
生鳖甲 15　鸡金 9　生地 15　生炒谷芽、赤石脂各 30
白头翁 9　苦参 9　苞须 15　白芍 9
七帖（服十四日）

九诊（2017 年 6 月 23 日）：近又多黏冻血丝，大便烂散，日再行，能纳，目合则汗，脉细滑，舌淡苔薄腻。

生鳖甲 15　当归 12　肉桂 3　生炒谷芽、赤石脂各 30
白头翁 9　地榆 15　三七 3　干姜、黄连各 3
苦参片 9　鸡金 9　苞须 15　阿胶 9
十四帖（一帖吃两天）
另：鸦胆子 125g，每日七粒吞服。

十诊（2017 年 7 月 28 日）：大便日二、三、四行，近来多黏冻血水，胃纳都好，腹无所苦，苔薄腻，三关紫脉渐淡。

生鳖甲 15　当归 12　肉桂 3　干姜、黄连、三七各 3
白头翁 9　地榆 15　黄柏 9　生炒谷芽、赤石脂各 30

陈阿胶 9　　鸡金 9　　苞须 15　　苦参 9

十四帖

【按语】

溃疡性结肠炎是一种慢性非特异性结肠炎症，病变主要位于结肠的黏膜层，且以溃疡为主，其主要症状有腹泻、脓血便、腹痛和里急后重，病程漫长，反复发作，中医属“痢疾”范畴，本病儿童并不多见。然本患儿反复泄泻半年，赤白黏冻，肠鸣，紫脉直上三关。陈修园《医学三字经·泄泻》：“肠脏说，得其情。肠热脏寒，肠寒脏热。”久病而寒热错杂，用寒药不应，略佐热药则效，用热药不应，略佐寒药则愈。卞师治以寒热并用之法，初始以香连丸合桃花汤加减，后仍有赤白黏冻血痢，增以白头翁加阿胶汤。《伤寒论》371 条：“热利下重者，白头翁汤主之。”373 条：“下利，欲饮水者，以有热故也，白头翁汤主之。”《金匮》有白头翁加甘草阿胶汤，治产后下利虚极。后世本草皆言白头翁苦寒，然卞师以为当为苦温，以《本经》“白头翁，味苦温，主温疟狂易寒热，癥瘕积聚，瘿气，逐血止痛疗金创”，白头翁汤四药，黄连、黄柏、秦皮三味皆纯苦寒清热，以除大肠瘀热垢滞，互以白头翁苦温，调血行瘀，亦寒热并用之法。卞师诊儿，重其望诊三关指纹，以判断病情缓急。经调治后，该患儿腹无所苦，三关紫脉渐淡，病情有所缓解。

（徐立思）

8. 脑瘫发育迟缓癫痫案

李 ××　　男，5 岁。

初诊（2011年8月3日）：脑瘫，发育迟缓，癫痫反复小发，右颞蛛网膜囊肿较大，5岁不能言语，意识知觉行动缓慢，能纳，形瘦，大便三日一行，头硬，舌淡胖，脉细。

花龙骨15　远志6　生地15　牡蛎、茯苓各30
生龟板15　郁金12　柴胡3　菖蒲、甘草各3
党丹参各12　川贝3　苞须15

十四帖

另：明矾30g，每日吞服一粒如米粒大。

二诊（2011年8月29日）：精神较前好转，大便一二日一行，仍干，能纳，再主养心化痰。

花龙骨15　远志6　生地15　牡蛎、茯苓各30
生龟板15　柴胡9　山药12　川贝、菖蒲、甘草各3
党丹参各12　郁金12　苞须15

十四帖

三诊（2011年9月14日）：大便渐顺，睡眠渐安，多口水，小便时有滴沥自遗，舌薄腻，脉细滑。

花龙骨15　远志6　生地15　牡蛎、茯苓各30
生龟板15　柴胡9　山药12　川贝、菖蒲、甘草各3
党丹参各12　连翘9　苞须15

十四帖

另：明矾30g，每日吞服一粒如米粒大。

四诊（2011年9月26日）：大便已顺，睡眠已安，能纳，善烦，多口水，不肯言语，舌淡，苔薄腻，脉细滑。

花龙骨15　远志6　生地15　牡蛎、茯苓各30　枣七枚
生龟板15　山药12　甘草3　川贝、菖蒲各3
党丹参各12　黄连3　苞须15

十四帖

五诊（2011年10月17日）：大便已得通顺，睡眠已安，流口水，不肯言语，脉细，左寸滑，苔薄腻。

花龙骨15　远志6　生地15　牡蛎、茯苓各30
生龟板15　山药12　益智[①]9　川贝、菖蒲、甘草各3
参芪归各12　五味3　苞须15
十四帖

……

① 益智仁。

七诊（2011年11月14日）：能发几个单音，仍不能言语，再主养心开窍。

花龙骨15　远志6　生地15　牡蛎、茯苓各30
生龟板15　柴胡9　胆星3　川贝、菖蒲、甘草各3
党丹参各12　郁金12　苞须15
十四帖

八诊（2011年12月5日）：夜寐反复不安，出汗，仍不能言语，能发几个单音，舌薄腻，脉细滑数。

龙骨齿各15　远志6　生地15　牡蛎、茯苓各30
生龟板15　柴胡9　藜芦3　胆星、川贝、菖蒲、甘草各3
党丹参各12　郁金12　苞须15
十四帖

……

十三诊（2012年3月5日）：服药半年，精神体力都有好转，较前顽皮，能数数，口齿不清，舌淡苔薄腻，脉细滑。

花龙骨15　远志6　生地15　牡蛎、茯苓各30 山药12
生龟板15　潞参12　藜芦3　川贝、菖蒲、甘草各3
川郁金12　柴胡9　苞须15
十四帖

……

十八诊（2017年8月9日）：一时神呆，遗尿，不能言语，脉细滑数，舌边红，苔薄腻，流涎。

龙骨齿各15　远志6　生地15　茯苓、贝齿、磁石各30

生龟板15　地龙12　蜂房9　川贝、菖蒲、全虫各3

党玄丹各12　郁金12　苞须15

十四帖

另：明矾100g，每日吞服一粒如米粒大。

……

廿诊（2017年9月15日）：每发癫痫，目上视失神，较前已少发，大便较前通顺，常有烦躁。

龙骨齿各15　远志6　生地15　茯苓、贝齿、磁石各30

生龟板15　地龙12　黄连3　川贝、菖蒲、全虫各3

党玄丹各12　蝉蜕6　苞须15

十四帖

廿一诊（2017年10月13日）：癫痫小发，仍有，已少，再与上方。

龙骨齿各15　远志6　生地15　郁金12贝齿、磁石各30

生龟板15　潞参12　蝉蜕6　川贝、菖蒲、全虫各3

白僵蚕9　黄连3　苞须15

十四帖

……

廿五诊（2018年1月9日）：癫痫发作已小已少，能纳，大便量少，屁多，苔薄腻，脉细滑数。

龙骨齿各15　远志6　生地15　贝齿、磁石各30

生龟板15　潞参12　枳实9　川贝、菖蒲、全虫、黄连各3

全当归12　柴胡9　苞须15

十四帖

另：每日吞服明矾一粒如米粒大。

廿六诊（2018年2月2日）：癫痫发作已少已小，瞬眼不多，能纳，大便量少，屁多，苔薄腻，脉细滑。

龙骨齿[各]15	远志 6	枳实 9	贝齿、磁石[各]30
生龟板 15	潞参 12	蝉蜕 6	川贝、菖蒲、全虫、黄连[各]3
生地黄 15	柴胡 9	苞须 15	茯苓 12

十四帖

【按语】

该患儿因右颞蛛网膜囊肿而致脑瘫，发育迟缓，意识知觉行动不利，5 岁仍不能言语，癫痫时有发作。《内经》云“清阳出上窍”，痰瘀蒙蔽清窍，心神失其所养，故见此症。卞师主以养心化痰、滋阴息风之法，以期开窍资智，方以柴胡加龙骨牡蛎汤、《千金》孔圣枕中丹合温胆汤之意加减。《伤寒论》：“胸满烦惊，小便不利，谵语，一身尽重，不可转侧者，柴胡加龙骨牡蛎汤主之。”方中柴胡《本经》“久服轻身，明目益精”，菖蒲“开心孔，补五脏，通九窍，明耳目，出音声。久服轻身不忘，不迷惑”，远志“伤中补不足，除邪气，利九窍，益智慧，耳目聪明不忘，强志倍力”，诸药均有养心资智开窍之功。紫贝齿，味咸平，清热明目，功似石决明，但平肝息风之力尤胜，为肝热动风者要药，龙骨“主小儿大人惊痫”，茯苓主“忧恚惊邪恐悸”，牡蛎主“惊恚怒气”，蝉蜕“主小儿惊痫，夜啼”，合全蝎同用，镇静安神，祛风止痉。卞师另嘱每日吞服一粒明矾，可化痰通窍，治疗癫痫。

值得一提的是，八诊后卞师处方以藜芦与党参、丹参同用，此后世代代相传之十八反。然读《伤寒论》，小青龙汤方后噎者去麻黄，加附子一枚炮，则半夏、附子同用，《金匮要略》甘遂半夏汤，则甘遂、甘草同用，可知仲景选药组方，原无此相反相恶之说也。

（陈晓晖）

9. 小儿抽动症案

王×× 女，6岁。

初诊（2015年4月27日）：摇头，瞬眼，不能自止，入晚更多，夜汗烦热，善躁，多动，能纳，大便通畅，舌边淡胖，苔薄腻，脉细滑。

生龟板15 杞12菊9 熟地15 茯苓、牡蛎各30
何首乌15 地龙12 白薇蒺各9 全虫、川芎、黄连各3
潼白蒺各9 天麻9 苞须15
十四帖

二诊（2015年5月20日）：用养阴息风方，前症已得好转，再仍原意。

生龟板15 杞12菊9 熟地15 茯苓、牡蛎各30
潼白蒺各9 地龙12 僵蚕9 全虫、川芎、黄连各3
吟蝉蜕6 天麻9 苞须15
十四帖

三诊（2016年3月7日）：去年服药，诸症已瘥，今又多瞬眼，舌淡润，脉细滑数，再主养阴祛风。

生石决15 杞12菊9 熟地15 牡蛎30
生龟板15 地龙12 刺藜9 全虫、川芎、黄连各3
何首乌15 天麻9 苞须15
十四帖

【按语】

小儿抽动症为儿童常见疾病之一，主要表现为不自主的、快速的、无节律性的、形式多样的运动性抽动，多与心理情志有关。

中医历代相关记述不多，卞师认为，本病仍属阴虚动风，阴虚是其根本，可从养阴息风法论治，以龟板、枸杞、首乌、熟地、牡蛎育养真阴，另加虫类药如僵蚕、全蝎、地龙、蝉蜕等搜剔息风，《本经》僵蚕“主小儿惊痫夜啼”，白蔹主“小儿惊痫”。该儿仅服药一月即获显效。本病可与内科病案中蛇痫一案互参。

（徐立思）

五 肿瘤

1. 肺癌术后咳呛案

吴 ×× 女，73 岁。

初诊（2017 年 12 月 27 日）：右下肺癌，胸腔镜术后，仍有咳呛阵作，白痰，痰出即松，无胸闷，能纳，子夜烦热，脉缓，舌薄腻。

山慈菇 9 桑皮 9 熟地 15 茯苓、蛤壳各 30
全瓜蒌 9 半夏 9 射干 6 蜈蚣、川贝、黄连各 3
桃米仁各 9 桔梗 6 苞须 15
十四帖

二诊（2018年1月8日）：转方：咳呛已少，夜汗烦热已敛，能纳，二便通畅。

山慈菇 9 桑皮 9 熟地 15 茯苓、蛤壳各 30
全瓜蒌 9 半夏 9 五味 9 蜈蚣、川贝、黄连各 3
桃米仁各 9 桔梗 6 苞须 15
十四帖

三诊（2018 年 1 月 22 日）：转方：咳嗽已少，烦热已敛，近来稍有微喘。

山慈菇 9 覆花 9 熟地 15 茯苓、蛤壳各 30
全瓜蒌 9 半夏 9 葶苈 9 蜈蚣、川贝、黄连各 3
桃米仁各 9 桔梗 6 苞须 15
十四帖
……

五诊（2018 年 3 月 2 日）：复查一切都好，仍有稍咳，黄痰较多，不闷，能纳，二便通畅，脉细滑，苔薄黄腻。

山慈菇 9 桑皮 9 熟地 15 冬瓜子、蛤壳各 30

全瓜蒌 12　半夏 9　葶苈 9　蜈蚣、川贝、黄连各 3
桃米仁各 9　黄芩 9　苞须 15
卅帖
……

七诊（2018 年 5 月 30 日）：复查：较前片相仿，咳嗽很少，无黄白痰，不闷不喘，行走较前轻松，夜尿频数，脉细涩，苔薄黄腻。

山慈菇 9　远志 6　熟地 15　茯苓、蛤壳各 30
甜苁蓉 15　麦冬 9　当归 12　蜈蚣、川贝、黄连各 3
补骨脂 9　五味 9　苞须 15　坎炁一条
卅帖
……

九诊（2018 年 9 月 10 日）：复查一切都好，不闷不咳不喘，右胸胁时有不舒，夜尿频数，胃纳正常，脉细涩，苔薄黄腻。

山慈菇 9　当归 12　熟地 15　茯苓、蛤壳各 30
甜苁蓉 15　半夏 9　五味 9　蜈蚣、川贝、黄连各 3
焯桃仁 9　郁金 12　苞须 15　坎炁一条
卅帖
……

十一诊（2018 年 11 月 30 日）：复查一切都好，能纳能眠，不闷不痛，稍咳，微喘，夜尿频数，脉细涩，苔薄黄腻。

山慈菇 9　当归 12　熟地 15　茯苓、蛤壳各 30
甜苁蓉 15　半夏 9　川膝 12　蜈蚣、川贝、黄连各 3
补骨脂 9　五味 9　苞须 15　坎炁一条
卅帖

【按语】

卞师临证主张“祛邪为主，邪去则正自复”。肺癌患者以“痰、瘀、毒”为邪实之标，痰可分热痰、寒痰，瘀则有血瘀、痰瘀，而毒为热毒。此为卞师肺癌常用底方，以山慈菇、蜈蚣、川贝、黄连、蛤壳化痰散结，破瘀抗癌，余药随患者症状、病证、体质而灵活变通。此案临床症见咳嗽黄痰，故互入小陷胸汤、《千金》苇茎汤之意。《金匮》：“《千金》苇茎汤，治咳有微热，烦满，胸中甲错，是为肺痈。”《伤寒论》138条：“小结胸病，正在心下，按之则痛，脉浮滑者，小陷胸汤主之。”小结胸为痰热结在胸下，病位较浅，大结胸为水热互结之大实证。此案患者未及大陷胸证，故用小陷胸汤。冬瓜子、薏苡仁、瓜蒌清涤热痰，桃仁化瘀消痈。七诊后咳嗽黄痰都有好转，邪祛后方转入扶正抗癌，仿效治疗喘促病方之贞元饮，以当归、熟地、苁蓉、补骨脂、五味子、坎炁等温补肺肾。卞师善用血肉有情之品，认为坎炁较一般草石之药更能补养奇经。

（陈文恬）

2. 肺癌风热表证咳呛案

郝×× 女，60岁。

初诊（2018年9月12日）：左上肺癌术后半年，近感冒后咳呛阵作，喉痒气逆黄痰，烦热出汗，脉浮滑数，苔黄腻。

枇杷叶9　桑皮9　麻黄6　生石膏、冬瓜子、苇根各30
玉桔梗6　款冬9　射干6　川贝、甘草各3
桃杏仁各9　半夏9　黄芩9

七帖

二诊（2018年9月21日）：咳呛已平，黄痰已除，稍有气促，不闷，脉细滑，舌中根薄黄腻。

山慈菇 9　桑皮 9　熟地 15　沙参、蛤壳各 30
全瓜蒌 12　半夏 9　百合 12　蜈蚣、川贝、黄连各 3
桃杏仁各 9　桔梗 6　苞须 15
十四帖

三诊（2018 年 10 月 9 日）：已无黄痰，不咳不闷，能纳，就感疲劳，脉细涩，苔薄黄腻。

山慈菇 9　桑皮 9　熟地 15　沙参、牡蛎各 30
甜苁蓉 15　半夏 9　五味 9　蜈蚣、川贝、黄连各 3
生杜仲 12　桔梗 6　苞须 15
十四帖

四诊（2018 年 10 月 24 日）：不咳，已无黄痰，胸无所苦，动则烦热出汗，夜寐不安，脉细涩，苔薄黄腻。

山慈菇 9　桑皮 9　远志 6　沙参、牡蛎各 30
甜苁蓉 15　半夏 9　熟地 15　蜈蚣、川贝、黄连各 3
功劳叶 9　五味 9　苞须 15
十四帖

五诊（2018 年 11 月 7 日）：胸无所苦，动则烦热汗出，夜寐不安，腰酸，脉细涩，舌胖厚，苔薄腻。

山慈菇 9　桑皮 9　熟地 15　沙参、蛤壳各 30
甜苁蓉 15　麦冬 9　桔梗 6　蜈蚣、川贝、黄连各 3
功劳叶 9　半夏 9　苞须 15
十四帖

【按语】

卞师临证强调不可拘于病之名，不可惑于病之因，诚如此案所述，无论西医诊断为肺癌、化疗或是手术后，但凡患者脉浮而咳，则仍应当辨为表证而以表药治之，先表后里，此《伤寒论》大法也。咳呛阵作，喉痒气逆黄痰，烘热出汗，为表热证，属太阳阳明中风热化，施以麻杏石甘汤合《千金》苇茎汤。《伤寒论》63条："汗出而喘，无大热者，可与麻黄杏仁甘草石膏汤。"卞师认为此条即无大热然有小热者，也可用石膏。《本经》石膏"味辛微寒，主中风寒热，心下逆气，惊喘"，可知石膏为微寒，而非大寒之药。二诊即可见咳止痰除，脉亦不浮后，转入养肺抗癌之方。卞师认为，若表证妄加里药，则易引邪入里，治病处方当分清表里、虚实、寒热、气血，有的放矢方能取得速效。

（陈文恬）

3. 肺癌寒温两感表证咳呛案

杨××　　女，64岁。

初诊（2018年9月17日）：左肺上叶腺癌微创术后一月，咳呛气逆，多白泡痰，喉痒，胸闷，音沙哑，形寒烦热有汗，脉浮滑而紧，苔薄腻。

旋覆花9　款冬9　麻黄6　生石膏30 生姜三片
卷厚朴9　半夏9　射干6　蜈蚣、川贝各3
光杏仁9　五味9　苞须15　胖大海6
七帖

二诊（2018年9月26日）：形寒烦热出汗已少，胸闷已松，仍有咳呛，气逆喉痒，多白泡痰，脉浮细滑数，苔薄腻。

旋覆花9　款冬9　麻黄6　生石膏30
卷厚朴9　半夏9　射干6　蜈蚣、干姜、川贝、甘草各3
光杏仁9　五味9　苞须15
七帖

三诊（2018年10月8日）：咳呛阵作已少已轻，喉痒，白泡痰，形寒，咳则烦热，音沙，脉浮细滑数，苔薄腻。

旋覆花9	款冬9	麻黄6	生石膏30
卷厚朴9	半夏9	桂枝9	蜈蚣、干姜、川贝、甘草各3
光杏仁9	五味9	苞须15	

七帖

四诊（2018年10月15日）：仍有反复咳呛，多在白昼，喉痒气逆，多白泡痰，呛甚则烦热出汗，能纳，脉浮未平，今细滑数，苔薄黄腻。

旋覆花9	款冬9	麻黄6	生石膏30
卷厚朴9	紫菀9	桂枝9	干姜、川贝、甘草、蜈蚣各3
光杏仁12	半夏12	苞须15	五味15

七帖

五诊（2018年10月22日）：仍有咳呛阵作，发作减少，白泡痰，气逆胸闷，呛甚则烦热出汗，脉浮未平，苔薄黄腻。

旋覆花梗各9	款冬9	麻黄9	生石膏30
卷厚朴9	半夏9	桂枝9	干姜、川贝、甘草、蜈蚣各3
光杏仁12	五味15	苞须15	

七帖

六诊（2018年10月29日）：咳呛次减已轻，白泡痰减少，左脉仍浮，苔白腻。

上方加紫菀9、射干6

七帖

七诊（2018年11月5日）：咳呛大减，白泡痰已少，胸无所苦，仍有烦热出汗，胃纳都好，大便通畅，脉左细，右偏浮，余邪未清。

旋覆花9	款冬9	麻黄6	生石膏30
卷厚朴9	半夏9	桂枝9	干姜、川贝、甘草、蜈蚣各3

光杏仁 12　五味 15　苣须 15　射干 6

七帖

八诊（2018 年 11 月 26 日）：咳呛已平，胸无所苦，烦热已敛，能纳，二便通畅，脉细滑。

山慈菇 9　桑皮 9　熟地 15　沙参、蛤壳各 30

全瓜蒌 12　半夏 9　桔梗 6　川贝、黄连、蜈蚣各 3

枇杷叶 9　五味 9　苣须 15

十四帖

九诊（2018 年 12 月 10 日）：不咳不闷，无痰，多走仍感微喘，能纳，大便多行成条，脉细滑，舌薄腻。

山慈菇 9　当归 12　熟地 15　茯苓、蛤壳各 30

甜苁蓉 15　半夏 9　川膝 12　川贝、黄连、蜈蚣各 3

补骨脂 9　五味 9　苣须 15

十四帖

【按语】

卞师认为对于肿瘤等病情错综复杂的疑难杂症，强调整体辨证与局部辨证相结合。患者初诊之时，肺热咳呛，寒痰壅肺，诊得脉浮，当属表证，为太阳少阴合病中风伤寒表里同病，虽属肺癌，不可只辨病而不辨证，不能一见癌症就用扶正抗癌药、一见炎症就用清热解毒之品，表证仍当解表为先。卞师予以小青龙加石膏汤、射干麻黄汤合厚朴麻黄汤，温清并用，宣肺止咳。白泡痰多属寒痰，即陈修园《医学三字经·咳嗽》谓“夹水气，小龙平”，以小青龙汤之五味子、半夏、干姜温化寒痰。咳呛较甚，气逆于上，以麻黄和石膏宣肺平喘。石膏《本经》“主中风寒热，心下逆气惊喘”，为卞师常用于肺热咳喘之要药。《金匮》“咳而脉浮者，厚朴麻黄汤主之”，《伤寒论》“喘家，作桂枝汤，加厚朴、杏子佳”，可知厚朴为里药中带有表性，又可宽胸下气除满。而麻黄《本经》主

"破癥坚积聚"，贝母《本经》主"疝瘕"，何一不含今之抗癌之意？待患者呛咳渐平，表证已罢，转入抗癌治疗。

（王滢迪）

4. 肺癌阻塞性肺炎喘促案

汪 ×× 男，79 岁。

初诊（2018 年 5 月 7 日）：左肺门占位性病变，左肺不张，左侧阻塞性肺炎，住院两周，今胸闷已缓，动则喘息，心悸，曾经痰血一次，一小块，脉浮数，苔厚腻。

全瓜蒌 12　覆花 9　熟地 15　茯苓、蛤壳各 30
玉桔梗 6　半夏 9　葶苈 9　黄连 3 川贝 9
焯桃仁 9　苏子 9　苞须 15
十四帖

二诊（2018 年 5 月 21 日）：胸闷喘息较前减缓，不能多动作，脉滑数，苔薄黄腻。

全瓜蒌 12　覆花 9　熟地 15　茯苓、蛤壳各 30
白苏子 12　半夏 9　葶苈 9　川贝 9
玉桔梗 6　黄连 3　苞须 15
十四帖

三诊（2018 年 6 月 4 日）：喘息已缓，胸闷已松，咳嗽有痰不多，精神好转，脉滑而紧，苔黄腻。

全瓜蒌 12　覆花 9　熟地 15　茯苓、蛤壳各 30
白苏子 12　半夏 9　葶苈 9　蜈蚣、川贝、黄连各 3

桃杏仁各9　射干6　苞须15

十四帖

四诊（2018年6月15日）：喘促已平，胸闷已松，咳嗽不多，有痰爽咯，能纳，脉滑而紧，苔黄腻。

全瓜蒌12　覆花9　熟地15　茯苓、蛤壳各30

苏子梗各12　半夏9　葶苈9　蜈蚣、川贝、黄连各3

桃杏仁各9　五味9　苞须15

十四帖

五诊（2018年7月2日）：喘促已平，胸闷已松，不咳无痰，脉滑而紧，苔黄腻。

山慈菇9　覆花9　熟地15　茯苓、蛤壳各30

全瓜蒌12　半夏9　葶苈9　蜈蚣、川贝、黄连各3

桃米仁各9　五味9　苞须15

十四帖

六诊（2018年7月16日）：前症好转，形神渐复，脉紧，舌中根薄黄腻。

山慈菇9　覆花9　熟地15　茯苓、蛤壳各30

全瓜蒌12　半夏9　葶苈9　蜈蚣、川贝、黄连各3

桃米仁各9　五味9　苞须15

十四帖

【按语】

肺癌晚期兼有阻塞性肺炎，临床上症见咳嗽、黄脓痰、胸闷胸痛、喘促者，为太阳少阳合病温病热化证，卞老师常先以小陷胸汤、葶苈大枣泻肺汤合桔梗汤急则治其标。桔梗《本经》主“胸胁痛如刀刺”，《金匮要略》中桔梗汤“咳而胸满……久久吐脓如米粥者，为肺痈”，《金匮要略》排脓散、排脓汤，二方并以桔梗为主，能不令人深思？卞师认为桔梗实入血分，有破胸腑瘀血之效。此案病人来诊时，喘促较甚，在二诊之内获得很大改善，痰出亦较爽咯，延治于今，诸症稳定。卞师认为化痰瘀亦为抗癌之意，非必以药理学能抗癌细胞为用药准则，而当以中医辨证为主，汤液家法辨证首重立法，立法而后候证，故师祖刘民叔先生曰：“中医治病，不问病名，不求病因，但有是证而用是药。”至理名言也。

（陈文恬）

5. 肺癌悬饮案

左 ×× 男，64 岁。

初诊（2018年6月8日）：左胸腔积液，已抽积液，细胞培养腺癌，左肋背痛，前后牵引，稍有气促，不咳，无痰，大便硬结，近两天已得通畅，脉弦紧涩，苔黄腻。

全瓜蒌 15 覆花 9 川贝 9 葶苈、茯苓各 30
玉桔梗 6 甘遂 9 枳实 9 黑丑 9
桃杏仁各 9 半夏 9 苞须 15

七帖

二诊（2018 年 6 月 13 日）：左肋背痛已罢，酸麻胀痒感仍有，沉重，呼吸已畅，大便通畅，胃纳都好，脉弦涩已缓，舌薄黄腻。

山慈菇 9 山甲 9 桔梗 6 葶苈、茯苓、牡蛎各 30
全瓜蒌 15 甘遂 9 川贝 3 枳实、黑丑各 9
桃米仁各 9 半夏 9 苞须 15

七帖

三诊（2018年7月2日）：6月19日左胸腔积液最大深度110mm。左背痛已除，左胁肋痛仍有，已轻，仍有酸胀麻，动则气短，能纳，大便日一行，脉紧而涩，舌根薄黄腻。

山慈菇9　山甲9　黑丑9　葶苈、瓜蒌、蛤壳各30
玉桔梗6　甘遂9　枳实9　覆花9川贝3
桃米仁各9　半夏12　苞须15
七帖

四诊（2018年7月9日）：左胁背疼痛已止，左胁侧仍有酸胀麻，动则气促已少，大便通畅，能纳，脉紧而涩，舌薄黄腻。

山慈菇9　山甲9　覆花9　葶苈、瓜蒌、蛤壳各30
玉桔梗6　甘遂9　枳实9　桃李杏仁各9
川贝母3　半夏9　苞须15
七帖

五诊（2018年7月16日）：7月14日左胸腔积液最大深度90mm。左背肋仍有抽痛，较前已轻，已能平卧，不咳不喘，无痰，能纳，脉紧而涩，苔薄黄腻。

山慈菇9　山甲9　覆花9　葶苈、瓜蒌、蛤壳各30
玉桔梗6　甘遂9　枳实9　蜈蚣、川贝、黄连各3
桃李杏各9　半夏9　苞须15
七帖

【按语】

胸腔积液属中医"悬饮"范畴。《金匮要略》痰饮咳嗽病篇："饮后水流在胁下，咳唾引痛，谓之悬饮。"《伤寒论》："结胸热实，脉沉而紧，心下痛，按之石硬者，大陷胸汤主之。"水饮停聚上焦，气壅逆行，故患者症见胸痛、气促，其脉弦紧涩、大便硬结、舌上黄腻苔，为邪实之象，可攻之，为太阳少阳合病温病水热互结，故卞师主以大陷胸汤、小陷胸汤、葶苈大枣泻肺汤。甘遂、黑丑、葶苈子、郁李仁、旋覆花、枳实攻逐水饮，瓜蒌、川贝、半夏、杏仁、桔梗化痰平喘，山甲、桃仁、山慈菇破瘀散结，全方通利饮邪自水谷道而出，亦兼化瘀抗癌以防胸腔积液再发。患者五诊复查，胸腔积液已得减少，可平卧而不喘。《本经》葶苈子“主癥瘕积聚结气……破坚逐邪，通利水道”，甘遂“主大腹疝瘕……破坚癥积聚，利水谷道”，此二味药不仅泄热逐水，通利二便，还可破癥瘕积聚，适用于肺癌胸腔积液患者。《本经》旋覆花“主结气，胁下满……除水”，可知旋覆花不仅下气，实能开结、行水、消痰。

（陈文恬）

6. 肺癌咯血案

张 ×× 　男，84 岁。

初诊（2018 年 11 月 21 日）：右上肺中央型肺癌，伴阻塞性肺不张，两三个月来反复咯血，或鲜红或暗，都在早起，两三口，稍有胸闷痛，能纳，二便通畅，脉滑数，右偏大，苔黄腻。

枇杷叶 9　桑皮 9　生地 15　沙参、藕节、茅根各 30
玉桔梗 6　半夏 9　百合 12　川贝、黄连各 3
陈阿胶 9　桃仁 9　苞须 15

七帖

二诊（2018 年 11 月 28 日）：咯血已止，咳嗽不多，时有黄痰，稍有胸闷痛，脉滑数，苔薄黄腻。

枇杷叶 9　桑皮 9　生地 15　沙参、藕节、苇茅根各 30
桃米仁各 9　半夏 9　瓜蒌 9　川贝、黄连各 3
陈阿胶 9　瓜瓣[①] 15　桔梗 6

七帖

① 冬瓜子。

三诊（2018年12月3日）：咯血已止，稍受冷咳呛又有反复，黄痰很少，胸闷痛隐隐。

枇杷叶9　桑皮9　生地15　沙参、藕节、苇茅根各30
桃米仁各9　半夏9　瓜蒌12　川贝、黄连各3
陈阿胶9　郁金12　桔梗6
七帖

四诊（2018年12月10日）：咯血已止，胸闷痛已少，稍咳，黄痰不多，喉痒音沙，脉滑数，苔薄黄腻。

枇杷叶9　桑皮9　生地15　沙参、冬瓜子、苇茅根各30
桃米仁各9　款冬9　麦冬9　黄连、川贝各3
陈阿胶9　半夏9　桔梗6
十四帖

五诊（2018年12月24日）：咯血已止，胸闷隐痛减少，咳呛时有，已无黄痰，脉滑数，苔薄黄腻。

枇杷叶9　桑皮9　麦冬9　沙参、冬瓜子、苇茅根各30
玉桔梗6　半夏9　款冬9　黄连、川贝各3
桃米仁各9　五味9　射干6　陈阿胶9
十四帖

【按语】

咯血是肺癌常见并发症，可诱发肺部感染或窒息而加重病情。此案患者反复咯血，或鲜红或暗，脉滑数偏大，卞师辨为瘀热郁肺，热迫血行。吴鞠通《温病条辨·治血论》曰："善治血者，不求之有形之血，而求之无形之气。"不主张一味收涩止血。血证之因于寒者少，因于热者多，寒者以侧柏叶汤为主方，而热者又以虚热为多，故以清燥救肺汤、《千金》苇茎汤之意清泻肺热，化痰散瘀，俾瘀热去则血自止。阿胶为卞师善用之养阴止血要药，复以枇杷叶、桑皮、桔梗、白茅根、百合、生地等清润肺气，半夏、川贝、瓜蒌、冬瓜子等排脓化痰，桃仁活血化瘀。方内沙参，《本经》载其“主血积……益肺气”，卞师认为沙参实为血分药，除养阴外，功能破瘀，于此案例用之甚妙。二诊即见血止，后亦不复发，故转入《千金》五味子汤、《千金》麦门冬汤之意，清中有润，滋养肺络，已达固护肺阴之目的。

（陈文恬）

7. 肺癌化疗后纳呆案

程 ×× 男，73 岁。

初诊（2018 年 2 月 2 日）：左肺小细胞癌，远端阻塞性肺炎，左侧锁骨上、纵隔及左侧肺门多发淋巴结转移，肾上腺、髂骨转移，化疗六次，稍咳有痰，动则微喘，劳则微热，夜尿频数，舌边淡胖，苔薄黄腻，脉紧细涩数。

山慈菇 9	当归 12	熟地 15	茯苓、蛤壳各 30
甜苁蓉 15	五味 9	川膝 12	蜈蚣、川贝、黄连各 3
老苏梗 12	半夏 9	苞须 15	

十四帖

二诊（2018 年 2 月 23 日）：微喘微热都有好转，时有心悸，夜尿频数，脉细涩，舌边淡胖，苔薄腻。

山慈菇 9	远志 6	熟地 15	茯苓、蛤壳各 30
甜苁蓉 15	半夏 9	当归 12	蜈蚣、川贝、黄连各 3
补骨脂 9	五味 9	苞须 15	

十四帖

三诊（2018年3月9日）：口服化疗，胃纳减少，恶油腻，无饱胀，大便通畅，脉细涩，舌中根黄腻。先主安中养胃。

（一）

西潞参12　砂仁9　肉桂3　生姜三片、黄连3大枣七枚
生白术9　柴胡9　陈皮9　生炒谷芽[各]30
炒三仙[各]9　半夏9　芭须15

五帖（先服此方）

（二）

2月23日方

七帖

四诊（2018年3月23日）：胃纳尚可，稍咳微喘，不闷，脉细涩，苔薄黄腻。

山慈菇9　远志6　熟地15　茯苓、蛤壳[各]30
甜苁蓉15　半夏9　当归12　蜈蚣、川贝、黄连[各]3
补骨脂9　五味9　芭须15　坎炁一条

十四帖

【按语】

此案为肺癌多发转移，反复化疗，症见咳痰不多、微喘微热、夜尿频数，是为虚实夹杂之证，以虚为多，故卞师主以常用之山慈菇方合景岳贞元饮，化痰软坚，补肾纳气。三诊时患者因化疗而见纳呆、恶油腻等症，故卞师先主安中养胃，以半夏泻心汤、香砂六君汤加减。若恶心呕吐较甚，可加竹茹、半夏、生姜降逆止呕；若饱胀明显，可加四逆散、炒三仙疏泄消导；若泄泻下利者，可在四逆散基础上加木香、鸡内金、薤白消导止利。卞师常强调，诸症总以胃气为先，临证必问胃纳与排便，若谷食不入，更毋言大投药石以治他症，必待患者胃气渐复，胃纳渐开，方能续治本病，可见卞师用药有先后主次之法也。

（徐立思）

8. 胸腺恶性肿瘤过度治疗案

徐××　　男，20岁。

初诊（2020年7月27日）：系统性红斑狼疮，纵隔肿瘤，病已二十个月，反复手术放化疗，复发转移，今低热药物控制，咳呛喘息，胸闷痛，无痰，胃纳尚可，脉紧滑数，苔薄黄腻。

山慈菇9　桑皮9　覆花9　茯苓、蛤壳各30
玉桔梗6　半夏9　葶苈9　黄连、川贝、蜈蚣各3
全瓜蒌15　射干6　苞须15
十四帖

二诊（2020年8月10日）：咳喘闷痛好像好点，能纳，大便通畅，脉紧滑数，苔薄黄腻。

山慈菇9　覆花9　葶苈9　茯苓、蛤壳各30
全瓜蒌15　半夏9　皂刺9　黄连、川贝、蜈蚣各3
桃米仁各9　桔梗6　苞须15　射干6
十四帖

三诊（2020年8月28日）：胸腺恶性肿瘤术后改变，两肺两侧胸膜、纵隔内淋巴结广泛转移，心包膜受侵，右侧胸腔积液，右肺膨胀不全，肝脏多发占位，考虑转移瘤。一时咳呛，痰少，胸闷，动则微喘，胸痛背痛，脉紧滑数，苔薄黄腻，中剥两小块。

山慈菇9　山甲9　熟地15　覆花9 茯苓、蛤壳各30
全瓜蒌12　半夏9　葶苈9　全虫、黄连、川贝、蜈蚣各3
焯桃仁9　桔梗6　苞须15
七帖

四诊（2020年9月14日）：B超复查，胸腔积液较前减少。疼痛减轻，仍有间歇性发作，动则微喘，一时咳呛无痰，大便通畅，脉紧滑数，苔薄黄腻。

山甲珠 9	覆花 9	熟地 15	茯苓、蛤壳各 30
山慈菇 9	甘遂 9	葶苈 9	全虫、黄连、蜈蚣各 3
川贝母 9	半夏 9	苞须 15	瓜蒌 15

七帖

五诊（2020 年 9 月 21 日）： 转方：咳喘已缓，胸闷已松，腰背痛。

陈阿胶 9	山甲 9	葶苈 9	茯苓、蛤壳各 30
山慈菇 9	甘遂 9	延胡 12	全虫、黄连、蜈蚣各 3
全瓜蒌 15	半夏 9	苞须 15	川贝 9

七帖

六诊（2020 年 9 月 28 日）： 咳喘胸闷较前好多，腰背痛也有减轻，胃纳尚可，二便通畅，脉紧滑数，舌淡，苔薄腻。

再用上方

十四帖

七诊（2020 年 10 月 16 日）：转方：胸片复查，病灶较前进展。

陈阿胶 9	覆花 9	葶苈 9	全瓜蒌、蛤壳各 30
山慈菇 9	甘遂 9	川贝 9	全虫、黄连、蜈蚣各 3
桃杏仁各 9	半夏 9	苞须 15	

七帖

八诊（2020 年 10 月 28 日）： 再次化疗，今胃纳渐复，咳喘闷较前缓和，大便通畅，舌右边剥，苔薄腻，脉紧滑数。

陈阿胶 9	山甲 9	覆花 9	全瓜蒌、蛤壳各 30
山慈菇 9	甘遂 9	葶苈 9	全虫、黄连、蜈蚣各 3
鬼箭羽 15	半夏 9	苞须 15	川贝 9

七帖

患者初诊时精神委顿，瘫坐椅背，拄拐行走，经治疗半年，病情基本稳定，就诊候诊时已能在花园中散步。后仍因肿瘤癌胚抗原增高，反复化疗免疫疗法，于2021年1月终因周身皮肤溃烂而致不治。

【按语】

恶性纵隔肿瘤较为少见，其可压迫或直接侵犯周围组织器官而引起咳嗽、胸闷、呼吸困难、胸腔积液等。此案患者年方二十，咳呛喘息，胸闷疼痛，是痰热水饮瘀结胸中所致，属太阳少阳合病，卞师与小陷胸汤、桔梗汤合葶苈大枣泻肺汤为主方，另以山慈菇、蜈蚣、全蝎、山甲破癥除坚。桔梗《本经》“主胸胁痛如刀刺”，《金匮》排脓散、排脓汤、桔梗汤均以桔梗为主药，《伤寒论》三物白散内有桔梗治寒实结胸，虽本案非肺痈肠痈，但凡因痰饮致病者，皆可用桔梗，取其消水化痰、逐饮开胸之效。

卞师认为，小陷胸汤为痰热互结证，大陷胸汤为水热互结证，而无腹胀腑实证者，无大黄、芒硝证，用甘遂即可。甘遂《本经》“主大腹疝瘕腹痛，面目浮肿，留饮宿食，破坚癥积聚”，攻逐水饮之外，更能破瘀消癥。而阿胶与甘遂同用，出自《金匮要略》妇人杂病篇大黄甘遂汤，后世均以阿胶为补血黏腻之品，然卞师据仲景大黄甘遂汤之治水与血俱结、温经汤之治瘀血在少腹不去、猪苓汤之治水热互结、鳖甲煎丸之治疟母癥瘕等，可知阿胶非纯补之药，亦能通利化滞，专清血中之浊气。

药后患者胸腔积液较减，胸背疼痛减轻，咳喘胸闷都有改善，能于花园散步。后再次化疗，并作免疫疗法，周身皮肤溃烂而致不治，留下五十多岁母亲一人，惜哉！卞师门诊时常曰：“中医治病以人为本，西医治病以病为主，治病不能只治病而不顾人。若一再要求指标正常而反复化疗，致整体打垮，是属过度治疗，此即仲景所言‘此为坏病’。此类案例比比皆是，指标没了，病人也没了，痛哉！吾为此等病人一哭！”

（陈文恬）

9. 食管癌噎膈案

巢 ×× 男，76 岁。

初诊（1987 年 11 月 16 日）：食管癌，近数日只入流质，多痰涎，呕吐，胸闷肺萎，消瘦形寒，大便八日不通，舌薄，前半红润，中根淡白，脉沉紧。噎膈晚期，治之非易。

黄附块 15　降香 6　肉桂 3　干姜、黄连、甘草各 3
生半夏 9　麦冬 9　川贝 9　茯苓 30 大枣五枚
党丹参各 15　吴萸 3　苞须 15
另：紫金锭 1.5（一天两次）
三帖

二诊（1987 年 11 月 20 日）：呕吐痰涎减少，饮食噎膈如旧，再主原方加重其制。

黄附块 15　降香 6　肉桂 6　干姜、黄连、吴萸、甘草各 3
生半夏 9　麦冬 9　川贝 9　茯苓 30 大枣五枚
党丹参各 15　雄黄 3　苞须 15
另：紫金锭 1.5（一天两次）
三帖

三诊（1987 年 11 月 25 日）：呕吐痰沫已少，渐进汤水，惟病膈日久，消瘦骨立，大便旬余不通，津液枯竭，中阳衰败，再主温润并用。

黄附块 15　降香 6　肉桂 6　干姜、黄连、吴萸、甘草各 3
生半夏 9　麦冬 9　川贝 9　茯苓、米糠各 30 大枣五枚
党丹参各 15　雄黄 3　苞须 15
另：紫金锭 1.5（一天两次）
五帖

四诊（1987年12月2日）：汤水能进较多些，呕吐渐止，痰涎减少，精神好转，再主原方。

黄附块15　降香6　肉桂3　干姜、黄连、吴萸、甘草各3

生半夏9　麦冬9　川贝9　茯苓30 大枣五枚

党丹参各21　雄黄3　苞须15

另：紫金锭1.5（一天两次）

五帖

1989年9月，有病员持此卡来门诊，诉及该病员服药后饮食得通，延长生命将一年乃终。

【按语】

食管癌好发于中老年男性，早期症状不明显，当出现进行性下咽困难时，多半为食管癌中晚期，属中医“噎膈”“隔食”范畴。师祖刘民叔先生曰：“此证多因气血亏损，忧思悲恚，致脾胃受伤，血液枯槁，气郁生痰，痰塞而不通，则气上而不下，阻碍道路，饮食难进。”

此案患者舌中根淡白、脉沉紧、形寒、多痰涎等症，卞师认为此属中阳虚衰、痰瘀互结所致。虽舌前半光红，乃因噎食不下，水谷不入所致胃阴不足，为病之标。卞师用启膈饮、紫金锭加生半夏、雄黄治疗，使患者得以减轻痛苦、延长生命。

太乙紫金锭，又名玉枢丹，用雄黄配麝香、大戟、续随子，治湿温时邪，神昏瞀闷，呕逆吐泻，以及小儿痰壅惊闭，外治痈疽疔疮。李时珍称雄黄为治疮杀毒之要药。刘师祖与卞师每用于噎膈重症，上下不通，以开闭通幽，亦取其辛温之力。雄黄有毒，惟过量每有砒中毒现象发生，医者当谨慎用之。

《伤寒论》每有“呕者加半夏”，《金匮》“胃反呕吐者，大半夏汤主之”，“诸呕吐，谷不得下者，小半夏汤主之”。半夏生用有毒，以能麻痹心脏，戟喉失音，古时以生半夏、生附子、生乌头之类作蒙汗药酒，即用其辛温麻痹之性。仲景凡用半夏诸方，其于半夏一味但云“洗”而不云“制”，亦主半夏生用，久煮则无此弊，卞师每用生半夏辄须先煎一小时。卞师认为，大半夏汤为痰涎凝闭之方也，而寓润意，通便止吐两擅所长。半夏《本经》主“心下坚，下气，喉咽肿痛”，李时珍曰半夏能“散血”，是半夏行气祛痰，化瘀散结，开通闭塞，于膈病尤擅专长。

（王滢迪）

10. 食管癌吐血黑便案

范×× 男，60岁。

初诊（1975年11月12日）：冠心病，心力衰竭，食管贲门新生物，1967年经治疗消失，纳谷尚可，近半月因上消化道出血，急诊后，纳呆哽噎，胃疼消瘦，舌光剥如镜面，脉弦涩细数。

北沙参15 砂仁4.5 半夏9 干姜、甘草各3
川郁金15 吴萸3 黄连3 谷芽30
延胡索9 麦冬9 苞须15
五帖

二诊（1975年11月28日）：反复黑便，脘痛哽噎，纳呆，形瘦神萎，舌光红润，脉沉弦细涩。

白附块9 蒲黄12 肉桂3 干姜、甘草各3枣五枚
生白芍12 吴萸3 生地15 谷芽30
延胡索9 黄连3 苞须15
十四帖

……

五诊（1976年2月9日）：脘痛哽噎已少，纳加，知饥，黑便反

复未止，舌红润，脉沉弦细涩。

白附块 15　蒲黄 12　肉桂 3　干姜、甘草各3 枣五枚
生白芍 9　吴萸 3　生地 15　谷芽 30
延胡索 9　黄连 3　苞须 15
十四帖

……

十诊（1976年5月7日）：大便转黄，脘痛偶尔隐隐作，流质可入，硬食则哽，少气音低，脉沉弦细涩，舌红苔腻。

黄附块 15　砂仁 4.5　肉桂 3　干姜、甘草各3 枣五枚
生白芍 9　吴萸 3　党参 12　谷芽 30
沉香曲 9　延胡 12　苞须 15
十四帖

……

一百卅九诊（1985 年 11 月 9 日）：诸症稳定，纳谷尚可，以啜粥为主，大便黄色，再主温中摄血。血色素 5.5 克，红球 211 万，白球 4200[1]。

黄附块 15　丹参 12　肉桂 3　干姜、黄连各3 灶心土 30
生白术芍各9　延胡 9　生地 15　降香 6 三七粉 2
失笑散 15　地榆 15　苞须 15
七帖
云南白药 2 瓶

①为体现原始记录，整理时予以保留。

【按语】

主温摄法以引血归经，《鲁楼医案》首篇僧惠宗胃癌溃血一案，刘师祖以黄土汤治之即此意。此案患者吐血后，舌光剥如镜面，卞师先以启膈饮和胃养阴，佐以温性吴萸、干姜，温中通膈。干姜《本经》主“温中止血”，凡阳虚阴走必用干姜以温摄引导。二诊舌象较润，又见黑便，转入黄土汤方向，十诊黑便得止转黄，

可纳流质。患者自1967年确诊食管癌即由卞师诊治，惜年代久远，病史已佚，其随访服药至1986年5月2日，不仅存活约20年，且能纳半流质，高龄重病，实属不易。

白附块与黄附块为四川炮制法。白附块以盐附天雄根块，用沸水煮五六分钟，用清水浸漂三四小时，去咸汁，刮去外皮，切成片，再以清水漂之，每日换水一次，三日后捞出，蒸一小时半，晒干，以硫黄熏白即成白附块。黄附块则是以盐附附子根块之圆大者，入沸水煮半小时，再以清水浸漂六小时，去咸汁，去皮，切片，再用甘草、姜黄、黄柏、山栀、童便等水浸数日，漂净蒸熟烘干，一法用甘草、红花、牙皂浸一夜染色烘干切片。

（陈文恬）

11. 温运化瘀法治疗胃癌胃痛案

俞 ××　　女，76岁。

初诊（2018年7月11日）：胃癌术后四月，食少，闷胀隐痛，呃逆，大便两日一行，脉沉，舌薄腻。

黄附块15　砂豆蔻[各]9　肉桂3　干姜、黄连[各]3　枣七枚
生白术芍[各]9　柴胡9　当归12　生炒谷芽[各]30　天龙[①]9
党丹参[各]12　半夏12　苞须15

十四帖

二诊（2018年7月27日）：闷胀隐痛减轻，胃纳较佳，仍有嗳气，脉沉，苔薄黄腻。

黄附块15　砂豆蔻[各]9　肉桂3　干姜、黄连[各]3　枣七枚
生白术芍[各]9　柴胡9　天龙9　生炒谷芽[各]30

① 壁虎。

党丹参各12　半夏9　苞须15

十四帖

三诊（2018年8月15日）：胃痛已宁，隐隐，食后痛多，痛甚则呕吐，无饱胀，大便通畅，脉沉，苔薄黄腻。

黄附块15　豆蔻9　肉桂3　干姜、黄连各3 枣七枚

姜半夏12　柴胡9　丁香3　甘草3

全当归12　天龙9　苞须15

十四帖

四诊（2018年9月26日）：胃痛已止，食后仍有饱胀，胃纳不多，已无呕吐，大便通畅，脉沉，舌边淡胖，苔薄黄腻。

黄附块15　豆蔻9　肉桂3　干姜、黄连、公丁、甘草各3

姜半夏12　柴胡9　当归12　茯苓30 枣七枚

怀山药12　天龙9　苞须15

十四帖

五诊（2018年10月10日）：胃癌术后，门诊转方。

9月26日方

七帖

六诊（2018年10月17日）：转方：胃痛已止，饱胀已松，胃纳加多，吃荤汤要吐。

黄附块15　豆蔻9　肉桂3　干姜、黄连、甘草各3

姜半夏12　柴胡9　竹茹6　炒谷芽、茯苓各30

怀山药12　天龙9　苞须15　枣七枚

十四帖

【按语】

卞师强调，治胃首当顾及胃阳，脾胃阳虚之证，温命火即是温

脾阳，俾脾肾生生之火壮，则脾阳自复，脾阳复则饮食增而胃阴自复。胃癌归为中医学中“胃脘痛”“嘈杂”“胃反”等疾病范畴。叶天士云：“胃痛久而屡发，必有凝痰聚瘀。”《灵枢·百病始生》曰：“积之始生，得寒乃生。”《素问·调经论》云：“寒独留则血凝泣，凝则脉不通。”寒邪偏盛，元阳不足则不能温运化气，血运不畅而致血瘀，日久形成癥瘕、积聚而为肿瘤。因此，卞师认为，寒瘀亦为肿瘤发生的重要原因之一，而温运化瘀为肿瘤治疗的一大法则。

卞师认为，此案胃癌由中阳不足、痰凝血瘀所致，患者脉沉，即为《伤寒论》“少阴病，脉沉者，急温之，宜四逆汤”之证，故卞师以温养中阳、和胃止痛为大法，以茯苓四逆汤、理中汤合半夏泻心汤为主方治之。《本经》载附子主“温中……破癥坚积聚血瘕”，《别录》云肉桂“通血脉”，《药性论》认为肉桂“主破血，通利月闭”，附子、肉桂同用，可谓温运、化瘀两擅其长。清代吴仪洛亦谓半夏能“散血”，半夏除可平胃降逆之外，更兼消瘀散血之功。柴胡，今人多以其为疏肝理气药，然《本经》早有记载，其“主心腹，去肠胃中结气，饮食积聚……推陈致新”，可知柴胡一味亦为胃腑之良药。诸药合用，六诊内胃痛得止，呕吐得平，饱胀已松，纳谷加多，疗效显著。

（陈文恬）

12. 肝癌胁痛案

林××　　女，60岁。

初诊（2014年7月28日）：原发性肝癌术后将二月，右胁肋刀疤仍有牵痛，胃纳不多，大便两三日一行，子夜烦热出汗，脉细涩，舌淡润，中薄腻。

生鳖甲 15　当归 12　生地 15　沙参、牡蛎各 30
纹莪术 9　柴 9 延 12　枳实 9　熟军、土元各 3
生山楂 9　金铃 6　苞须 15
十四帖

二诊（2014 年 8 月 27 日）：右胁肋刀疤仍有牵痛，刀疤外侧似有癥瘕，边缘压痛明显，大便二三日一行，能纳，子夜烦热出汗，脉弦细涩，舌淡润，苔薄腻。

生鳖甲 15　当归 12　生地 15　丹参、牡蛎各 30
纹莪术 9　柴 9 延 12　枳实 9　熟军、土元各 9
桃杏仁各 9　金铃 9　苞须 15
十四帖

三诊（2014 年 9 月 29 日）：9 月 24 日复查一切都好，右胁肋胀痛已松，刀疤外侧仍有癥瘕边缘，胃纳都好，大便一二日一行，已畅，脉弦细涩，舌边淡润，苔薄腻。

生鳖甲 15　当归 12　生地 15　沙丹参、牡蛎各 30
纹莪术 9　柴 9 延 12　枳实 9　熟军、土元各 9
桃杏仁各 9　金铃 6　苞须 15　旋覆花 9
卅帖

四诊（2014 年 11 月 10 日）：B 超示胆囊炎，胆囊结晶。右胁肋仍时有隐隐胀痛，胃纳都好，大便通畅，脉细涩，舌中薄黄腻。

生鳖甲 15　当归 12　肉桂 3　丹参、牡蛎各 30
生白芍 12　柴 9 延 12　枳实 9　熟军、土元、莪术各 9
生山楂 9　金铃 6　苞须 15
卅帖

五诊（2014 年 12 月 15 日）：右胁肋隐隐胀痛已少，能纳，胃和，大便通畅，脉细涩，舌淡，苔薄腻。

生鳖甲 15	当归 12	肉桂 3	沙丹参、牡蛎[各] 30
生白芍 12	柴 9 延 12	枳实 9	熟军、土元、莪术[各] 9
石龙芮 15	金铃 6	苞须 15	

卅帖

患者坚持服药，随访至 2020 年 3 月，复查超声、肝功能、甲胎蛋白等肿瘤标志物，一切正常，无复发迹象，无胁痛，诸症都好。

【按语】

肝癌属中医学“癥瘕”“积聚”“胁痛”等范畴，恶性程度高，易复发转移，五年生存率仅为 12.1%。患者服药以来，已无胁痛，存活 6 年余无复发，疗效甚卓。此方主以鳖甲煎丸、大黄䗪虫丸和下瘀血汤，以鳖甲、牡蛎软坚，大黄、桃仁、莪术、土元破瘀。䗪虫《本经》主“血积癥瘕，破坚下血闭”，《金匮》鳖甲煎丸、大黄䗪虫丸、下瘀血汤并用之，取其破坚下血、消瘕散结之功。卞师又用金铃子散疏肝理气以治胁痛，复入旋覆花，世人只以旋覆花下肺胃之气，不知《本经》旋覆花主“结气胁下满”，治胁痛亦效。叶天士《临证指南医案》提出肝“全赖肾水以涵之，血液以濡之”，故调养用生地、沙参、芍药、当归、石龙芮养血柔肝。石龙芮为水芹之传统药名，卞师常于癌肿病用之以扶正。

（陈文恬）

13. 胆管癌术后食复案

王 ×× 女，60 岁。

初诊（2016 年 4 月 6 日）：2014 年 10 月胆管癌根治术，左半肝切除，服药一年半，一切都好，能纳，大便通畅，脘胁腹无所苦，脉细涩，苔薄黄腻。

生鳖甲 15	当归 12	肉桂 3	茯苓、牡蛎[各]30
生白芍 9	柴 9 延 12	枳实 9	土元、山楂、莪术[各]9
熟锦纹 3	金铃 6	苞须 15	

十四帖

二诊（2016 年 4 月 20 日）：大便日一行，硬结，有屁，脘胁腹无所苦，能纳，脉细涩，舌中薄腻。

生鳖甲 15	当归 12	肉桂 3	沙参、茯苓、牡蛎[各]30
生白芍 12	柴 9 延 12	枳实 9	土元、山楂、莪术[各]9
生锦纹 3	金铃 6	苞须 15	

十四帖

三诊（2016 年 5 月 11 日）：右背肋有时吊痛隐隐，脘胁无所苦，能纳，大便通畅，苔薄黄腻，脉弦细涩。

生鳖甲 15	当归 12	肉桂 3	沙参、茯苓、牡蛎[各]30
生白芍 12	柴 9 延 12	丹参 12	土元、枳实、莪术[各]9
生锦纹 3	金铃 6	苞须 15	

十四帖

四诊（2016 年 5 月 25 日）：CA199 升高，连日疲劳，右脘胁胀滞，前日食伤呕吐，泄泻，今胃纳未复，脉弦紧涩，苔薄黄腻，目黄又起，面色萎黄。

生鳖甲 15	草果 9	茵陈 12	牡蛎 30
大腹皮 12	柴胡 9	延胡 12	枳实、山楂[各]9
熟锦纹 3	莪术 9	苞须 15	

七帖

五诊（2016 年 6 月 1 日）：胃纳已复，大便成条，右胁肋已松，小便转淡，目黄、面色萎黄都有好转，舌中黄腻一条，脉弦紧涩。

生鳖甲15　草果9　茵陈12　熟军3 牡蛎30
大腹皮15　柴9 延12　槟榔15　莪术、枳实、山楂各9
生白芍12　金铃6　葩须15
七帖

六诊（2016年6月8日）：人又恢复过来，脘胁已和，能纳，大便通畅，舌中黄腻，脉弦紧涩。

生鳖甲15　茵陈12　丹参12　熟军3 牡蛎30
大腹皮15　柴9 延12　槟榔15　莪术、枳实、山楂各9
生白芍12　金铃6　葩须15
十四帖

……

八诊（2016年7月6日）：旅游不感劳累，在家稍一劳动则发热，脘胁已和，能纳，二便通畅，脉紧细涩，舌薄黄腻。

生鳖甲15　草果9　丹参12　熟军3 牡蛎30
大腹皮15　柴9 延12　槟榔15　莪术、枳实、山楂、土元各9
生白芍12　金铃6　葩须15
十四帖

九诊（2016年8月13日）：贪吃贪玩，将来怎么办?

生鳖甲15　草果9　百合12　枳实、土元、山楂、莪术各9
生白芍12　柴9 延12　丹参12　牡蛎30
枸橘李9　金铃6　葩须15
十四帖

十诊（2016年8月24日）：前症平平都好，不能多吃，大便通畅，脉紧涩，舌中黄腻一条。

生鳖甲15　草果9　丹参12　土元、莪术各9
生白芍12　柴9 延12　枳实9　茯苓、牡蛎各30

生山楂 9　　金铃 6　　苞须 15

十四帖

十一诊（2016 年 9 月 7 日）：发热后，胃纳都好，脘腹仍有胀滞，得大便则松，大便不畅，苔薄腻，脉紧涩。

生鳖甲 15　　草果 9　　黑丑 9　　丹参 12 牡蛎 30

生白芍 9　　柴胡 9　　枳实 9　　山楂、莪术各 9

大腹皮 12　　槟榔 12　　苞须 15　　熟军 3

十四帖

十二诊（2016 年 9 月 28 日）：脘腹胀滞已松，能纳，大便不多，瞌睡着凉，头痛腰酸背痛，肌肉关节酸痛，脉紧涩，不浮，苔薄腻。

生鳖甲 15　　草果 9　　黑丑 9　　熟军 3 牡蛎 30

生白芍 9　　半夏 9　　枳实 9　　山楂、六曲、柴胡各 9

大腹皮 12　　槟榔 12　　苞须 15

十四帖

……

十四诊（2016 年 10 月 26 日）：有时仍有腹胀，得屁则松，大便通畅，能纳，脉弦紧涩，苔薄腻。

生鳖甲 15　　草果 9　　莪术 9　　熟军 3 牡蛎 30

生白芍 9　　柴胡 9　　枳实 9　　山楂、土元、黑丑各 9

大腹皮 12　　槟榔 12　　苞须 15

十四帖

十五诊（2016 年 11 月 9 日）：乱吃，不能忌口，腹胀仍有反复，得大便通畅则松，脉弦紧涩，舌苔薄腻。

生鳖甲 15　　草果 9　　丹参 12　　熟军 3 牡蛎 30

生白芍 9　　柴胡 9　　枳实 9　　山楂、土元、莪术各 9

腹皮槟各 12　　黑丑 9　　苞须 15

十四帖

十六诊（2016年11月23日）：腹胀已松，大便通畅，有屁，能纳，脉弦紧涩，舌淡，苔薄腻。

生鳖甲15　草果9　黑丑9　熟军3 牡蛎30
生白芍9　柴胡9　枳实9　山楂、莪术、土元各9
大腹皮12　槟榔12　苞须15
十四帖

十七诊（2016年12月7日）：腹和，无胀痛，大便通畅，屁多，能纳。慎饮食，还是第一。

生鳖甲15　草果9　肉桂3　茯苓、牡蛎各30
生白芍12　柴胡9　枳实9　山楂、土元、莪术各9
大腹皮12　槟榔12　苞须15　熟军3
十四帖

十八诊（2016年12月21日）：又感腹胀，隐隐顶痛，反复发热形寒，寒热往来，脉弦紧涩，舌边薄腻。

生鳖甲15　草果9　桂枝9　熟军3 牡蛎30
软银胡各9　枳实9　白芍12　生姜三片、黄连3 大枣七枚
大腹皮12　槟榔9　苞须15
十四帖

十九诊（2017年1月4日）：腹胀已松，腹痛已罢，形寒，寒热往来已少，脉弦紧涩，舌边薄腻，目轻黄。

生鳖甲15　草果9　桂枝9　生姜三片、黄连3 大枣七枚
生白芍12　半夏9　枳实9　熟军3 牡蛎30
软银胡各9　茵陈12　苞须15
十四帖

廿诊（2017年1月18日）：寒热往来已少，烂便日再行，小便清长，目黄已退，腹胀痛已轻，脉弦紧涩。

生鳖甲15　草果9　桂枝9　生姜三片、黄连3大枣七枚
生白芍12　半夏9　茵陈12　熟军3牡蛎30
软银胡[各]9　枳实9　苞须15
十四帖

廿一诊（2017年3月3日）：住院化疗，今胸胃反应已少，胃纳渐复，大便通畅，劳倦乏力，夜汗烦热，脉弦紧涩，苔薄黄腻。

生鳖甲15　草果9　肉桂3　茯苓、牡蛎[各]30
生白芍12　柴胡9　枳实9　熟军3山楂、土元[各]9
腹皮槟[各]15　半夏9　苞须15
十四帖

廿二诊（2017年3月22日）：能纳，大便通畅，不胀，时有酸痛隐隐，有屁，夜汗烦热已敛，脉弦紧涩，舌苔薄黄腻。

生鳖甲15　草果9　肉桂3　熟军3茯苓、牡蛎[各]30
生白芍12　柴胡9　枳实9　土元、山楂[各]9
广木香9　槟榔9　苞须15
十四帖

廿三诊（2017年5月12日）：化疗五次，胃纳尚可，大便通畅，右下腹胀痛隐隐，腰酸背痛，脉弦紧涩，舌边根薄黄腻。

生鳖甲15　草果9　肉桂3　丹参12茯苓、牡蛎[各]30
生白芍12　柴9延12　枳实9　莪术、土元、山楂[各]9
熟锦纹3　金铃6　苞须15
十四帖

廿四诊（2017年5月31日）：右下腹酸胀，腰背酸胀，大便通畅，能纳，脉弦细紧涩，舌中薄腻一条。

生鳖甲 15　草果 9　肉桂 3　牡蛎 30
生白芍 9　柴 9 延 12　桃仁 9　莪术、土元、山楂[各]9
熟锦纹 3　金铃 6　苞须 15
十四帖

廿五诊（2017 年 6 月 21 日）：吃蛋黄肉粽一枚，发热，腹痛腹胀，大便秘结，腰酸背痛，脉弦紧，舌边厚腻。

腹皮槟[各]15　草果 9　桂枝 9　生姜三片、大枣七枚
卷厚朴 9　柴胡 9　枳实 9　生白芍 12
生锦纹 3　半夏 9　苞须 15
五帖

廿六诊（2017 年 7 月 5 日）：腹胀痛大减，大便日一行，仍感不畅，胃纳渐加，脉弦紧涩未平，苔薄腻。

腹皮槟[各]15　草果 9　肉桂 3　生姜三片、大枣七枚
生白芍 12　柴胡 9　枳实 9　楂曲[各]9
生锦纹 3　当归 12　苞须 15
十四帖

廿七诊（2017 年 8 月 9 日）：初住院，肠梗阻，仍有腹胀痛，得大便则减轻，胃纳尚安，脉弦紧涩，舌薄黄腻。

腹皮槟[各]15　草果 12　肉桂 3　生姜三片、大枣七枚
生白芍 12　柴 9 延 12　当归 12　枳实、莪术[各]9
生锦纹 3　金铃 6　苞须 15
十四帖

廿八诊（2017 年 8 月 23 日）：大便不畅则腹胀痛，脉弦紧涩，苔薄黄腻。

腹皮槟[各]15　草果 12　肉桂 3　生姜三片、大枣七枚
生白芍 12　柴 9 延 12　当归 12　厚朴、枳实、莪术[各]9

生锦纹 3　金铃 6　苞须 15

十四帖

廿九诊（2017年9月4日）：大便通而不畅，仍有腹痛，腹胀，屁不多，脉弦紧，苔薄黄腻。

腹皮槟各15　草果 12　肉桂 3　生姜三片、大枣七枚

生白芍 12　柴 9 延 12　当归 12　莪术、山楂各9

生锦纹 3　黑丑 9　苞须 15

十四帖

卅诊（2017年9月18日）：每食后则胀痛酸，痛甚则引后背，大便通而不畅，反恶，脉弦紧涩，舌中黄腻。

腹皮槟各15　草果 9　肉桂 3　半夏 9 生姜三片

生白芍 15　柴 9 延 12　枳实 9　当归 30

生锦纹 3　黑丑 9　苞须 15

十四帖

卅一诊（2017年9月27日）：酸胀痛，得大便则松，屁不多，食少反恶，脉弦紧涩，苔黄腻。

腹皮槟各15　草果 9　肉桂 3　当归 30 生姜三片

生白芍 15　柴 9 延 12　枳实 9　黑丑、半夏各9

生锦纹 3　甘遂 6　苞须 15

十四帖

卅二诊（2017年10月16日）：大便已得通畅，左脘肋腹酸胀痛反复不减，喜按，脉沉紧弦涩，舌中薄腻。

黄附块 15　当归 12　肉桂 3　腹皮槟各12 丹参 30

生白芍 15　柴 9 延 12　枳实 9　半夏、覆花各9

熟锦纹 3　金铃 9　苞须 15

十四帖

卅三诊（2017年10月30日）：用温通方，腹痛减轻，胃纳加多，大便通畅，腰背酸痛，脉沉弦紧涩，苔薄腻。

黄附块 15　当归 12　肉桂 3　熟军 3 丹参 30
生白芍 9　柴 9 延 12　枳实 9　半夏 9
腹皮槟各 12　金铃 9　苞须 15
十四帖

【按语】

胆管癌为恶性程度较高的肿瘤之一，近年发病率有逐年增高趋势，临床症状以梗阻性黄疸最为常见，常伴有消瘦、纳差、中上腹或右上腹疼痛、恶心呕吐等症状，因其症状隐匿，发现诊断时多为晚期，故预后很差，未做手术或单纯引流的，生存时间很少超过1年，即使手术切除较彻底的，3年生存率仅为40%。本病中医属胁痛、黄疸等范畴。

患者初诊之时，胆管癌根治术，左半肝切除，时有便秘硬结，腹胀痛，右胁肋胀痛不甚，属少阳阳明合病，诊得脉细涩，故用鳖甲煎丸合达原饮软坚散结。然患者贪吃贪玩，饮食不慎，反复多次肠梗阻而住院，脉沉弦紧涩数，脐腹胀痛喜按，遂改用温通法治之。《金匮》腹满寒疝宿食篇言："腹满不减，减不足言，当须下之"，"腹满时减，复如故，此为寒，当与温药"，"胁下偏痛，发热，其脉紧弦，此寒也，以温药下之，宜大黄附子汤。"患者腹胀痛已久，下法后减不足言，复如故，此为寒实内结，卞师改以温运通腑之法，症情即得减轻，大便得通。《本经》附子"破癥坚积聚血瘕"，是知附子除能治疗肠梗阻所引起之腹胀外，亦可治疗胆囊癌之"积聚"。患者服用诸方后症状显著改善，然多次忌口不慎，病情反复，在卞师处诊治近四年而不治，实属不易。故卞师强调，在胃肠道肿瘤如胃癌、肝癌、胆管癌、结肠癌、直肠癌等，应慎食大闸蟹、火锅、羊肉、山芋、芋艿、玉米、糯米等不易消化之物，以防食复。

（王滢迪）

14. 胰腺癌术后存活四年至今案

李 ×　　男，44 岁。

初诊（2017 年 2 月 3 日）：胰腺癌术后四月，脘胁尚和，能纳，屁多，大便通畅，清晨烦热出汗，舌根薄腻，脉弦紧涩，面色黑暗。

生鳖甲 15　当归 12　生地 15　沙参、牡蛎各 30
丹皮参各 12　柴胡 9　枳实 9　熟军、土元各 3
石龙芮 15　山栀 9　苞须 15
七帖

二诊（2017 年 2 月 8 日）：清晨烦热出汗已敛，能纳，食多则胀，大便通畅，屁多，脉弦紧涩，舌中薄黄腻。

生鳖甲 15　当归 12　生地 15　沙参、牡蛎各 30
生白芍 9　柴胡 9　枳实 9　熟军、土元各 3
生山楂 9　莪术 9　苞须 15
十四帖

三诊（2017 年 2 月 22 日）：能纳，食多仍有饱胀，大便通畅，屁多，腹无所苦，夜汗烦热已敛，脉紧细涩。

生鳖甲 15　当归 12　熟地 15　沙参、牡蛎各 30
生白芍 9　柴胡 9　枳实 9　山楂、土元各 9
石龙芮 15　莪术 9　苞须 15
十四帖

四诊（2017 年 3 月 8 日）：胃纳加多，饱胀已松，大便通畅，清晨仍有烦热出汗，脉弦紧涩，舌黄薄腻。

生鳖甲 15　当归 12　熟地 15　沙参、牡蛎各 30
生白芍 9　柴胡 9　枳实 9　山楂、莪术、土元各 9

丹皮参[各]12　熟军 3　苞须 15

十四帖

五诊（2017 年 3 月 24 日）：饱胀已松，两肋胁无所苦，清晨烦热出汗已少，大便偏干，脉弦紧涩，舌中根薄黄腻。

生鳖甲 15　当归 12　熟地 15　沙参、牡蛎[各]30

生白芍 9　柴胡 9　枳实 9　山楂、莪术、土元[各]9

枸橘李 9　丹栀[各]9　苞须 15　熟锦纹 3

十四帖

六诊（2017 年 4 月 7 日）：胃纳加多，脘肋无所苦，仍有清晨烦热汗出，大便偏硬，脉弦紧涩，苔薄腻。

生鳖甲 15　当归 12　熟地 15　沙参、牡蛎[各]30

生白芍 9　柴胡 9　丹栀[各]9　山楂、莪术、土元[各]9

熟锦纹 3　枳实 9　苞须 15

十四帖

七诊（2017 年 4 月 21 日）：脘肋已和，清晨烦热已敛，能纳，大便通畅，面色黧黑渐开，脉紧细涩，舌中根厚腻。

生鳖甲 15　当归 12　生地 15　沙参、牡蛎[各]30

生白芍 9　柴胡 9　枳实 9　山楂、莪术、土元[各]9

大丹参 12　丹栀[各]9　苞须 15　熟军 3

十四帖

……

十九诊（2017年9月25日）：诸无所苦，一切都好，想吃蟹，没门。

生鳖甲 15　当归 12　生地 15　沙参、牡蛎[各]30

生白芍 9　柴 9 延 12　丹参 12　枳实、莪术、土元[各]9

熟锦纹 3　鸡金 9　苞须 15

十四帖

……

廿五诊（2017 年 12 月 29 日）：胰腺癌术后一年，连连服药，一切都好，能纳，大便通畅，屁多，夜汗烦热，脉细涩，舌中薄黄腻。

生鳖甲 15	当归 12	生地 15	沙参、牡蛎[各] 30
生白芍 9	柴 9 延 12	竹茹 6	山楂、莪术、土元[各] 9
熟锦纹 3	丹栀[各] 9	苞须 15	

十四帖

随访患者于今（2021 年 7 月），诸症安好，无复发迹象。

【按语】

胰腺癌是高度恶性肿瘤之一，预后极差，生存期较短。胰腺癌属胁下癥瘕、恶血积聚所致，卞师以《金匮要略》大黄䗪虫丸、鳖甲煎丸为主方，攻逐血结，软坚散结，尤在泾《金匮要略心典》曰："干血不去，则足以留新血而渗灌不周。"陈修园以䗪虫丸为治干血虚劳上剂。卞师认为，大黄䗪虫丸方乃抵当汤丸化出，复加䗪虫、干漆等药，使化瘀活血之力倍增。《本经》地黄主"逐血痹，填骨髓，长肌肉"，沙参"主血积"，皆寓补于攻之药，而非养阴之用。患者初诊时面色黧黑，七诊即见面色较亮，显示瘀血情况已获改善。患者术后拒绝化疗，仅靠服用中药，存活至今已逾四年，诸症安好，实属不易。

（陈文恬）

15. 胰腺癌反复化疗手术再化疗变证百出不治案

高 ×× 男，63 岁。

初诊（2020 年 12 月 10 日）：胰腺癌伴肝、肾、腹膜后转移，患者一心化疗，以求指标正常可行手术。反复化疗，全血降低，白细胞 1.2×10^9/L，休克急诊。今较好转，消瘦骨弱，不能行走，四肢麻木，夜汗烦热阵阵，胃纳尚可，脘胁腹无胀痛，二便通畅。脉紧涩，舌淡，苔薄腻。

陈阿胶 9　当归 12　生地 15　石龙芮、鳖甲、牡蛎各 30
丹皮参各 12　枸杞 12　女贞 12
生山楂 9　石斛 12　苞须 15
七帖

二诊（2020 年 12 月 17 日）：血象渐渐回升，精神较前好转，两足无力，不能行走，夜汗烦热已少，脉紧涩偏大。

陈阿胶 4.5　当归 12　生地 15　鳖甲、牡蛎各 30
丹皮参各 12　枸杞 12　石斛 12　山楂 9 女贞 12
何首乌 15　天冬 9　苞须 15
自加龟甲胶 4.5
七帖

三诊（2021 年 1 月 21 日）：子夜烦热已少，脉大渐平，转弦紧涩，舌薄黄腻。

露蜂房 9　当归 12　生地 15　鳖甲、牡蛎各 30
生白芍 9　柴胡 9　莪术 9　土元、山楂、枳实各 9
焯桃仁 9　丹栀各 9　苞须 15　陈阿胶 3
自加龟鳖胶各 3
十四帖

四诊（2021 年 3 月 29 日）：前症好转，住院手术，并反复化疗，形神委顿，消瘦食少，食后饱胀，引左胁肋痛，得屁则松，大便偏硬，两三日一行，子夜烦热，脉弦紧涩，苔厚腻。

生鳖甲 15　草果 9　肉桂 3　丹参、牡蛎各 30

生白芍 9　　柴 9 延 12　　枳实 9　　熟军 1.5
腹皮槟[各] 9　　金铃 6　　苞须 15
三帖

五诊（2021 年 4 月 1 日）：左胁肋痛已止，胃纳较加，脘腹一片绷紧，大便两天未行，有屁。脉弦紧涩，苔黄厚腻。

生鳖甲 15　　草果 9　　肉桂 3　　百合、牡蛎[各] 30
生白芍 9　　柴 9 延 12　　枳实 9　　熟军 3
腹皮槟[各] 15　　金铃 6　　苞须 15
六帖

六诊（2021 年 4 月 7 日）：左胁肋痛已止，脘腹绷紧已松，胃纳较前加多，大便两三天一行，必用通便药，夜汗烦热。脉弦紧涩，舌中黄厚腻。

腹皮槟[各] 15　　草果 9　　肉桂 3　　鳖甲、牡蛎、百合[各] 30
生白芍 9　　柴 9 延 12　　丹参 12　　莪术、山楂、枳实[各] 9
熟锦纹 3　　金铃 6　　苞须 15
七帖

七诊（2021 年 4 月 15 日）：夜汗烦热已少，左胁肋时胀，得嗳气则松，脘腹绷紧已和，大便通畅。脉弦紧涩，舌黄厚腻渐薄。

腹皮槟[各] 15　　草果 9　　肉桂 3　　鳖甲、牡蛎、沙参[各] 30
生白芍 9　　柴 9 延 12　　桃仁 9　　莪术、山楂、枳实、土元[各] 9
熟锦纹 3　　金铃 6　　苞须 15
七帖

八诊（2021 年 4 月 22 日）：大便通畅，胃纳加多，脘腹时有板紧，得屁则松，夜汗烦热出汗已敛。舌黄腻渐薄，脉弦紧涩未平。

腹皮槟[各] 15　　草果 9　　肉桂 3　　鳖甲、牡蛎、茯苓[各] 30
生白芍 9　　柴 9 延 12　　桃仁 9　　莪术、山楂、枳实、土元[各] 9

熟锦纹 3　鸡金 9　苞须 15

七帖

九诊（2021年4月29日）：两腰髀疼痛，服止痛药，血尿呈条索状，一根一根出，大便带血，心腹内崩。

（一）

陈阿胶 9　蒲黄 15　生地 15　寄生、茅根各 30

生鳖甲 15　地榆 15　川膝 12　丹栀各 9 三七 3

鹿含草 15　鸡金 9　续断 12

五帖

（二）

4月22日方

七帖

十诊（2021年5月6日）：血尿已止，腰酸腹胀痛又起，能得屁则松，大便通畅，胃纳减少。脉弦紧涩，按之无力，苔黄腻。

腹皮槟各 15　草果 9　丹参 12　鳖甲、茯苓、牡蛎各 30

生白芍 9　柴 9 延 12　枳实 9　山楂、莪术各 9

广木香 9　金铃 6　苞须 15　熟锦纹 1.5

七帖

十一诊（2021年5月13日）：两周未见血尿，脘腹刀疤周围僵硬，高低不平，板紧胀痛，满腹较松，大便通畅，子夜烦热出汗。苔薄黄腻，脉弦紧涩较前缓和。

陈阿胶 9　桃仁 9　天龙 9　鳖甲、牡蛎各 30

生白芍 9　丹皮 12　枳实 9　鸡金、山楂、石韦各 9

熟大黄 3　柴胡 9　苞须 15

七帖

十二诊（2021年5月20日）：近一周较前稳定，无血尿，大便通畅，刀疤周围僵硬，高低不平，腹胀痛，左右无定处，胃纳都好。脉弦紧涩，苔薄黄腻。

陈阿胶 9　山甲 6　天龙 9　鳖甲、牡蛎各 30
生白芍 9　丹皮 12　枳实 9　桃仁、山楂、土元、莪术各 9
熟大黄 3　柴胡 9　苞须 15　枸橘、鸡金各 9

七帖

十三诊（2021 年 5 月 27 日）：胀气攻冲，左右无定处，不痛，子夜烦热出汗，胃纳尚可，大便通畅，屁多。

上方加丹参 30、百合 30

七帖

十四诊（2021 年 6 月 3 日）：腹壁刀疤左右僵硬，高低不平，板紧痛，左腹侧瘕聚攻痛，大便不畅，子夜烦热出汗，左肩胛痛。

穿山甲 9　当归 12　蜂房 9　熟军 3 鳖甲、牡蛎各 30
棱莪术各 9　柴 9 延 12　枳实 9　桃仁、山楂、土元各 9
枸橘李 9　金铃 9　苞须 15

七帖

十五诊（2021 年 6 月 10 日）：转方：每食后左腹侧瘕聚攻痛，大便不畅，两天未行，屁少，腹壁刀疤两侧僵硬板紧痛较松，视频舌苔黄厚腻。

山甲珠 9　当归 12　枸橘 9　鳖甲、牡蛎、丹参各 30
棱莪术各 9　柴 9 延 12　枳实 9　桃仁、山楂、土元各 9
露蜂房 9　金铃 9　苞须 15　生熟军各 3

七帖

十六诊（2021 年 6 月 17 日）：上方第三天服后得解宿便、顺畅，余症如前。

露蜂房 9　山甲 9　枸橘 9　鳖甲、牡蛎、丹参各 30

棱莪术[各]9　柴9延12　枳实9　桃仁、土元、山楂[各]9
五谷虫9　金铃9　萹须15　生熟军[各]3
七帖

十七诊（2021年6月24日）：服免疫疗法胶囊，每次18粒，一天两次，胃大不安，呕吐，服仁丹能得缓解。反复低热，呕恶，不思饮食，每日只喝盐汽水，嗜睡，时有谵语，乃嘱以野山参粉、犀牛角粉不计量，用小柴胡冲剂生姜汁调服，较前缓和。病者于治疗已感绝望，不再服药。

十八诊（2021年7月5日）：腹大脐平，两足肿大如象腿，囊大如西瓜，食少，二便涩少不出，舌红，苔薄腻，脉强劲有力。
半边莲15　商陆9　李仁9　葫芦、鳖甲、牡蛎[各]30
五谷虫9　泽泻9　枳实9　熟军3葶苈15
淡海藻9　鸡金9　萹须15
五帖
药后得大小便通畅，头脑清楚，索食面条，7月7日于睡中去世。

【按语】

该患者为卞师二十余年朋友，开设画廊，经营近现代书画名家作品，与卞师友善。2019年底脑梗死，过服金石辛燥诸药，后得好转，然总感脘胁肋不舒，饮食减少，经检为胰腺癌晚期，肝肾腹腔多发转移。然与前案胰腺癌不同，前案患者手术两次，术后拒绝化疗，坚持服用中药；本案患者经西医反复化疗，手术再化疗，病程错综复杂，多次起伏，变证迭出。初诊化疗后全血降低，已现休克之象，卞师先以养阴清热保血脉之法，救其亡脱之阴；待四诊血象恢复，又再手术反复化疗，见脘腹胁肋一片胀痛绷紧僵硬、大便不通，卞师又以大柴胡汤、达原饮、鳖甲煎丸、金铃子散等，泄热通腑，软坚破瘀；九诊时又见二阴出血，此为心腹内崩之象，再经卞师救回；十七诊时患者开始免疫疗法，反胃呕吐，乃至低热谵语，腹大脐平，囊大脚肿，终致不治身亡，留下妻女伤心不已，而卞师亦因痛失好友而悲泣。

整个病程，卞师重视其脉象的细微变化以辨证，从初始全血降低休克之“脉紧涩偏大”，到血象恢复后“脉大渐平”，转为脘肋腹胀痛僵硬之“脉弦紧涩”，甚则“按之无力”，再到末诊“脉强劲有力”，此即《伤寒论》315条所言“脉暴出者死，微续者生”，预后不良，由此可见卞师诊脉之功力。

患者于7月6日曾有短暂头脑清楚，索食面条，《伤寒论》332条言“凡厥利者，当不能食，今反能食者，恐为除中”，333条“腹中应冷，当不能食，今反能食，此名除中，必死”，结合其暴出之脉，为回光返照，患者于次日凌晨病逝。

（徐立思）

16. 结肠癌肝转移并发黄疸案

朱××　　男，67岁。

初诊（2016年5月4日）：降结肠癌伴肝转移，结肠梗阻，造瘘术后廿天，今胃纳已复，大便通畅，有屁，腹无所苦，脉弦细涩数，舌边淡，苔黄腻。

生鳖甲15	草果9	肉桂3	米仁、红藤各30
生白术芍各9	柴9延12	熟地15	苦参9
鸡内金9	天龙9	苞须15	

鸦胆子每晚七粒，去壳，温水吞服

十四帖

……

廿八诊（2017年7月12日）：出现黄疸，胃痛，饱胀反恶，烦热汗多，右胁肋瘕聚攻冲已缓，小便黄赤，舌中厚腻，脉细滑，病情有变。

藿佩兰[各]12　豆蔻 9　茵陈 12　生姜三片、黄连 3

大连翘 9　柴胡 9　竹茹 6　栀曲[各]9

制香附 9　半夏 9　苞须 15

五帖

廿九诊（2017 年 7 月 19 日）：目黄渐淡，小便转淡，不多，饱胀已松，仍有隐痛，胃纳不多，脚肿，右胁肋瘕聚攻冲已缓已小，脉细滑，舌薄腻。

藿佩兰[各]12　豆蔻 9　茵陈 12　生姜三片、黄连 3

萹蓄草 15　柴胡 9　连翘 9　栀曲[各]9

竹叶茹[各]6　半夏 9　苞须 15

七帖

卅诊（2017 年 8 月 9 日）：黄疸已退，小便已清，胃纳加多，已无饱胀，右胁肋瘕聚已消，脉细滑，舌淡，苔薄腻。

生鳖甲 15　茵陈 12　枳实 9　茯苓、牡蛎[各]30

萹蓄草 15　柴 9 延 12　山楂 9　干蟾、熟军[各]3

藿佩兰[各]12　丹参 12　苞须 15

十帖

【按语】

《伤寒论》云："瘀热在里，身必发黄。"卞师认为，治黄疸之大法为利小便。此案黄疸乃因湿热瘀阻所致，属阳明发黄，故主以茵陈蒿汤合三仁汤，因患者反胃纳差，故去大黄之苦泄，择黄连代之，复以三仁汤之意，用豆蔻、竹叶、半夏等，加藿香、佩兰，既清利湿热，又能醒脾开胃。《金匮》又云"诸黄，腹痛而呕者，宜柴胡汤"，故加柴胡、半夏疏肝和胃。二诊下来黄疸得退，胃纳得复。余尝请益于卞师："茵陈蒿汤、栀子柏皮汤、栀子大黄汤、大黄消石汤，何以别之？"卞师曰："茵陈蒿汤服法后有药后'一宿腹减'，大黄消石汤条曰‘黄疸腹满’，栀子大黄汤方内亦有大黄，可知三方主症有大便不通。大黄又入血分化瘀，并能利水谷道以退黄。栀子柏皮汤仅身热发黄，属轻证，未及阳明腑证，以气分药清热利湿即可。”

（陈文恬）

17. 直肠癌便血案

唐×× 男，55岁。

初诊（2017年1月16日）：直肠腺癌化疗，大便硬结如羊屎，伴鲜红血，肛门坠胀，能纳不能多，腹胀，屁多奇臭，子夜烦热出汗，脉紧涩数，舌边淡瘀斑，苔薄腻。

生鳖甲15　蒲黄15　生地15　阿胶9 赤豆30
露蜂房9　地榆15　枳实9　黄柏9 连3
白头翁9　延胡12　萹须15
十四帖

二诊（2017年2月8日）：继续化疗，胃纳尚可，腹胀已松，大便通畅，无鲜血，夜汗烦热已敛，舌边淡润，苔薄腻，脉紧细涩数。

生鳖甲15　蒲黄15　生地15　鹿含草、赤豆各30
露蜂房9　地榆15　枳实9　黄连3 阿胶9
白头翁9　黄柏9　萹须15
十四帖

三诊（2017年2月22日）：大便已得通顺，不再出血，夜汗烦热已敛，腹胀已松，臭屁已少，能纳，脉结弦涩数，舌边瘀斑，苔薄腻。

生鳖甲15　当归12　熟地15　红藤、牡蛎各30

鹿含草15　天龙9　知柏各9　木香9
生白芍9　苦参9　苞须15
十四帖

【按语】

先血后便为近血，此肛门直肠间出血，俗称肠风脏毒是也。其色鲜红，多在粪前，因大便压迫病所，而令出血，师主以白头翁加阿胶汤合赤豆当归散，二方均出自《金匮》。《本经》当归主“诸恶疮疡”，赤小豆主“排痈肿脓血”。陈修园《医学三字经》有“赤豆散，下血标”，以赤豆当归散治便血。白头翁加阿胶汤出自《金匮》妇人产后篇“产后，下利虚极，白头翁加甘草阿胶汤主之”，呕吐哕下利篇又有“热利下重者，白头翁汤主之”，方用黄连、黄柏、秦皮、白头翁，《本经》黄连主“肠澼腹痛下利”，黄柏主“五脏肠胃中结热……肠痔，止泄利”，白头翁主“癥瘕积聚……逐血止痛”。《本经》白头翁“苦温”，后世本草咸谓“苦寒”，所以然者，意必《伤寒论》白头翁汤主热利下重之故也，而不知白头翁汤黄连、黄柏、秦皮，三味皆纯苦寒清热，互以白头翁之苦温，调血行瘀，亦寒热并用之法，仲景组方每有此例。白头翁逐血止痛，解毒化瘀，加阿胶止血养血，则全方虚实兼顾，正其治也。另露蜂房为胡蜂之巢，《本经》主“肠痔”，有祛风攻毒、散结止痛之功，师借以治直肠癌出血甚妙。

（陈文恬）

18. 直肠癌癥积案

孙×　男，53岁。

初诊（2018年6月27日）：直肠肛管腺癌术后，腹股沟淋巴结转移，已经放疗化疗介入，大便烂薄，造瘘口出，两拗酸胀，烦热，能纳，脉细涩，苔黄腻。

生鳖甲 15　当归 12　肉桂 3　干姜、黄连各 3
鹿含草 15　天龙 9　熟地 15　米仁、红藤各 30
牡丹皮 12　鸡金 9　苞须 15
鸦胆子每晚七粒，去壳，温水吞服
十四帖

二诊（2018 年 7 月 11 日）：仍有烦热，两拗酸胀，胃纳都好，烂便多行，造瘘口出，脉细涩，苔薄腻。

生鳖甲 15　当归 12　肉桂 3　干姜、黄连各 3
鹿含草 15　天龙 9　熟地 15　寄生、米仁、红藤各 30
露蜂房 9　鸡金 9　苞须 15
鸦胆子每晚七粒，去壳，温水吞服
十四帖

三诊（2018 年 7 月 25 日）：右拗可及一枚肿块，如指头僵硬，按之痛，推之不移，仍有烦热，能纳，大便造瘘口出，脉紧细涩，苔薄腻。

生鳖甲 15　当归 12　熟地 15　半枝莲、牡蛎各 30
鹿含草 15　天龙 9　知柏各 9　鸡内金 9
鬼箭羽 15　鬼臼 9　苞须 15
鸦胆子每晚七粒，去壳，温水吞服
十四帖

四诊（2018 年 8 月 8 日）：右大腿根部转移性肠腺癌肿块，疼痛，大便造瘘口出，能纳，脉紧细涩。

生鳖甲 15　当归 12　熟地 15　半枝莲、牡蛎各 30
露蜂房 9　天龙 9　苦参 9　全虫 3
鬼箭羽 15　鬼臼 9　苞须 15
鸦胆子每晚七粒，去壳，温水吞服

十四帖

五诊（2018年8月22日）：右大腿根部肿块仍有胀痛。

生鳖甲15　当归12　熟地15　半枝莲、牡蛎各30
露蜂房9　天龙9　刺藜9　全虫3
鬼箭羽15　鬼臼9　苞须15
鸦胆子每晚七粒，去壳，温水吞服
十四帖

六诊（2018年9月5日）：右大腿根部肿块仍旧，胀痛减轻，能纳，大便通畅，脉紧细涩，苔薄黄腻。

生鳖甲15　当归12　熟地15　半枝莲、牡蛎各30
露蜂房9　天龙9　全虫3　夏枯草、皂刺、土贝各9
鬼箭羽15　鬼臼9　苞须15
鸦胆子每晚七粒，去壳，温水吞服
十四帖

七诊（2018年9月19日）：肿块仍有胀痛，大便通畅，能纳，脉紧细涩，苔薄黄腻。

生鳖甲15　当归12　熟地15　蚕沙、米仁各30
露蜂房9　天龙9　全虫3　皂刺、连翘各9
鬼箭羽15　乳香9　苞须15
鸦胆子每晚七粒，去壳，温水吞服
十四帖

八诊（2018年10月24日）：化疗并进，肿块胀痛较前减轻，脉紧细涩，舌边淡，苔薄黄腻。

生鳖甲15　当归12　熟地15　白毛藤、牡蛎各30
露蜂房9　天龙9　全虫3　刺藜、白蔹各9
皂角刺9　乳香9　苞须15

鸦胆子每晚七粒，去壳，温水吞服

十四帖

【按语】

直肠癌临床有多种表现，与上案以“肠风下血”为主症不同，此案大腿根部扪及肿块，僵硬胀痛，排便正常。对于肿块较明显、肿胀痛严重者，属中医“癥瘕积聚”范畴，卞师多采用软坚散结、破血除癥之药，如鳖甲、蜂房、皂角刺、天龙、乳香之类。《本经》鳖甲“主心腹癥瘕坚积寒热，去痞息肉，阴蚀痔恶肉”鳖甲善行走血脉，破瘀散结以治癥瘕。《本经》露蜂房主“肠痔”，露蜂房为胡蜂之巢，具散结止痛之功，治恶疮、骨疽、乳痈、瘰疬。皂角刺能活血消肿，祛痰通乳，主治痈疽瘰疬、痰核结块坚硬、风疠恶疮，取其攻走血脉、直达经络、并具消散开导之能，《本草汇言》言其“凡痈疽未成者能引之以消散，将破者能引之以出头，已溃者能引之以行脓”，故多用于痈疽疮疡及一切疠风恶疮之症。壁虎又名天龙，化痰散瘀，治瘰疬结核，近世用壁虎治癌，长于乳腺癌、子宫癌、淋巴癌，以其攻破消结，并能生肌收口也，卞师每用于癌症术后刀口日久不收，滋水不断，颇见良效。《本经》鬼臼“主杀蛊毒鬼疰精物”，《本草汇言》“治气血痰饮积胀成蛊”，卞师认为鬼臼有化瘀行血、消癥破瘕之功。《本经》常有“蛊毒鬼疰”等文，《史记正义》“蛊者热毒恶气，为伤害人”，故蛊毒鬼疰多指为细菌、病毒、原虫之属，实非迷信之词，以病或由饮食、或为空气传染所致。肠癌患者，卞师喜用鸦胆子，即苦参子，清肠热以治热痢，每服 7 粒，去壳不去衣。六诊后，患者肿块胀痛较减。

（王滢迪）

19. 后腹膜肉瘤存活十一年案

张 ×× 女，56 岁。

初诊（2016 年 11 月 11 日）：后腹膜肉瘤术后六年，复发，化疗，腹痛较前减轻，腰背酸痛已缓，夜汗烦热，脉紧细涩，苔黄腻。

生鳖甲 15　当归 12　肉桂 3　茯苓、牡蛎各 30
生白芍 15　延胡 12　枳实 9　莪术、土元各 9
熟锦纹 3　金铃 6　苞须 15
十四帖

二诊（2016 年 11 月 29 日）：腹痛已少已轻，腰背酸痛已缓，夜汗烦热仍有，大便通畅，脉紧细涩，舌中根薄黄腻。

生鳖甲 15　当归 12　肉桂 3　丹皮参各 12 牡蛎 30
生白芍 15　柴 9 延 12　桃仁 9　枳实、莪术、土元各 9
熟锦纹 3　金铃 6　苞须 15
十四帖

三诊（2016 年 12 月 7 日）：腹痛已罢，腰背酸痛已轻，夜汗烦热已少，能纳，大便通畅，脉紧细涩，舌根薄黄腻。

生鳖甲 15　当归 12　肉桂 3　丹参 12 茯苓、牡蛎各 30
生白芍 15　柴 9 延 12　桃仁 9　枳实、莪术、土元各 9
熟锦纹 3　金铃 6　苞须 15
十四帖

四诊（2016 年 12 月 21 日）：已无腹痛，大便通畅，腰背酸痛已轻，脉紧细涩，舌根薄黄腻。

生鳖甲 15　当归 12　肉桂 3　熟军 3 茯苓、牡蛎各 30
生白芍 15　柴 9 延 12　枳实 9　桃仁、莪术、土元各 9

野百合 15　　金铃 6　　苞须 15

十四帖

……

卅一诊（2018 年 1 月 3 日）：复查：腹膜后滑膜肉瘤较 2016 年 11 月 4 日范围缩小，左侧腰大肌受侵及左肾积水。左腰髀、左少腹牵紧隐痛，夜尿频数，脉沉细，苔薄黄腻。

生鳖甲 15　　当归 12　　肉桂 3　　茯苓、牡蛎各 30

甜苁蓉 15　　延胡 12　　熟地 15　　丹皮 12 天龙 9

焯桃仁 9　　莪术 9　　苞须 15

十四帖

……

六十六诊（2019 年 5 月 8 日）：脐上肿块仍在，不痛，左后腰牵紧已松，时有烘热出汗，能纳，大便通畅，脉细涩，苔薄黄腻。

生鳖甲 15　　当归 12　　肉桂 3　　茯苓、牡蛎各 30

甜苁蓉 15　　延胡 12　　熟地 15　　丹皮 12 天龙 9

焯桃仁 9　　莪术 9　　苞须 15

十四帖

……

八十八诊（2020 年 5 月 18 日）：脘腹腰围阴冷隐痛，中脘可及肿块一枚，指头大，横向，大便腥臭，胃纳减少。口淡反恶，脉沉紧细涩，苔薄黄腻。

黄附块 15　　覆花 9　　肉桂 3　　当归、丹参各 30 枳实 9

制南星 9　　柴 9 延 12　　天龙 9　　干姜、吴萸、细辛、黄连各 3

五灵脂 9　　半夏 12　　苞须 15

十四帖

八十九诊（2020 年 6 月 3 日）：脘腹腰围阴冷隐痛较前减轻，左腰侧仍有胀痛，反恶已平，胃纳不多，大便成条，日一行，脉沉紧细涩，苔薄黄腻。

黄附块 15　南星 9　肉桂 3　当归 30 枳实、莪术[各]9

五灵脂 9　柴 9 延 12　天龙 9　干姜、吴萸、细辛、黄连[各]3

焯桃仁 9　半夏 9　苞须 15

十四帖

九十诊（2020 年 6 月 19 日）：脘腹腰围阴冷隐痛较前减轻，虽入盛夏，仍用热水袋，胃纳不多，大便两三日一行，硬结，形寒肢冷，脉沉，苔薄黄腻。

黄附块 15　当归 30　肉桂 3　干姜、细辛、熟军[各]3

生白芍 9　柴 9 延 12　天龙 9　枳实、莪术[各]9

焯桃仁 9　半夏 9　苞须 15

十四帖

九十一诊（2020 年 7 月 1 日）：脘腹腰围阴冷隐痛较前减轻，腰围喜暖，时有烦热出汗，胃纳尚可，大便已得通畅，脉沉，苔薄黄腻。

黄附块 15　当归 30　肉桂 3　干姜、细辛、熟军[各]3

生白芍 9　柴 9 延 12　天龙 9　桃仁、枳实、莪术[各]9

炒橘核 9　金铃 6　苞须 15

十四帖

九十二诊（2020 年 11 月 18 日）：反复住院五月，化疗粒子治疗，化疗栓塞术，左后腰仍有隐痛，不能受冷，左腿上半麻木，胃纳尚可，二便通畅，脉沉紧细涩，舌中薄黄腻。

黄附块 15　当归 12　肉桂 3

干姜、细辛、熟军、全虫、三七[各]3

甜苁蓉 15　乌蛇 9　熟地 15　金铃 9

骨碎补 9　延胡 12　苞须 15

十四帖

九十三诊（2020年12月18日）：左后腰隐隐痛，阴冷较前减轻，左腿麻，两膝阴冷，胃纳尚可，大便不畅，脉沉紧细涩，舌薄黄腻。

制川乌9　当归15　肉桂3　干姜、细辛、全虫、三七各3

甜苁蓉15　乌蛇9　熟地15　熟军另包3　橘核9

骨碎补9　金铃9　苞须15

十四帖

九十四诊（2021年1月6日）：左后腰隐痛阴冷较前减轻，左腿麻、两膝阴冷依旧，能纳，大便尚可，苔薄黄腻，脉沉。

制川乌9　当归30　肉桂3　干姜、细辛、熟军各3

甜苁蓉15　乌蛇9　熟地15　全虫、三七各3

补骨脂9　金铃9　苞须15

十四帖

九十五诊（2021年3月17日）：住院做介入粒子疗法2次，左腰侧仍有阴冷隐痛，较前减轻，大便较前畅利，时有潮热出汗，脉沉紧细涩，舌中蓝黑一条。

制川乌9　当归12　肉桂3

干姜、细辛、全虫、三七、公丁各3

甜苁蓉15　乌蛇9　熟地15　仙茅30

骨碎补9　金铃9　苞须15

十四帖

九十六诊（2021年4月19日）：左腰侧阴冷已罢，活动无碍，腹胀肠鸣屁少，大便硬结，食后饱满，脉沉弦紧涩，苔薄黄腻。

黄附块15　草果9　莪术9　生熟军各3　丹参30

生白芍9　柴胡9　枳实9　厚朴9

腹皮槟各15　半夏9　苞须15

十四帖

九十七诊（2021年5月17日）：腰右已和，腰左仍感阴冷重酸痛，左下肢麻木僵硬，食少饱胀，嗳气连连，大便干结不畅，脉沉紧细涩，苔薄黄腻。

黄附块15	草果9	莪术9	生熟军各3 当归30
生白芍9	柴胡9	枳实9	莪术、山楂各9
腹皮槟各15	半夏9	苞须15	

十四帖

【按语】

刘师祖尝举治疗癌肿病证分为四例：一曰结气，治之以散；二曰血瘕，治之以破；三曰绝伤，治之以续；四曰死肌，治之以逐。卞师认为癌症患者寒热夹杂、虚实夹杂、气血夹杂之候多见，即血瘕、绝伤、死肌皆可并存，临证应灵活运用。本案患者腰背酸痛、夜汗烦热是为虚象，肚脐肿块为实证癥瘕，卞师仿大黄䗪虫丸、金铃子散之意拟方，既以破血化瘀药攻之，亦用滋肾养阴药补之。《本经》苁蓉"主五劳七伤，补中……妇人癥瘕"，干地黄"逐血痹，填骨髓"，芍药"主邪气腹痛，除血痹，破坚积寒热疝瘕……益气"，鳖甲"主心腹癥瘕坚积寒热……恶肉"，牡蛎主"除瘤"，可见卞师所选均为攻补兼备之药。

八十八诊，患者反复化疗、栓塞、粒子治疗，病程日久，患者出现脘腹阴冷、口淡、反恶、脉沉紧等阳虚寒实之象，卞师转入温运化瘀法，以大黄附子汤、当归四逆汤为主，并用五灵脂、丹参、桃仁、莪术破瘀止痛，南星化痰软坚，九十一诊时患者腰围阴冷疼痛较减，胃纳已复，大便得畅。《素问·调经论》云："寒独留则血凝泣，凝则脉不通。"卞师认为肿瘤亦有寒瘀证，首立温阳法治疗寒瘀型肿瘤，温则能勘破阴霾，散血行血，消癥除瘕。《本经》细辛主"死肌"，说明细辛功能温通化瘀。《本经》载附子主"破癥坚积聚血瘕"，《别录》曰肉桂"能堕胎，坚骨节，通血脉"，《药性论》曰肉桂"主破血，通利月闭"，可知附子、肉桂除温阳之外，更具活血之功，可谓温运、化瘀两擅其长。

患者前症渐罢，然住院治疗五月后，又有下肢麻木、两膝阴冷，此为寒湿在筋脉关节，附子不中与也。当用附子之母根川乌，以川乌善行四肢，温通搜风，能引发散药以驱在表风邪，引温中药以除在里寒湿，仲景治历节疼痛不可屈伸用乌头而不用附子，意即在此。三诊后患者症情即得改善，转入前方继予治疗。

卞师尝言，癌症患者病程日久，手术、放疗、化疗等治疗手段后，易形成寒热、气血、虚实错杂之势，此证或为厥阴病，亦属坏病，观其脉证，知犯何逆，随证治之。患者服药五年以来，复查肉瘤范围缩小，已十一年带瘤生存，实属不易。

（陈文恬）

20. 宫颈癌带下黄水案

梁××　　女，54岁。

初诊（2018年6月8日）：宫颈癌Ⅲ期，放化疗，赤沃已止，仍有黄水，容易出汗，左髀髋酸麻，下引脚趾，胃纳都好，脉细涩，舌淡胖，苔薄腻。

生鳖甲 15	当归 12	熟地 15	寄生、牡蛎各 30
甜苁蓉 15	天龙 9	苦参 9	牛膝、丹皮各 12
生杜仲 12	萸肉 9	苞须 15	

十四帖

二诊（2018年6月22日）：带下黄水已止，烦热出汗已敛，左髀髋酸麻较前减轻，继续放化疗，胃纳尚可。

生鳖甲 15	当归 12	熟地 15	杜仲、牡蛎各 30
甜苁蓉 15	天龙 9	知母 9	牛膝、黄柏各 9

威灵仙 9　苦参 9　苞须 15

十四帖

三诊（2018 年 7 月 11 日）：全血降低，不能化疗，腿足沉重酸痛麻无力，左髀髋酸痛已轻，烦热汗出，脉细涩数，舌淡胖，苔薄腻。

陈阿胶 9　龟板 15　熟地 15　杜仲、牡蛎[各] 30

甜苁蓉 15　归芪[各] 12　知柏[各] 9　白薇蔹[各] 9

石龙芮 15　天龙 9　苞须 15

十四帖

……

九诊（2019 年 2 月 18 日）：烦热出汗已敛，清水白带仍多，两腰髀腿膝酸痛，左轻右重，能纳，大便通畅，脉细涩，舌淡胖，苔薄腻。

鹿角片 9　鳖甲 15　熟地 15　菟丝子、杜仲、仙茅[各] 30

甜苁蓉 15　归芪[各] 12　川膝 12　知柏[各] 9 枣七枚

巴戟天 9　天龙 9　苞须 15　白果、桂圆[各]十枚

自加阿胶 9（另烊）

卅帖

十诊（2019 年 4 月 26 日）：烦热出汗已敛，清水白带已少，腰髀酸痛减轻，右下肢麻重，脉细涩，舌淡苔薄腻。

鹿角片 9　鳖甲 15　熟地 15　川牛膝、杜仲、仙茅[各] 30

甜苁蓉 15　归芪[各] 12　苦参 9　白果、桂圆[各]十枚

骨碎补 9　天龙 9　苞须 15　枣七枚

自加阿胶 9（另烊）

卅帖

【按语】

由于宫颈癌临床症状为带下量增多、气味腥臭、色或黄或赤或青绿或清稀如水，故多归纳于中医学“带下病”“崩漏”“阴疮”

等病范畴。《傅青主女科》曰："夫带下俱是湿症。而以带名者，因带脉不能约束，而有此病。"《万氏女科》认为："白带者，时常流出，清冷稠黏，此下元虚损证也。"

按本案患者既有赤沃、黄带、清水白带，亦有腰髀酸痛，肾亏为本，湿盛为标，故用苁蓉、熟地、寄生、杜仲等补肾药，复以苦参、黄柏清热燥湿，待黄带已止，即加重峻补扶正之剂，如鹿角片、阿胶、巴戟天等。白果之用取自《傅青主女科》易黄汤，《纲目》云"缩小便，止白浊"，而桂圆、红枣无止带之效，却有益气、养血、温润之功。其中天龙，主妇人月闭、坚瘕积聚、血瘕、阴疮，刘师祖常用于子宫癌、卵巢癌，取其为血肉之品具寓破于补之意，并自创七巧守宫丸与壁虎蛋两方，七巧守宫丸用于实证，而壁虎蛋用于虚证。卞师治疗肿瘤主张整体辨证和局部辨证分开看待，两者务求协调统一，而后论治，不可因局部实证而大用攻伐之药，在扶正与祛邪之间取得平衡，是获得良效的关键。

（陈文恬）

21. 子宫内膜癌漏下半年案

杨 ×× 女，80 岁。

初诊（2019 年 1 月 23 日）：子宫内膜癌，漏下不多，反复半年，腰腹无所苦，夜尿频数，脉细滑，舌边淡胖，苔薄腻，有糖尿病、高血压。

陈阿胶 9	归芪各 12	熟地 15	紫石英、菟丝子各 30
甜苁蓉 15	续断 12	川芎 3	炮姜、艾叶各 3
生龟板 15	萸肉 9	苞须 15	

十四帖

二诊（2019年1月30日）：前日发热，今已退，稍咳，胃纳都好，漏下仍旧，夜尿频数，多至二十次，脉细滑，舌边淡，苔薄腻。

陈阿胶9　归芪各12　熟地15　紫石英、菟丝子各30

甜苁蓉15　续断12　川芎3　炮姜、艾叶各3

生龟板15　萸肉9　苞须15

十四帖

三诊（2019年2月22日）：转方：漏下已少，夜尿频数亦有好转，能纳，精神体力都好，再与上方。

陈阿胶9　归芪各12　熟地15　紫石英、菟丝子各30

甜苁蓉15　续断12　川芎3　炮姜、艾叶各3

生龟板15　萸肉9　苞须15

十四帖

四诊（2019年3月11日）：转方：漏下已少，夜尿频数好多，近来胃纳较减。

陈阿胶9　龟板15　熟地15　阳起石、菟丝子各30

甜苁蓉15　归芪各12　天龙9　炮姜、艾叶、川芎各3

石龙芮15　杜仲12　苞须15

十四帖

五诊（2019年3月25日）：转方：漏下已止，余症都好，再与上方。

陈阿胶9　龟板15　熟地15　阳起石、菟丝子各30

甜苁蓉15　归芪各12　天龙9　炮姜、艾叶、川芎各3

石龙芮15　杜仲12　苞须15

十四帖

【按语】

子宫内膜癌属于中医学中“崩漏”“经断复来”“癥瘕”等疾病范畴。本案患者年近耄耋，以反复漏下、夜尿频数、甚至一夜廿次为主症，为虚证之象。女子七七，任脉虚，天癸竭，封藏失司，冲任不固，不能制约经血，而成崩漏。卞师以芎归胶艾汤为主方治之，此方出自《金匮要略》妇人妊娠病篇。卞师认为漏下病的虚实之辨在于有无腹中痛，腹中痛者为内有瘀血，可与桂枝茯苓丸、生化汤、当归芍药散等方，而无腹痛当为虚证。癌症之治亦应以中医辨证论治为主，子宫内膜癌漏下亦有虚寒证。本案患者腰腹无所苦，提示瘀血不甚。《本经》阿胶主女子下血，当归主妇人漏下，川芎主女子血闭，地黄主逐血痹，阳起石主崩中漏下，《别录》艾叶主妇人漏血，炮姜主温经止血，诸药合用达行血、温血、止血、养血之效，以苁蓉、杜仲、菟丝子、萸肉、紫石英补肾填精，固本培元。另在大队温肾药中佐加龟板，益肾阴而通任脉，补血止血，对阴虚所致崩漏卓有成效，如固经汤之用。五诊即见漏下得止，效果明显。

（陈文恬）

22. 卵巢癌腹水臌胀案

邱 ×× 女，57 岁。

初诊（2017 年 6 月 16 日）：长海医院 PET-CT 查示：卵巢癌可能，肝包膜下、大网膜、肠系膜、腹膜多发转移，腹盆腔大量积液，两侧胸腔积液。大腹胀痛，两胁肋牵紧，反复低热 37.5～37.8℃，烦热阵阵出汗，胃纳尚可，烂便日一二行，舌根厚腻，脉弦紧滑数。

生鳖甲 15	甘遂 9	黑丑 9	牡蛎 30 软银胡各 9
马鞭草 15	延胡 12	枳实 9	黄连 3 腹皮槟各 15
熟锦纹 3	天龙 9	苞须 15	

七帖

……

三诊（2017年7月17日）：6月30日卵巢癌术后化疗后，胸腹水已消，肠鸣攻冲，胀痛，腹仍膨大，屁少，胃纳尚可，脉弦紧，苔厚腻。

生鳖甲15　甘遂9　黑丑9　茯苓、牡蛎[各]30

马鞭草15　天龙9　枳实9　桃仁9

熟锦纹3　莪术9　苞须15

七帖

四诊（2017年8月11日）：腹胀痛仍有，一时抽紧，攻冲，大便或结或水样，暮晚低热，寒热往来。

生鳖甲15　甘遂9　黑丑9　黄连3生姜三片、大枣七枚

生白芍9　天龙9　枳实9　熟军3

软银胡[各]9　葶苈9　苞须15

七帖

五诊（2017年8月25日）：得畅下，胀痛腹痛较前轻松，仍有反复，往来寒热，苔薄黄腻，脉弦紧数。

生鳖甲15　甘遂9　黑丑9　生姜三片、黄连3大枣七枚

生白芍9　天龙9　枳实9　软银胡[各]9牡蛎30

腹皮槟[各]15　熟军3　苞须15

十四帖

六诊（2017年9月6日）：往来寒热已退，遍发风疹，成片瘙痒，烘热，入晚更甚，胃纳尚可，大便通畅，脉细滑，舌根薄黄腻。先清风热。

蒲公英15　野菊9　生地15　茅根30

生赤芍9　刺蒺9　苦参9　枳实、连翘[各]9

牡丹皮12　蝉蜕9　苞须15

七帖

七诊（2017年9月15日）：风疹已隐，胃纳已复，大便通畅，腹形仍大，已无胀痛，脉紧细涩，苔薄黄腻。

生鳖甲 15　甘遂 9　葶苈 9　陈葫芦 15 牡蛎 30
马鞭草 15　天龙 9　枳实 9　腹皮槟各 12
熟锦纹 3　黑丑 9　苞须 15
十四帖
……

十一诊（2017 年 11 月 8 日）：服药则大便畅下，胀痛多见轻松，苔薄黄腻，脉紧细涩。

生鳖甲 15　甘遂 9　黑丑 9　葫芦、牡蛎各 30
腹皮槟各 15　天龙 9　枳实 9　棱莪术各 9
熟锦纹 3　葶苈 9　苞须 15
十四帖

十二诊（2017 年 12 月 1 日）：江西回来，一切平平都好，腹仍大，不胀不痛，大便不畅，能纳，舌中根薄黄腻，脉细弦紧涩。

生鳖甲 15　甘遂 9　黑丑 9　葫芦、牡蛎各 30
马鞭草 15　天龙 9　枳实 9　棱莪术各 9
熟锦纹 3　泽兰 9　苞须 15
十四帖

十三诊（2017 年 12 月 15 日）：腹形仍大，不胀痛，肠鸣有屁，大便不畅，能纳，形肉渐丰，脉弦细紧涩，舌薄黄腻。

生鳖甲 15　甘遂 9　黑丑 9　葫芦、牡蛎各 30
腹皮槟各 9　天龙 9　枳实 9　棱莪术各 9
熟锦纹 3　葶苈 9　苞须 15
十四帖

十四诊（2018 年 1 月 3 日）：化疗后，又感腹胀，腹形膨大，夜汗烦热，数阵，胃纳尚可，二便尚畅，脉弦紧涩细，舌根薄腻。

腹皮槟各 15　甘遂 9　黑丑 9　鳖甲、葫芦、牡蛎各 30

棱莪术[各]9 商陆9 枳实9 葶苈9
熟锦纹3 天龙9 苞须15
十四帖

十五诊（2018年1月19日）：腹形仍大，不硬，夜汗烦热已少，二便通畅，能纳，脉弦紧细涩，苔薄腻。

腹皮槟[各]15 甘遂9 桃仁9 鳖甲、葫芦、牡蛎[各]30
棱莪术[各]9 商陆9 枳实9 黑丑、葶苈[各]9
熟锦纹3 天龙9 苞须15
十四帖

十六诊（2018年2月2日）：前症平平还好，舌中根薄黄腻，脉弦紧细涩。周身皮疹瘙痒，潮红成片。

（一）
蒲公英15 野菊9 生地15 米仁、连翘[各]30
生赤芍9 丹皮12 苦参9 枳实、山栀[各]9
白鲜皮9 蝉蜕6 苞须15
七帖
（二）
1月19日方
七帖

十七诊（2018年3月19日）：腹形仍大，按之已软，不胀，劳则烦热出汗，化疗后，胃纳较差，二便通畅，脉紧涩数，苔薄黄腻。

腹皮槟[各]15 甘遂9 黑丑9 鳖甲、葫芦、牡蛎[各]30
棱莪术[各]9 商陆9 枳实9 熟军3 天龙9
石龙芮15 葶苈9 苞须15
十四帖
……

廿一诊（2018年6月22日）：形肉渐丰，腹大不胀，按之软和，烂便日一行，畅利，能纳，脉紧细涩，苔薄黄腻。

生鳖甲15　甘遂9　黑丑9　熟军3 牡蛎30
马鞭草15　天龙9　枳实9　莪术、山楂各9
石龙芮15　䗪虫9　苞须15
十四帖

【按语】

卵巢癌晚期腹水属中医学“癥瘕”“臌胀”范畴。腹胀满痛、两胁肋牵紧、脉弦紧数、反复低热为少阳阳明合病，亦属里实证，全方以大柴胡汤、承气汤、达原饮及十枣汤为基本方向。方中黑丑、甘遂、大戟、大黄、槟榔出自《太平圣惠方》舟车丸之意，主治水肿水胀，形气俱实，现代用于治疗肝硬化腹水及改善腹腔血循环。《伤寒论》136条：“伤寒十余日，热结在里，复往来寒热者，与大柴胡汤。”《本经》柴胡“主心腹，去肠胃中结气，饮食积聚，寒热邪气”，柴胡一味，与银柴胡相伍，退患者之暮晚低热，与大黄、枳实、槟榔等相配，则荡涤肠胃，和胃通腑。

本例患者期间曾发皮疹，与主症治疗方向不同，故先予以清热解毒之剂，愈后再复行气消积。卞师治病必分主次先后，标本缓急，在治疗本病期间，若又见他证急迫者，先治其标，而后续治本病。

癌症患者放化疗后常见胃肠道反应，卞师全方虽为攻剂，但仍兼顾脾胃，故临床跟诊以来，未听患者抱怨服药后出现胃脘不适。

（林沛仪）

23. 卵巢癌腹水脚肿案

曾××　女，59岁。

初诊（2016年8月31日）：卵巢癌术后2年，腹腔广泛转移1年，腹水，肠梗阻，住院化疗，今腹水已消，少腹仍感硬满，脚肿，胃腹痛，胃纳尚可，大便通畅，舌薄黄腻，脉细弦涩紧数。

腹皮槟各15　草果9　黑丑9　牡蛎30 熟军3
生白芍12　柴胡9　枳实9　丹参12
纹莪术9　卜子9　苞须15
七帖

二诊（2016年9月7日）：较前轻松，精神好转，脉弦细紧涩，舌中根黄腻。

腹皮槟各15　草果9　黑丑9　牡蛎30 葶苈9
生白芍12　柴胡9　枳实9　丹参12
熟锦纹3　苏梗12　苞须15
十帖

三诊（2016年9月21日）：少腹硬满已松，脚肿已退，用吲哚美辛栓后呕吐，脉细紧涩，舌根厚腻。

腹皮槟各15　草果9　覆花9　牡蛎30 熟军3
生白芍12　柴胡9　枳实9　黑丑、葶苈各9
土藿香12　半夏9　苞须15
十四帖

四诊（2016年10月10日）：少腹硬满已松，脚肿已退，反复腹痛，食少，呕吐，头昏，脉沉细紧涩，苔薄腻。

腹皮槟各15　草果9　肉桂3　熟军3
生白芍12　柴9 延12　枳实9　生姜三片、大枣七枚
金铃子6　半夏9　苞须15
十四帖

五诊（2016年10月24日）：腹胀已松，近无腹痛，胃纳加多，

胃次已和，头昏，脉沉细紧涩，苔薄黄腻。

生鳖甲 15	草果 9	肉桂 3	熟军 3 牡蛎 30
生白芍 12	柴 9 延 12	枳实 9	半夏 9 丹参 12
腹皮槟各 15	金铃 6	苞须 15	

十四帖

【按语】

卞师秉承师祖刘民叔先生经验，善用巴豆、甘遂、大戟、狼毒、黑丑等攻邪之品治疗肿瘤，其虽为“虎狼之药”，但若审证清晰，邪祛则正自复，可放心使用，此即《内经》“有故无殒，亦无殒也”之谓也。

此案患者虽大便通畅，但少腹硬满疼痛、反复腹水、脚肿、舌上黄腻苔，提示内有实积未下，属阳明实证。《金匮》腹满寒疝宿食病篇曰：“病者腹满，按之不痛为虚，痛者为实，可下之。舌黄未下者，下之黄自去。”“腹满不减，减不足言，当须下之。”故卞师以承气汤、大柴胡汤、达原饮内泻热结，并以枳实芍药散、金铃子散理气止痛，另用黑丑、葶苈泻下水饮。大黄《本经》“主下瘀血血闭，寒热，破癥瘕积聚，留饮宿食，荡涤肠胃，推陈致新，通利水谷，调中化食，安和五脏”，无一不是本案所主。

《本经》全书载“推陈致新”者有三，大黄、消石、柴胡；“荡涤肠胃”者有二，大黄、芫花。大黄泻热通腑，破积行瘀，荡涤肠胃，通利水谷，非此将军，无以平乱。柴胡《本经》“主心腹，去肠胃中结气，饮食积聚，寒热邪气，推陈致新”。故柴胡之推陈致新者，为心腹肠胃中结气，饮食积聚；大黄推陈致新者，为留饮宿食，五脏积聚。是知柴胡所主之饮食积聚，其非肠胃中之宿食燥屎，乃肠胃以外之宿积，或如痰饮，或为已经消化之水谷，而未化生津血，留积于三焦而为之病。《内经》有“中焦受气取汁，变化而赤，是谓血”之说，中焦既受饮食五谷之精华，但变而不化，积聚中焦，而致胸胁苦满，甚则为痞，此即柴胡所主之半表半里之里也，也为柴胡所主之推陈致新，邹润庵所谓“畅郁阳以化滞阴”之说。此案患者食少呕吐、腹水腹胀腹痛，柴胡、大黄均在其治。

五诊后，患者脚肿得退，腹胀痛已除，胃纳较加，转治本病，加鳖甲、牡蛎、丹参以软坚散结，活血化瘀。

（陈文恬）

24. 卵巢癌虚实夹杂案

王 ×× 女，61 岁。

初诊（2017年5月12日）：卵巢恶性肿瘤Ⅲc期根治术后，盆腔粘连，继续化疗，今腹无所苦，腰足酸麻，烘热出汗，二便畅利，脉紧弦涩。

生鳖甲 15　当归 12　生地 15　茯苓、牡蛎各 30

丹皮参各 12　天龙 9　肉桂 3　莪术、土元、枳实各 9

焯桃仁 9　苦参 9　苞须 15

十四帖

二诊（2017 年 5 月 24 日）：仍有烘热出汗，腰足无力，食不多，嘈杂，屁多，二便通利，脉细涩，舌边淡胖，齿痕，苔薄腻。

生鳖甲 15　当归 12　生地 15　茯苓、牡蛎各 30

纹莪术 9　金铃 6　肉桂 3　山楂、土元、枳实各 9

丹皮参各 12　天龙 9　苞须 15

十四帖

三诊（2017 年 6 月 7 日）：偶有腹痛，很少很轻，腹胀得屁则松，胃纳已复，二便通畅，脉紧细涩，舌胖边齿痕，苔薄腻。

生鳖甲 15　当归 12　生地 15　茯苓、牡蛎各 30

生白芍 9　金铃 6　肉桂 3　山楂、土元、枳实各 9

棱莪术各9　天龙9　苞须15　丹皮12

十四帖

四诊（2017年6月23日）：腹痛腹胀已罢，两腹侧牵紧，右侧明显，多在行走时，脉紧细涩，舌淡，苔薄腻。

生鳖甲15　当归12　生地15　茯苓、牡蛎各30

生白芍9　金铃6　肉桂3　山楂、土元、枳实各9

棱莪术各9　天龙9　苞须15　丹皮12

十四帖

五诊（2017年7月10日）：腹痛腹胀已罢，两腹侧牵紧已松，烘热汗出已敛，大便偏硬，能纳，舌淡胖，苔薄腻，脉细涩。

生鳖甲15　当归12　生地15　茯苓、牡蛎各30

生白芍9　金铃6　肉桂3　山楂、土元、枳实各9

棱莪术各9　天龙9　苞须15　丹皮12

十四帖

……

九诊（2017年9月13日）：情绪激动生气，右下腹仍有牵拉感，不胀不痛，大便通畅，脉细涩，舌淡胖，边齿痕，苔薄腻。

生鳖甲15　当归12　肉桂3　茯苓、牡蛎各30

甜苁蓉15　天龙9　熟地15　桃仁、莪术、土元、枳实各9

延胡索12　金铃6　苞须15

十四帖

十诊（2017年9月27日）：右下腹牵拉感已少，不能生气，腹不胀不痛，腰酸，小便频数，脉细涩，舌淡胖，苔薄腻。

生鳖甲15　当归12　肉桂3　寄生、牡蛎各30

甜苁蓉15　天龙9　熟地15　莪术、土元、山楂各9

阳起石15　延胡12　苞须15

十四帖

……

卅九诊（2019年1月11日）：两下肢渐渐有力，稍有腰酸，白带不多，脉细涩，苔薄腻。

陈阿胶9	当归12	熟地15	寄生、杜仲、牡蛎各30
甜苁蓉15	天龙9	川膝12	莪术、土元各9
生鳖甲15	苦参9	苞须15	

十四帖

【按语】

与前案不同，此案患者虽同属卵巢癌，但偶有腹痛腹胀、烘热出汗、腰足无力、小便频数等症，为虚实夹杂之证，卞师以桂枝茯苓丸合下瘀血汤为底方，当归芍药散、枳实芍药散为辅，活血化瘀，消癥散结。《金匮》云："妇人腹中诸疾痛，当归芍药散主之。""产后腹痛，烦满不得卧，枳实芍药散主之。""腹中有干血着脐下，宜下瘀血汤主之。"腑实证不重则大黄可去。《本经》䗪虫"主心腹寒热洗洗，血积癥瘕，破坚下血闭，生子大良"，《金匮》下瘀血汤、大黄䗪虫丸、鳖甲煎丸方均用之，治癥瘕积聚，血滞经闭，产后瘀血腹痛，以此推之，䗪虫对妇科瘀滞癌肿亦有良效，取其破坚下血、消癥散结之功也。

待患者实证较除，始转入补肾之剂，如苁蓉、阳起石、阿胶等。古人谓苁蓉补而不峻，益精髓，生精血，为温肾之品，《本经》苁蓉主"妇人癥瘕"，知其亦可破癥瘕；而阳起石《本经》"主崩中漏下，破子藏血，癥瘕结气……腹痛无子"，邹澍《本经续疏》言其"两操血之行与止"，一为起其迫血之阳而血自止，一为释其凝血之阴而血自行，既温命门之火，亦除宿血留滞。《本经》此二药之用，后世本草每不言及，于此亦体现了卞师于虚实夹杂证中，以补为攻、攻补兼施的治疗特点。

（陈文恬）

25. 象牙屑[1]治疗乳腺癌案

陈 ×× 女，49 岁。

初诊（7 月 7 日）：左乳房浸润导管癌，颈、腋淋巴转移，乳头凹陷，去年 10 月明确诊断，不能手术，左乳房外侧硬结，时有乳房胀痛，烦热汗多，饮食二便如常，舌淡，边齿痕，苔薄腻，脉细涩。

鹿角片 9　当归 12　熟地 15　白毛藤、牡蛎各 30

天[2]地龙各 9　柴 9 延 12　皂刺 9　枸橘李 9

白薇蔹各 9　刺蒺 9　苞须 15

十四帖

……

九诊（次年 4 月 15 日）：左乳房红肿胀痛，左锁骨上肿块，大的小些，又出一枚小的，脉弦紧细涩，舌边淡胖，苔黄腻。

鹿角片 9　山甲 9　熟地 15　瓜蒌、蒲公英、白毛藤各 30

山慈菇 9　刺蒺 9　皂刺 9　全虫 9

天地龙各 9　枳实 9　苞须 15

廿一帖

十诊（5 月 22 日）：转方：肿块肿痛反反复复。

鹿角片 9　山甲 9　熟地 15

瓜蒌、蒲公英、刺蒺、白毛藤各 30

山慈菇 9　皂刺 9　全虫 9　枳实、六曲各 9

天地龙各 9　乳香 6　苞须 15

六十帖

十一诊（7 月 22 日）：左乳房巨大肿块较前消减，表面红肿已退，左锁骨上肿块消失，左乳头下方又起几个小肿块，乳头流脓水不

① 已禁用。本案仅为资料性收录。

② 壁虎。

多，左上肢肿胀酸，脉细涩，苔薄黄腻。

鹿角片 9　山甲 9　熟地 15

瓜蒌、蒲公英、刺藜、白毛藤各 30

山慈菇 9　乳香 9　全虫 9　归芪各 12

天地龙各 9　白蔹 9　苞须 15

象牙屑另服（患者自备）

六十帖

十二诊（10 月 28 日）：影像学检查示：左锁骨上肿块消失，颈腋淋巴转移消失，左乳房肿块较前缩小，乳头脓水已收，能纳，胀气，得屁则松，大便通畅，脉紧细涩，舌边薄黄腻。

鹿角片 9　山甲 9　熟地 15　刺藜、白毛藤、蛤壳各 30

山慈菇 9　归芪各 12　皂刺 9　全虫、白薇蔹各 9

天地龙各 9　乳香 9　苞须 15

象牙屑另服（患者自备）

卅帖

憾患者于 12 月自行停药后，次年 3 月复发，并发胸腔积液，于同年 11 月逝世。

【按语】

患者确诊乳腺癌晚期，原告生存期为 3 个月，卞师诊治下得以肿块消减，存活 2 年余。乳腺癌，中医学称“乳岩”，以乳房部肿块、质地坚硬、高低不平、病久肿块溃烂为主要症状。卞师认为此病乃痰瘀互结于乳房所致，可视作阴疽而治，郁久化热则症见表面红肿热痛。鹿角，《本经》主“恶疮痈肿”。黄芪主“痈疽久败疮，排脓止痛”，卞师用于阴疽溃疡，托里排毒。又以《妇人良方》神效瓜蒌散合刺藜、山慈菇、皂刺以化痰散瘀，更添全蝎、地龙、天龙、山甲、象牙等动物药以加强散血攻坚之效。白蔹，《本经》主“痈肿疽疮，散结气”，为血分中之气药，未脓可消，已脓可拔，脓尽可敛，又能散结气，治乳房胀痛疗效甚佳。象牙，《本草经疏》“治恶疮，拔毒，长肉生肌”，卞师认为此药收敛疮口有奇效，现属保护动物，已不用。其中，乳房肿块红肿热痛之际，卞师以30g蒲公英清散表热，《唐本草》蒲公英“主妇人乳痈肿”，《本草求真》“乳痈、乳岩为首重焉”，热退继予攻破消结之方。

另外，上肢肿胀为乳腺癌淋巴转移患者常见并发症，卞师擅用白毛藤治之，白毛藤即《本经》载白英，主“寒热八疸消渴”，能主黄疸者必能利湿，《纲目拾遗》“主除骨节风湿痛”，卞师认为此药活血祛风，化湿解结，有宣达通利之功，可治骨节风痛，瘰疬肿毒。

十二诊后影像学显示患者癌肿缩小，患者乳岩红肿得消，亦无破溃。

（陈文恬）

26. 补益奇经法治疗乳腺癌骨转移案

胡 ××　　女，53岁。

初诊（2004年4月13日）：左乳浸润性导管癌术后八月，已经放化疗，胸壁痂皮已渐脱落，左腋下肿痛板紧，左上肢活动不利，烘热已少，舌淡苔薄，脉细涩。

生鳖甲15　归芪[各]12　二地[各]15　白毛藤、牡蛎[各]30

天地龙[各]9　白蔹9　皂刺9　山甲9

枸橘李9　连翘9　苞须15

七帖

二诊（2004年4月20日）：左腋下肿痛减轻，牵紧较松，烘热已少，舌淡胖，边齿痕，苔薄，脉细涩。再主培本抗癌。

生鳖甲15　山甲9　二地[各]15　白毛藤、牡蛎[各]30

天地龙各9　归芪各12　皂刺9　白薇蔹各9
夏枯草9　连翘9　苞须15
七帖

三诊（2004年4月27日）：左第9后肋局灶性放射性摄取略高，左腋下肿痛渐平，近增加锻炼，又有牵紧，烘热已敛，右后背肋无压痛，能纳，神爽，舌淡薄，脉细涩。

生鳖甲15　山甲9　二地各15　白毛藤、牡蛎各30
天地龙各9　归芪各12　枸橘9　全蝎9
白薇蔹各9　皂刺9　苞须15
十四帖

四诊（2004年5月11日）：左肋背疼痛已止，左肋侧仍有酸胀麻，动则气促已少，大便通畅，能纳，脉紧而涩，舌薄黄腻。

生鳖甲15　山甲9　二地各15　白毛藤、牡蛎各30
天地龙各9　归芪各12　皂刺9　白薇蔹各9
净银翘各9　全蝎3　苞须15
七帖
……

廿三诊（2004年9月28日）：9月15日CT：右第9后肋放射分布趋于正常，左骶骨破坏。左骶髂骨腰痛，夜尿频数，前经服药已得减轻。

鹿角片9　山甲9　桂心3　鬼箭羽、川膝、仙茅各30
甜苁蓉15　归芪各12　熟地15　全蝎3知柏各9
生龟板15　乌蛇9　苞须15
十四帖
……

八十二诊（2005年12月5日）：11月25日CT：全身骨显像未见明显异常。酸痛已罢，诸症都好，再主上方。

鹿角片 9　鳖甲 9　桂心 3　菟丝、仙茅、川膝、杜仲各 30
甜苁蓉 15　归芪各 12　二地各 15　全蝎、细辛各 3
巴戟天 9　乌蛇 9　苞须 15　延胡 12
龟胶、阿胶、鹿胶各 9（另烊）
七帖
……

一百四十六诊（2007 年 7 月 30 日）：左乳腺癌术后骨转移，服药四年，诸症都好，腰髀酸痛已和，左胸腋胀紧已松，烘热减少，能纳，神爽，脉细涩，舌边齿痕，苔薄白腻，再主上方大剂益养奇经。

鹿角片 9　山甲 9　桂心 3　菟丝、杜仲、仙茅各 30
甜苁蓉 15　龟板 15　二地各 15　知柏、橘核各 9 全蝎 3
巴戟天 9　乌蛇 9　苞须 15
七帖

【按语】

患者左乳腺癌术后放化疗，出现肋骨、骶髂骨转移，此案卞师先主以软坚散结，破癥除坚，药用山甲、鳖甲、天龙、地龙、皂刺、牡蛎等，因患者两肋压痛，故又用枸橘李、白蔹疏肝理气止痛。实邪祛除，始大补奇经。骨转移虽为癌症所致，但症见腰痛、小便频数、烘热汗出，应属虚证，勿惑于癌症病名而主大剂清热解毒。肾主骨生髓，肾充则髓实。卞师认为，以血肉有情之品大补奇经，较一般补肾草药更有峻补之效，以龟鹿二仙胶、左归丸为主，方内鹿角片、苁蓉、仙茅、巴戟天、肉桂等温养督脉，而鳖甲、龟板、熟地、知母等滋益任脉，全蝎、乌蛇、延胡索通络止痛，又用阿胶、龟胶、鹿胶填精补髓。鹿角胶，即《本经》白胶，“主伤中劳绝，腰痛羸瘦，补中益气，妇人血闭无子，止痛安胎。久服轻身延年”，功能补血益精，长肌填髓，壮腰膝，强筋骨，治虚劳羸瘦腰痛；龟甲胶则为育养真阴上品，坚骨养血。二味相和，大补精髓，扶正抗癌。

经卞师治疗半年后，肋骨骨转移即得好转，续服药一年后，复查全身骨显像未见异常，随访至2019年，一切都好。

（陈文恬）

27. 细辛治疗乳腺癌骨转移腰痛案

黄××　　女，69岁。

初诊（2016年9月21日）：左乳腺癌术后两年，双侧髋关节退行性病变，骨转移待排，右髂骨酸痛，不能多走，脉紧沉细，舌边齿痕，苔薄腻，饮食二便都好。

鹿角片9	当归12	肉桂3	菟丝、牛膝、仙茅各30
甜苁蓉15	乌蛇9	熟地15	全虫、三七各3
骨碎补9	延胡12	苞须15	

十四帖

二诊（2016年10月12日）：右髂骨痛较前减轻，右胸肋骨痛，脉细沉紧，舌淡，边齿痕，苔薄腻。

鹿角片9	当归12	肉桂3	牛膝、仙茅、杜仲各30
甜苁蓉15	乌蛇9	熟地15	全虫、三七、血竭各3
骨碎补9	延胡12	苞须15	

十四帖

三诊（2016年10月26日）：乘车久坐后右髂骨疼痛又甚，行走不利，脉沉细紧涩，舌淡，苔薄腻。

鹿角片9	当归12	肉桂3	牛膝、仙茅、杜仲各30
甜苁蓉15	乌蛇9	熟地15	全虫9 三七3
骨碎补9	延胡12	苞须15	

十四帖

四诊（2016年11月9日）：右髂骨疼痛减轻，腰酸冷，脉沉细紧涩，舌淡胖，苔薄腻。

鹿角片9　当归12　肉桂3　牛膝、杜仲、仙茅各30

甜苁蓉15　乌蛇9　熟地15　全虫、三七各3

巴戟天9　延胡12　苞须15

十四帖

五诊（2016年11月23日）：右髂骨疼痛近日加重，行走不利，腰酸冷，脉沉细紧涩，苔薄腻。

鹿角片9　当归12　肉桂3　川膝、杜仲、仙茅各30

甜苁蓉15　乌蛇9　熟地15　全虫、三七、血竭各3

骨碎补9　延胡12　苞须15

十四帖

六诊（2016年12月7日）：右髂骨疼痛减轻，动作渐利，全身怕冷，脉沉细紧涩，舌淡，边齿痕，苔薄腻。

鹿角片9　当归12　肉桂3　川膝、杜仲、仙茅各30

甜苁蓉15　乌蛇9　熟地15　全虫、三七、细辛各3

骨碎补9　延胡12　苞须15

十四帖

七诊（2017年1月3日）：两骶髂疼痛又有反复，脉紧，舌边齿痕，苔薄腻。

鹿角片9　当归12　肉桂3　川膝、杜仲、仙茅各30

甜苁蓉15　乌蛇9　熟地15　全虫、三七、细辛各3

骨碎补9　延胡12　苞须15

十四帖

八诊（2017年4月12日）：两骶髂疼痛好多，左下肢麻，行走活动已利，脉沉细涩，舌淡胖，苔薄腻。

鹿角片 9　当归 12　肉桂 3　川膝、杜仲、仙茅各 30
甜苁蓉 15　乌蛇 9　熟地 15　全虫、三七、细辛各 3
明天麻 9　延胡 12　苞须 15
十四帖

九诊（2017年5月10日）：两骶髂疼痛好多，动作已利，不能多走，脉沉细涩，舌淡，苔薄腻。

鹿角片 9　当归 12　肉桂 3　川膝、杜仲、仙茅各 30
甜苁蓉 15　乌蛇 9　熟地 15　全虫、三七、细辛各 3
威灵仙 9　延胡 12　苞须 15
十四帖
……

十三诊（2017年8月23日）：两骶髂疼痛好多，行走无碍，再主温经利络。

鹿角片 9　当归 12　肉桂 3　川膝、杜仲、仙茅各 30
甜苁蓉 15　乌蛇 9　熟地 15　全虫、三七、细辛各 3
巴戟天 9　延胡 12　苞须 15
十四帖

【按语】

乳腺癌骨转移在中医学属“骨瘤”“骨痹”“骨疽”等范畴，伴有局部或全身疼痛、骨损伤甚至病理性骨折。

与前案不同，患者乳腺癌术后伴有腰酸疼痛、不能多走、遇冷则甚、脉象沉细等，不仅为虚证，而更兼寒湿痹证，卞师予以阳和汤为基础。鹿角片味咸性温，《本经》“主恶疮痈肿，逐邪恶气，留血在阴中”，治乳痈肿毒、恶疮阴疽，其功效虽差于鹿茸，但取其攻破瘀血而不腻之性，配合全蝎、乌梢蛇息风通络，甜苁蓉、杜仲、仙茅等强筋骨之药。《本经》细辛主“百节拘挛，风湿痹痛，死肌”，《金匮》防己黄芪汤服法曰“下有陈寒者，加细辛三分”，是知细辛能温散骨间阴寒，化沉寒痼冷而止痛，较阳和汤之麻黄更适于阴疽之治。患者服药一年余，两髋偶遇天气转寒或阴雨潮湿稍有反复，行走基本无碍。

（林沛仪）

28. 肾癌晚期反复血尿存活六年案

毛 ×× 女，82 岁。

初诊（2015 年 12 月 21 日）：左肾癌侵犯肾盂肾盏，大小约 7.8cm×5.9cm，左肾静脉癌栓形成，腹膜后多发淋巴结肿大，血尿，今已转淡，腰酸，左下腹隐隐胀痛，能纳，大便通畅，苔黄腻，脉弦紧涩。

生鳖甲 15　血余 9　生地 15　藕节、茅根[各] 30
鹿含草 15　丹皮 12　山栀 9　琥珀粉[吞] 3
全当归 12　知柏[各] 9　川膝 12

十四帖

二诊（2016 年 1 月 4 日）：血尿已止，小便清长，少腹隐痛已止，腰酸，脉弦紧涩，苔薄黄腻。

生鳖甲 15　血余 9　生地 15　寄生、茅根[各] 30
鹿含草 15　丹皮 12　天龙 9　续断 12 琥珀粉[吞] 3
全当归 12　知柏[各] 9　川膝 12

十四帖

……

卅诊（2017 年 2 月 22 日）：感冒已解，仍有血尿，尿出如洗肉水，淡红，而无所苦。

陈阿胶 9　蒲黄 15　生地 15　藕节、茅根[各] 30

生鳖甲 15	地榆 15	续断 12	黄柏 9 琥珀粉[吞] 3
鹿含草 15	丹皮 12	川膝 12	

十四帖

卅一诊（2017 年 3 月 6 日）：血尿已淡，两髀酸痛。

陈阿胶 9	蒲黄 15	生地 15	藕节、茅根、寄生[各] 30
生鳖甲 15	地榆 15	续断 12	黄柏 9 琥珀粉[吞] 3
鹿含草 15	丹皮 12	川膝 12	

十四帖

卅二诊（2017 年 3 月 27 日）：血尿已止，腰髀酸痛已轻，再与上方十四帖。

陈阿胶 9	蒲黄 15	生地 15	藕节、茅根、寄生[各] 30
生鳖甲 15	地榆 15	续断 12	黄柏 9 琥珀粉[吞] 3
鹿含草 15	丹皮 12	川膝 12	

十四帖

随后患者持续就诊，时有血尿，服药后得止，随访至 2021 年 7 月，诸症安好。

【按语】

此案肾癌血尿，为下焦相火兼瘀血所致。卞师认为，血证之因于热者，以虚热为多，故治以养阴血、化瘀血、清相火，以知柏地黄丸为主，又以小蓟饮子加减其中。阿胶，《本经》"主心腹内崩……女子下血安胎"，其气味俱阴，为养阴补血之要药，又善治一切失血之证。血余，即《本经》发髲，"主五癃关格不通，利小便水道"，李时珍曰"发乃血余，故能治血病"，用本品利小便，止上下诸血，颇为良剂。琥珀，为古代松科植物之松脂化石，《本经逢原》曰其"消磨渗利之性，非血结膀胱者，不可误投"，《医醇賸义》有琥珀导赤汤，治心经之火移于小肠，溲溺淋浊，或涩或痛，《仁斋直指》以单味琥珀末治小便尿血，卞师则每用于有瘀滞之溺血淋闭，取其利水化瘀之效，为治瘀血所致溺血之良药也。其余止血药如蒲黄、生地、续断、地榆等，皆具化瘀之效，止血而不留瘀，复以藕节、茅根、鹿含草等凉血止血利小便，使邪有出路。或言："血见黑则止。"卞师治疗血证，喜用生药，因煅烧成炭后药性几失，以炭止血又有留瘀之弊，此亦为汤液学派与他人之不同也。

肾癌未行手术者，其中位生存期为13个月，患者确诊服药至今已存活6年，血尿得止，生活自理，疗效显卓。

（陈文恬）

29. 膀胱癌遗溺血尿案

刘×× 女，87岁。

初诊（2020年5月6日）：膀胱癌伴周围浸润并感染可能，双侧输尿管壶口开口受累，小便频数，尿失禁，少腹胀痛，尿后轻松，右半酸痛，活动不利（脑出血后遗症），脉紧涩数，舌前淡润，根薄黄腻。

生鳖甲15　车前9　肉桂3　菟丝、茯苓各30
全当归12　枸杞12　熟地15　知柏各9
大天龙9　延胡9　苞须15
十四帖

二诊（2020年5月18日）：小便频数减少，少腹仍有胀痛，尿末时有点滴血尿，胃纳不多，大便二三日一行，不干，舌红润，苔薄腻，脉紧而涩。

生鳖甲15　蒲黄15　生地15　菟丝30
鹿含草15　丹皮12　鸡金9　山栀9 蚕茧十枚

全当归 12　　天龙 9　　苞须 15

廿帖

三诊（2020 年 6 月 8 日）：小便渐长，已能禁约，溺出畅利，近无血尿，少腹仍有胀痛，舌红润，苔边薄腻，脉形如钩，脉紧而涩。

生鳖甲 15　　蒲黄 15　　生地 15　　石龙芮 30

鹿含草 15　　天龙 9　　延胡 12　　续断 12 蚕茧十枚

全当归 12　　鸡金 9　　苞须 15

十四帖

四诊（2020 年 7 月 13 日）：小便频数难禁，溺出畅利，右下腹痛，胃纳加多，大便已得日通，舌红润，苔薄黄腻，脉紧而涩。

生鳖甲 15　　蒲黄 15　　生地 15　　石龙芮 30

鹿含草 15　　天龙 9　　延胡 12　　丹栀各 12 蚕茧十枚

全当归 12　　鸡金 9　　苞须 15

十四帖

五诊（2020 年 8 月 31 日）：小便较前畅利，频数难禁，尿末已无脓血，少腹胀痛已少，胃纳都好，大便通畅，舌淡润，边薄黄腻，脉紧而涩。

生鳖甲 15　　蒲黄 15　　生地 15　　桃仁 9 石龙芮 30

鹿含草 15　　天龙 9　　丹栀各 12　　延胡 12 蚕茧十枚

全当归 12　　鸡金 9　　苞须 15

十四帖

患者于外地坚持服药，随访至 2021 年 4 月，血尿已无，小便频急难禁亦有改善，精神胃口亦好。

【按语】

膀胱癌在中医学中多属于“溺血”“淋证”“癃闭”范畴，《金匮要略》五脏风寒积聚病篇：“热在下焦者，则尿血，亦令淋秘不通。”《诸病源候论·淋病诸候》：“诸淋者，由肾虚而膀胱热故也。”

患者既有小便频数、难以禁约，亦有少腹胀痛、血尿，卞师认为此为肾虚相火，复有瘀热在膀胱之虚实夹杂证，一味收涩则恐留瘀，故补肾而不助瘀热，清利而不泄肾气，二者之平衡，可见卞师遣药之精湛。卞师仿知柏地黄汤、五子衍宗丸之意，以肉桂、熟地、枸杞、菟丝子清养肾气，蒲黄、续断、当归、鹿含草、桃仁化瘀止血，车前子、茯苓、栀子、丹皮利湿清热。其中茯苓与菟丝子为卞师常用之药对，既收小便，也利小便。蚕茧治小便过多、遗尿，烧灰可止血，治血尿、便血、崩漏。

其中，患者胃纳不佳、腹胀痛、遗溺、尿血，皆为鸡内金所主。鸡内金，即《本经》所载肶胵里黄皮，“主泄利”。世人每用于疳积消食，《别录》载“主小便利遗溺”，《圣惠方》以鸡内金治肾消，小便滑数白浊，令人羸瘦，亦以之治虚劳，上焦烦热，小便滑数不可禁，《医学衷中参西录》云“不但能消脾胃之积，无论脏腑何处有积，鸡内金皆能消之，是以男子痃癖，女子癥瘕，久久服之，皆能治愈”，可知鸡内金不但能消食开胃，并能止遗通利，尤能化癥瘕积聚。鸡内金更属血肉之品，当具养阴之功，卞师常用于癌症之治。

药后患者血尿已止，腹胀痛减少，小便渐得禁约，疗效肯定。

（陈文恬）

30. 前列腺癌骨转移案

牛 ×× 男，52 岁。

初诊（2019 年 1 月 7 日）：前列腺癌骨转移，两肩腰髀疼痛，小便不畅，烦热夜汗，脉细涩，苔薄腻。

鹿角片 9	鳖甲 15	熟地 15	川膝、杜仲、萆薢各 30
甜苁蓉 15	延胡 12	知柏各 9	全蝎、三七各 3

骨碎补 9　当归 12　苞须 15

十四帖

二诊（2019 年 1 月 21 日）：腰髀疼痛已轻，行走渐利，腰背仍有酸痛，小便无力不畅，烦热已少，脉细涩。

鹿角片 9　鳖甲 15　熟地 15　川膝、杜仲、仙茅各 30

甜苁蓉 15　延胡 12　知柏各 9　全蝎、三七各 3

骨碎补 9　乌蛇 9　苞须 15

卅帖

三诊（2019 年 2 月 22 日）：腰髀疼痛已罢，背脊痛，右胁骨痛，小便缓慢无力，烦热出汗已敛，脉细涩。

鹿角片 9　鳖甲 15　熟地 15　川膝、杜仲、仙茅各 30

甜苁蓉 15　延胡 12　知柏各 9　全蝎、血竭、三七各 3

骨碎补 9　乌蛇 9　苞须 15　独活 9

卅帖

四诊（2019 年 3 月 25 日）：痛好多，精神体力都有好转，小便缓慢无力，烦热出汗已敛，脉细涩，舌薄黄腻。

鹿角片 9　当归 12　熟地 15　川膝、杜仲、仙茅各 30

甜苁蓉 15　延胡 12　知柏各 9　全蝎、血竭、三七各 3

生鳖甲 15　乌蛇 9　苞须 15　威灵仙 9

卅帖

五诊（2019 年 4 月 24 日）：右肩背仍有疼痛，腰髀背脊痛好多，小便较前畅利，脉细涩，苔薄腻。

鹿角片 9　当归 12　熟地 15　川膝、杜仲、仙茅各 30

甜苁蓉 15　延胡 12　知柏各 9　全蝎、血竭、三七各 3

鬼箭羽 9　乌蛇 9　苞须 15　羌活 9

卅帖

【按语】

前列腺癌多属“淋证”“癃闭”等病范畴，骨转移癌痛则归为中医学中的“骨瘤”“骨蚀”“骨痹”等范畴。卞师认为此病为肾气虚损，不能养髓生骨，癌邪趁虚深入骨髓所致，以虚为本，以实为标，基本病机可概括为“不荣则痛”“不通则痛”。师祖刘民叔先生曰：“不拘于病之名，不惑于病之因，但按其证，以施药治。”肿瘤不可因其癥瘕积聚而一味攻伐，仍当辨证论治，方为我汤液学派之准则。此方补虚用鹿角片、鳖甲填精益髓，入任督二脉，以甜苁蓉、当归、熟地、杜仲、川膝、骨碎补、仙茅等补肾养血，攻邪则用全蝎、乌蛇、血竭、三七、鬼箭羽以攻毒化瘀，通络止痛。鬼箭羽即《本经》载之卫矛，《本经逢原》云“鬼箭专散恶血，故《本经》有崩中下血之治”，今人治贼风历节诸痹，功能行血活络，以治癥瘕风湿骨痛，合威灵仙、独活、羌活等药以疗痹痛。鹿角，《本经》“主恶疮痈肿，逐邪恶气，留血在阴中”，乃坚骨补髓之要药，又有化瘀之效。补肾所不及者，可用血肉有情之品大补奇经，此为刘师祖之法。

（陈文恬）

31. 抵当汤治疗脑干肿瘤出血案

邹 ×× 男，8 岁。

初诊（2016 年 3 月 21 日）：左侧丘脑脑干肿瘤放疗后伴出血，病已三年，今右半动作已利，时有头昏，不痛，左上睑下垂，视物正常，饮食起居一切都好，二便通畅，脉弦紧涩，舌中根薄腻。

露蜂房 9　杞 12 菊 9　熟地 15　茯苓、牡蛎各 30
何首乌 15　地龙 12　防风 9　全蝎、川芎、胆草各 3
白僵蚕 9　刺藜 9　苞须 15

羚羊角粉 0.6×2（分吞）

十四帖

二诊（2016年4月1日）：右足多走跳动仍不灵活，右手写字不稳，头昏已少，左上睑下垂，脉弦紧涩，苔薄腻。

露蜂房 9　杞 12 菊 9　熟地 15　莶草、磁石各 30
何首乌 15　地龙 12　刺蒺 9　全蝎、川芎、胆草各 3
川郁金 12　僵蚕 9　苞须 15
羚羊角粉 0.6×2（分吞）
十四帖

三诊（2016年4月22日）：右脚行走已稳，右手近来抽动较多，不能握持，头昏已少，能纳，脉弦紧涩，苔薄腻。

露蜂房 9　杞 12 菊 9　熟地 15　刺蒺、磁石各 30
何首乌 15　地龙 12　全蝎 9　川芎、胆草各 3
吟蝉蜕 6　僵蚕 9　苞须 15
羚羊角粉 0.6×2（分吞）
十四帖

四诊（2016年5月6日）：右手用力则抽动较多，头昏已少，行走已稳，左眼睁不开，脉细紧涩，舌淡薄。

露蜂房 9　杞 12 菊 9　熟地 15　首乌、刺蒺、磁石各 30
白僵蚕 9　天麻 9　全蝎 9　川芎、胆草各 3
西防风 9　地龙 12　苞须 15
羚羊角粉 0.6×2（分吞）
卅帖

五诊（2016年6月6日）：头颅 CT 示左侧丘脑及中脑出血，侧脑室积水可能大。头昏已少，抽动时多时少，左眼不能睁大，脉细紧涩，苔薄腻。

露蜂房 9　　杞 12 菊 9　　熟地 15　　茯苓 60 刺藜、磁石[各]30
白僵蚕 9　　地龙 12　　桃仁 9　　全蝎、川芎、胆草、熟军[各]3
何首乌 15　　天麻 9　　苞须 15
羚羊角粉 0.6×2（分吞）
卅帖

六诊（2016 年 7 月 6 日）：头昏已少，左眼较前睁大，抽动仍有，不多发。

再用上方
卅帖

七诊（2016年8月8日）：头已无昏痛，左眼已能睁大，行走已稳，右上肢仍时有抽动，舌淡润，脉细涩紧。

露蜂房 9　　杞 12 菊 9　　熟地 15　　茯苓 60 刺藜、磁石[各]30
地龙干 12　　天麻 9　　玄参 12　　全蝎、川芎、胆草[各]3
熟锦纹 3　　僵蚕 9　　苞须 15
羚羊角粉 0.6×2（分吞）
卅帖

八诊（2016年9月9日）：左眼已能睁大，行走已稳，头无昏涨痛，右手抽动已少，舌淡润，脉细涩。

露蜂房 9　　杞 12 菊 9　　熟地 15　　茯苓 60 磁石 30
何首乌 15　　地龙 12　　僵蚕 9　　全蝎、川芎、胆草[各]3
刺蒺藜 9　　天麻 9　　苞须 15
羚羊角粉 0.6×2（分吞）
卅帖

患者坚持服药五年余，随访至 2021 年 6 月，患儿已逐渐长高，右手时有颤抖，但病情稳定，头脑无所苦，余症都好。

【按语】

本方由抵当汤之意变化而出。《伤寒论》抵当汤证，不仅限下焦蓄血，亦及发狂、善忘等瘀热蓄结、神明被扰诸症，上可达髓海，下可及少腹。师祖刘民叔先生《鲁楼医案》，载脑出血、脑充血用抵当汤二案而奏痊愈，卞师医案内科一门中，亦有用抵当汤治疗大厥㖞僻二案，一脉相承。本案脑干肿瘤伴出血，亦为瘀血在颅脑中，卞师以全蝎、地龙、僵蚕等虫类药物替代抵当汤之水蛭、虻虫，僵蚕《本经》“主小儿惊痫夜啼”，与全蝎合用，祛风定惊，以治中风惊痫。刺蒺藜《本经》“主恶血，破癥结积聚”，为风脏血剂，以其治上效佳，功能平肝祛风，破瘀散结，用治头风头痛，而其主恶血、破癥结积聚之功为后世本草所忽察。

又因患者有抽动之症，风者，动也，故方内酌加菊花、胆草、天麻、磁石等平肝息风之药。磁石《本经》“主周痹风湿，肢节中痛，不可持物”，卞师常用于中风、脑瘤所致偏瘫。肝阳化风之眩晕，用菊花以清之，而急者用羚羊角以平之，再急者用大黄以下之。《本经》上品菊花“味苦平，主风头眩肿痛……久服利血气”，中品羚羊角“味咸寒”，主“去恶血”，下品大黄“味苦寒，主下瘀血血闭”，细读《本经》条文即可知三药有轻重不同，可察卞师用药之严谨。

（陈文恬）

32. 垂体肿瘤案

宋 ××　　女，52 岁。

初诊（2018 年 9 月 10 日）：垂体肿瘤六七年，右目视物模糊，右耳积液，闷塞，流涕，无头昏头痛，饮食睡眠都好，大便通畅，脉细滑，苔薄黄腻。

露蜂房 9　杞 12 菊 9　当归 12　川芎、胆草[各]3
辛夷花 9　柴胡 9　栀曲[各]9　磁石 30 刺蒺藜 9
苍耳子 9　全蝎 3　苞须 15
十四帖

二诊（2018 年 9 月 21 日）：流涕已少，余症仍旧，脉细滑，舌中薄黄腻。

露蜂房 9　杞 12 菊 9　熟地 15　刺藜、磁石[各]30
何首乌 15　柴胡 9　全蝎 3　川芎、升麻[各]3
苦丁茶 9　胆草 3　苞须 15
十四帖

三诊（2018 年 10 月 8 日）：右目视野较前扩展，右耳闭塞仍旧，流涕已少，脉细滑，苔薄黄腻。

生龟板 15　杞 12 菊 9　熟地 15　刺藜、磁石[各]30
露蜂房 9　柴胡 9　全蝎 3　川芎、升麻[各]3
何首乌 15　胆草 3　苞须 15
十四帖

……

七诊（2018 年 12 月 5 日）：视野较前恢复，仍有模糊，脉细滑，苔薄黄腻，早起烦热。

生龟板 15　杞 12 菊 9　生地 15　夜明砂、刺藜、磁石[各]30
露蜂房 9　柴胡 9　全蝎 3　川芎、红花[各]3
谷精珠 15　黄连 4.5　苞须 15　蝉蜕 6
十四帖

八诊（2018 年 12 月 21 日）：烦热已平，前症稳定，再与上方。

生龟板 15　杞 12 菊 9　熟地 15　夜明砂、刺藜、磁石[各]30
露蜂房 9　柴胡 9　木贼 6　全蝎、川芎、红花[各]3

熟锦纹 3　　黄连 3　　苞须 15　　蝉蜕 6

十四帖

……

十二诊（2019 年 3 月 29 日）：右耳闭塞已少，听力渐聪，反多噪音，视野放宽，视力仍感模糊，脉细滑，舌胖厚，苔薄腻。

生龟板 15　　杞 12 菊 9　　熟地 15

生石决、夜明砂、刺藜、磁石各30

露蜂房 9　　柴胡 9　　防风 9　　全蝎、川芎、黄连、升麻各3

何首乌 15　　秦皮 9　　苞须 15　　蝉蜕 6

十四帖

【按语】

垂体瘤在中医古代文献中无明确记载，垂体瘤症状表现多样，故散见于“头痛”“眩晕”“风痰”等疾病范畴，卞师认为脑瘤以风、痰、瘀为主要病因。本案以痰瘀为甚，郁久化火，故用龙胆泻肝汤之意，加入辛夷花、苍耳子、露蜂房通络开窍。露蜂房《本经》“主惊痫瘈疭，寒热邪气，癫疾”，上入髓海而祛风破癥。方内又以刺蒺藜、全蝎、制大黄、红花活血化瘀，大黄《本经》“主下瘀血血闭，寒热，破癥瘕积聚”，试读仲景之抵当汤用大黄，取其破癥下瘀之效，俾邪有出路。《本经》中载有“明目”功效者有柴胡、黄连、蒺藜、秦皮、辛夷，无不在于上清头目、开窍通络、化瘀清热，其中防风“主大风头眩痛，恶风风邪，目盲无所见”，并与川芎、菊花、升麻为伍，清利头目清窍。药后患者耳部闭塞、流涕均得好转，听力渐聪，视野放宽，卓有捷效。

（陈文恬）

33. 多发性恶性神经鞘瘤案

范 ×× 男，52 岁。

初诊（2012 年 5 月 14 日）：背部恶性神经鞘瘤多发切除术后，多发性神经纤维瘤已经多年，周身都有，大小不均，而无所苦，能纳，二便通畅，苔薄腻，脉弦涩。宜主养阴清化痰瘀。

山慈菇 9　当归 12　生地 15　白毛藤、牡蛎各 30

天仙藤 9　胆星 9　土贝 9　露蜂房、天地龙各 9

蜀羊泉 9　连翘 9　苞须 15

十四帖

……

六诊（2012 年 7 月 20 日）：B 超颈侧纤维瘤减小 1/3。

山慈菇 9　远志 6　生地 15　沙参、连翘、牡蛎各 30

露蜂房 9　郁金 12　白蔹 9　僵蚕 9 全蝎 3

陈胆星 9　海藻 9　苞须 15

十四帖

……

十诊（2012 年 9 月 21 日）：周身纤维瘤，按之较前软和，再与上方。

山慈菇 9　蜂房 9　生地 15　白毛藤、牡蛎各 30

制南星 9　土贝 9　海藻 9　刺蒺、白蔹各 9

夏枯草 9　皂刺 9　苞须 15

十四帖

……

廿六诊（2013 年 5 月 31 日）：小的渐消，大的渐软，再与上方，消化痰瘀。

生鳖甲 15	当归 12	熟地 15	白毛藤、连翘、牡蛎各 30
山慈菇 9	地龙 12	白蔹 9	夏枯、土贝各 9
明天麻 9	南星 9	苞须 15	

十四帖

随访至 2017 年，肉眼可见患者周身神经纤维瘤已减少消失，大者触之亦软，并无新发。

【按语】

恶性周围神经鞘瘤可为原发，亦可继发于 I 型神经纤维瘤病，术后复发率、转移率高达 40% ~ 68%，五年生存率为 16% ~ 52%，属于难治性肿瘤，此病可归中医“瘤赘”“气瘤”“痰核”“痰证”等范畴。卞师认为，此属痰瘀互结之证，而痰瘀互结者，为热所致，仍以素体阴虚为常见，故在消痰散结、破癥化瘀群药之中，多选择功能滋阴、药性偏凉者，如连翘、牡蛎、鳖甲、南星、生地、沙参等。沙参《本经》“主血积”，三层茴香丸方用沙参治疝气如神，可知其原为血分药，不仅清燥养阴，还能化破瘀血。全方配合僵蚕、全蝎、蜂房、天龙、地龙等虫类药物，借虫蚁搜剔以攻通邪结。仲景抵当汤、抵当丸、鳖甲煎丸、大黄䗪虫丸、下瘀血汤等方均选虫类药物以攻逐干血，祛瘀生新，消癥散结，卞师常据虫类药性，择适用者用于癌肿的治疗。

与白血病一案不同，本案患者病势较缓，无明显热象，故不用清热泻火之药。

（陈文恬）

34. 左眼眶肿瘤案

杨 ×× 女，61 岁。

初诊（2015年6月1日）：左眼眶肿瘤、脊髓瘤，左眼眶突出，不痛，多泪，时有头昏头痛，饮食睡眠都好，大便通畅，脉弦紧涩，舌淡，苔薄腻。

露蜂房9　杞12 菊9　熟地15　刺藜、磁石各30
何首乌15　地龙12　龙胆3　全蝎、川芎各3
西防风9　天麻9　苞须15
另：羚羊角粉 0.6×2
十四帖

二诊（2015年7月6日）：后颈已松，仍时有头昏头痛，左眼眶肿突，能纳，二便通畅，脉弦紧涩，苔薄腻。

露蜂房9　杞12 菊9　熟地15　夜明砂、刺藜、磁石各30
何首乌15　地龙12　郁金12　全蝎、川芎、胆草各3
西防风9　柴胡9　苞须15
另：羚羊角粉 0.6×2
卅帖

三诊（2015年8月10日）：左眼眶肿突似较消减，头昏头痛已少，后颈已松，能纳能寐，二便通畅，脉弦细紧涩，苔薄腻。

露蜂房9　杞12 菊9　熟地15　夜明砂、刺藜、磁石各30
何首乌15　柴胡9　防风9　全蝎、川芎、胆草各3
明天麻9　地龙12　苞须15
另：羚羊角粉 0.6×2
卅帖

四诊（2015年9月14日）：左眼眶肿突似较消减，左颊车肿，左耳鸣，一时轰鸣不聪，烦热，头痛，能纳，大便通畅，脉弦紧细涩，苔薄腻。

露蜂房9　杞12 菊9　熟地15　刺藜、磁石各30
生龟板15　柴胡9　胆草3　全蝎、川芎各3

西防风 9　　地龙 12　　苞须 15

另：羚羊角粉 0.6×2

卅帖

五诊（2015 年 10 月 19 日）：左眼眶肿突渐渐缩小，头脑已爽，鼻气不畅，耳痛已止，脉弦细紧涩，舌薄腻。

露蜂房 9　　杞 12 菊 9　　熟地 15　　刺藜、磁石各 30

生龟板 15　　柴胡 9　　细辛 3　　全蝎、胆草各 3

何首乌 15　　地龙 12　　苞须 15

卅帖

六诊（2015 年 11 月 23 日）：左眼眶肿突再见缩小，头脑已爽，时有头顶痛，耳痛已止，鼻塞不通，脉紧细涩，苔薄黄腻。

露蜂房 9　　杞 12 菊 9　　熟地 15　　刺藜、磁石各 30

生龟板 15　　柴胡 9　　升麻 3　　全蝎、细辛、胆草各 3

西防风 9　　地龙 12　　苞须 15

卅帖

七诊（2015 年 12 月 28 日）：左眼眶肿瘤肿突已消，已无头痛、左中耳炎隐痛，能纳，大便通畅，精神很好，脉细涩，苔薄腻。

露蜂房 9　　杞 12 菊 9　　熟地 15　　刺藜、磁石各 30

生龟板 15　　柴胡 9　　细辛 3　　升麻、全蝎、胆草各 3

何首乌 15　　防风 9　　苞须 15

另：羚羊角粉 0.6×2

卅帖

……

十三诊（2017 年 10 月 11 日）：半年未见，前症尚可，鼻塞耳鸣，左眼眶仍有肿突，无胀痛，大便通畅，脉细涩，右弦，舌淡，苔薄黄腻。

露蜂房 9　　杞 12 菊 9　　熟地 15　　刺藜、磁石各 30

何首乌 15　　柴胡 9　　升麻 3　　全蝎、胆草各 3

苦丁茶 9　　山栀 9　　苞须 15

另：羚羊角粉 0.6×2

卅帖

十四剂（2018 年 3 月 26 日）：左眼眶仍有肿突，无胀痛，反复鼻塞耳鸣，能纳，二便通畅，脉细涩，舌薄黄腻。

露蜂房 9　　杞 12 菊 9　　熟地 15　　首乌、磁石各 30

潼白蒺各 9　　柴胡 9　　女贞 9　　全蝎、胆草、升麻各 3

辛夷花 9　　山栀 9　　苞须 15

另：羚羊角粉 0.6×2

卅帖

【按语】

该患者为左眼眶肿瘤、脊髓瘤，病近中医之眼胞菌毒，辨证属于阴虚风痰、瘀毒阻络。卞师于神经系疾病，如脑瘤、面瘫、三叉神经痛等之风痰阻络证，常使用蜂房、刺蒺藜、羚羊角。刺蒺藜用治于头风头痛、肝气郁结、目赤多泪等。羚羊角《本经》"主明目，益气起阴，去恶血注下，辟蛊毒恶鬼不祥"，羚羊角对于目赤内障诸证有奇效。此外又用防风、首乌养血祛风，防风《本经》"主大风头眩痛，恶风风邪，目盲无所见"，防风为风病之主药，但力缓和，故东垣称为"风药中润剂"，薯蓣丸内有防风治风气百疾；首乌即《本经》之姑活"主大风邪气"，具有滋养精血、祛风润燥之效。柴胡、天麻、地龙、全蝎等上清头目，通络化瘀，治疗头昏头痛。本案患者并有左耳轰鸣、耳痛、烦热、鼻塞头痛等风火上扰之象，故用栀子、胆草、菊花、升麻、苦丁茶等清热泻火。全方共奏祛风通络、清热化瘀之功。该患者服药后眼眶肿突有所消减，证实中医对于癌症治疗果有良效。

（王滢迪）

35. 鼻咽癌晚期多发转移存活至今案

蒋× 女，40岁。

初诊（2014年7月2日）：鼻咽癌，双侧颈部多发淋巴瘤，两肺多发病灶，转移可能，颅骨转移，已经放化疗，今无明显症状，头不痛，颈侧无所苦，能纳，能寐，二便通畅，张口不大，多饮口渴，苔薄黄腻，上浮黑垢，脉细涩数。

山慈菇9　花粉12　生地15　半枝莲、蛤壳[各]30
天地龙[各]9　半夏9　土贝9　干蟾、黄连[各]3
珠儿参12　射干6　芭须15
十四帖

二诊（2014年7月25日）：多饮口渴好转，时有音沙，脉细涩数，苔薄黄腻。

山慈菇9　花粉12　生地15　半枝莲、蛤壳[各]30
天地龙[各]9　半夏9　土贝9　干蟾、黄连[各]3
珠儿参12　麦冬9　芭须15
十四帖

三诊（2014年8月27日）：前症平平还好，大便通畅，脉细涩数，苔薄腻，张口不大。

山慈菇9　花粉12　生地15　半枝莲、沙参、蛤壳[各]30
天地龙[各]9　半夏9　全蝎3　干蟾、黄连[各]3
石龙芮15　麦冬9　芭须15
卅帖

四诊（2014年9月12日）：多饮口渴已罢，今两颈侧无所苦，有痰不咳，能纳，大便通畅，舌边齿痕，苔薄腻，脉细涩，再与上方。

山慈菇 9　花粉 12　生地 15　半枝莲、沙参、蛤壳各30
天地龙各9　半夏 9　僵蚕 9　全蝎、干蟾、黄连各3
何首乌 15　麦冬 9　苞须 15
卅帖
……

十二诊（2015年5月22日）：牙齿浮动，咀嚼无力，右耳反复积液，常闭塞不聪，不咳不闷无痰，能纳，二便通畅，脉细涩，苔薄白腻。

山慈菇 9　鳖甲 15　二地各15　半枝莲、沙参、蛤壳各30
天地龙各9　丹皮 12　枸杞 12　升麻、胆草各3
何首乌 15　柴胡 9　苞须 15
卅帖

十三诊（2015年6月24日）：右耳闭塞已开，左耳又痛，齿牙浮动较前好转，不咳不闷无痰，能纳，脉细涩，舌边淡胖齿痕，苔薄腻。

山慈菇 9　鳖甲 15　二地各15　半枝莲、沙参、蛤壳各30
天地龙各9　柴胡 9　蜂房 9　升麻、胆草各3
蜀羊泉 15　山栀 9　苞须 15
卅帖

十四诊（2015年7月24日）：一切都好，体重增加5kg，脉细涩，舌边齿痕，苔薄腻。

山慈菇 9　鳖甲 15　二地各15　半枝莲、沙参、蛤壳各30
天地龙各9　柴胡 9　花粉 12　升麻、胆草各3
蜀羊泉 15　首乌 15　苞须 15
卅帖
……

廿二诊（2016年4月8日）：近日复查一切都好，颅骨转移消失，能得好睡则一身轻松，脉细，涩脉较前温和。

生鳖甲 15　花粉 12　熟地 15　沙参、蛤壳各 30

山慈菇 9　柴胡 9　僵蚕 9　升麻、川贝、胆草各 3

天地龙各 9　玄参 12　苞须 15

卅帖

……

卅五诊（2017 年 5 月 19 日）：鼻咽癌放化疗后三年，连连服药，症状都有好转，头脑清爽，两耳闭塞已松，鼻咽干燥已润，舌边淡胖，苔薄腻，脉细滑。

生鳖甲 15　蜂房 9　生地 15　首乌、沙参、蛤壳各 30

山慈菇 9　柴胡 9　枸杞 12　升麻 3 僵蚕 9

天地龙各 9　龙胆 3　苞须 15

卅帖

【按语】

鼻咽癌可分属中医学“鼻衄”“鼻渊”“瘰疬”等范畴，据患者颈部多发瘰疬、多饮口渴、黄腻黑垢苔、脉细涩数，提示此案以痰热上蒸、痰瘀互结为标，其本在于真阴不足，火热煎灼，炼液成痰所致，卞师常喻，西医放疗照射，如人吃原子弹，故成此阴虚火旺之证。卞师认为，“瘀”亦有寒瘀、痰瘀、热瘀、血瘀之分，痰瘀者必以化痰、软坚、散结者为主。此方为卞师自拟方，以山慈姑、半夏、土贝、蛤壳、射干、鳖甲、蜂房化痰散结，干蟾、地龙、全蝎、壁虎、僵蚕等虫类药物搜风剔络，活血化瘀。干蟾，即《本经》虾蟆，“土邪气，破癥坚血，痈肿”，功能破癥除结，化毒散肿，治瘰疬恶疮，癥瘕癖积。后期以沙参、珠儿参、花粉、生地、首乌、石龙芮、枸杞育养真阴。癌症治疗后期以扶正为主，扶正可分为养阴生津、益气补血、峻补奇经等，非必仅以大剂黄芪为扶正抗癌之法也。

患者耳痛耳塞，汤方加用龙胆泻肝汤之意，即得好转。患者连年服药，症状稳定，颅骨转移消失，存活至今。

（陈文恬）

36. 舌蕈过度治疗案

吕 ××　　男，51 岁。

初诊（2018 年 5 月 18 日）：右舌癌伴双颈淋巴结转移术后，气管切开，胃造瘘，今乍寒还热，有汗不多，咳呛，有痰黄白，大便通畅，脉细浮滑。

枇杷叶 9　柴前[各]9　桂枝 9　生姜三片
玉桔梗 6　款冬 9　黄芩 9　川贝、甘草[各]3
光杏仁 9　半夏 9　苞须 15
五帖，先服三帖

二诊（2018 年 5 月 25 日）：寒热往来、咳呛黄白痰都有好转，继治本病。

生鳖甲 15　花粉 12　熟地 15　半枝莲、蛤壳[各]30
山慈菇 9　半夏 9　川贝 9　全蝎、黄连[各]3
人中白 9　射干 6　苞须 15
十四帖

三诊（2018 年 6 月 8 日）：咳嗽已少，黄白痰仍多，颈侧仍有压迫感，大便通畅，脉细涩。

人中白 9　花粉 12　熟地 15　半枝莲、沙参、蛤壳[各]30
山慈菇 9　半夏 9　川贝 9　全虫 9
生鳖甲 15　僵蚕 9　苞须 15
十帖

四诊（2018年6月15日）：颈侧仍有压迫感，痰多，咳嗽已少，大便通畅，精神较前好转，脉细涩。

生鳖甲15　蜂房9　熟地15　半枝莲、首乌、蛤壳各30
山慈菇9　僵蚕9　胆星9　全虫、川贝各9
人中白9　半夏9　苞须15
十帖

五诊（2018年6月29日）：精神体力都有好转，再与上方。

生鳖甲15　花粉12　熟地15　半枝莲、沙参、蛤壳各30
山慈菇9　半夏9　鬼臼9　全虫、川贝各3
人中白9　僵蚕9　苞须15
自加山甲9
十四帖

六诊（2018年7月13日）：两颈侧肿块僵硬牵紧，脉细涩，舌已切除。

生鳖甲15　花粉12　熟地15　半枝莲、沙参、蛤壳各30
山慈菇9　半夏9　白蔹9　全虫、川贝各3
人中白9　僵蚕9　苞须15
自加山甲9
十四帖

七诊（2018年7月27日）：连日高温，嗜睡，牙痛，口腔黏膜痛，大便通畅，脉细涩。

生鳖甲15　花粉12　生地15　半枝莲、沙参、蛤壳各30
人中白9　半夏9　玄参12　全虫、川贝各3
山慈菇9　竹茹6　苞须15
自加山甲9
十四帖

八诊（2018年8月10日）：两颈侧肿块较前消减，口腔碎痛，四周溃疡，大便通畅，脉细滑。

生鳖甲15　花粉12　干蟾3　沙参、半枝莲、蛤壳[各]30
山慈菇9　竹茹6　土贝9　全虫3 夏枯草9
人中白9　玄参12　苞须15　生地[另包]30
十四帖

九诊（2018年8月24日）：稍有反胃，无饱胀，大便通畅，精神体力较前好转。

生鳖甲15　竹茹6　生地15　半枝莲、沙参、蛤壳[各]30
山慈菇9　半夏9　干蟾3　全虫3
人中白9　土贝9　苞须15
十四帖

十诊（2018年9月7日）：反胃已平，胃次已和，右颈侧肿块已消，左颈侧仍有一枚，口腔溃疡已敛，脉细涩。

生鳖甲15　花粉12　生地15　半枝莲、沙参、蛤壳[各]30
山慈菇9　半夏9　白蔹9　全虫、干蟾[各]3
白僵蚕9　土贝9　苞须15
自加山甲9
十四帖

十一诊（2018年11月2日）：医院做靶向治疗，头面肿大，右颈侧脓肿引流，不能抬头，周身酸痛，大便秘结，脉紧涩数。

生鳖甲15　花粉12　熟地15　生黄芪、半枝莲、蜀羊泉[各]30
山慈菇9　皂刺9　僵蚕9
露蜂房9　土贝9　苞须15
七帖

十二诊（2018年11月9日）：精神好转，脓肿引流，脓少水多，头面肿大渐消，身痛已罢，大便通畅，时有反恶，脉紧涩数，偶有结脉。

山慈菇 9　花粉 12　熟地 15　生黄芪、半枝莲、蜀羊泉各 30
皂角刺 9　半夏 9　土贝 9　天地龙各 9
露蜂房 9　山栀 9　苞须 15
自加山甲 9

七帖

十三诊（2018 年 11 月 19 日）：仍有脓水，头面肿胀，不能抬举，大便通畅，胃纳尚可，脉紧涩数不匀。

穿山甲 9　花粉 12　熟地 15　生黄芪、半枝莲、连翘各 30
皂角刺 9　半夏 9　黄芩 9　天地龙各 9
露蜂房 9　山栀 9　苞须 15

七帖

十四诊（2018 年 11 月 26 日）：右颈侧引流脓水，脓少水多，肿胀不能抬头，胃纳不多，大便通畅，脉紧涩数带结。

穿山甲 9　花粉 12　熟地 15　生黄芪、半枝莲、生炒谷芽各 30
皂角刺 9　半夏 9　竹茹 6　天地龙各 9
露蜂房 9　山栀 9　苞须 15

七帖

2018 年 12 月 3 日周一上午门诊时，有病人带来消息，说该患者因病不治。

【按语】

高秉钧《疡科心得集·例言》曰："大方中有四绝证，风、痨、臌、膈是也。疡科中亦有四绝证，谓失荣、舌疳、乳岩、肾岩翻花是也。"初诊时，患者已是晚期舌癌伴双侧淋巴结转移，中医属"舌蕈""舌疳"等范畴。蕈，《说文》："桑葜。"舌蕈，即舌上肿物溃烂如菌状。患者经多方治疗，气管切开、胃造瘘、靶向治疗，颈侧又有破溃流脓，反胃，头面肿大，病情复杂。

初诊见咳嗽有痰，寒热往来，先与柴胡桂枝汤解之清之。表邪祛后，治其本病。颈部瘰疬肿块、口腔溃疡，本属阴津亏耗，复有痰热核结，卞师以花粉、沙参、鳖甲、首乌等清热养阴，以山慈菇、山甲、全蝎破癥除瘕，并用皂角刺、半夏、贝母、胆星、蛤壳等化痰散结。方内人中白功能清热解毒，降火消瘀，《外科正宗》有人中白散治疗走马牙疳、口疳、牙龈腐烂臭黑，《沈氏尊生书》有人中白散治疗重舌、喉蛾喉菌，为治疗口疮咽肿之要药。十诊后，右侧肿块已消，诸症好转。

靶向治疗后，患者右侧颈部破溃化脓，天柱骨已倒，不能抬头，头面肿大，病势险恶，卞师急用生黄芪、蜀羊泉各30g。黄芪《本经》“主痈疽久败疮，排脓止痛”。蜀羊泉为清热解毒之品，《本经》“主恶疮”，《别录》“疗女子阴中内伤”，近代用于主治癌肿，然必属热毒涸结者。药后头面肿大得消，身痛得止，但憾仍不能力挽狂澜……

卞师以为，癌肿亦当辨其痰热炼结、寒瘀凝泣、热结瘀阻、寒凝气滞、阴虚阳虚、气虚血虚等等，尤其晚期病人寒热夹杂、虚实夹杂、气血夹杂之候，更属多见。临床则应按其不同症状加强其细则辨证，即整体辨证与局部辨证相结合，而后论治，灵活运用。

（王滢迪）

37. 口腔癌口糜碎痛案

顾××　　男，45岁。

初诊（2017年1月11日）：左颊黏膜鳞状细胞癌，手术放疗后，口舌疳糜碎痛，喉咽肿痛，食少，吞咽不利，大便不畅，脉细滑数，苔薄腻，张口不大。

珠儿参12　花粉12　生地15

生石膏、沙参、谷芽、苇茅根各30

人中白9　麦冬9　黄连4.5

络石藤15　僵蚕9　半夏9

十四帖

二诊（2017年2月3日）：喉咽肿痛已消，饮食已利，声音已扬，口舌黏膜溃疡，大便不畅，脉细滑数，苔薄腻，张口不大。

珠儿参12　花粉12　生地15

生石膏、谷芽、苇茅根、沙参各30

人中白9　麦冬9　黄连4.5

半枝莲15　僵蚕9　石斛12

十四帖

三诊（2017年2月17日）：喉咽肿痛已消，饮食已利，左口腔黏膜溃疡已收，大便通畅，脉细涩，苔薄腻。

生鳖甲15　花粉12　生地15　半枝莲、沙参、蛤壳各30

人中白9　僵蚕9　玄参12　干蟾、黄连各3

蜀羊泉15　石斛12　苞须15

十四帖

四诊（2017年3月3日）：口腔黏膜溃疡肿痛，饮食不利，大便通畅，脉细涩，苔薄黄腻。

生鳖甲15　花粉12　生地15　生石膏、苇茅根各30

人中白9　僵蚕9　玄参12　干蟾、黄连各3

蜀羊泉15　山栀9　板蓝根9

十四帖

五诊（2017年3月17日）：口腔黏膜溃疡肿痛较前减轻，张口不大，左颊车紧张，大便通畅，脉细涩，苔薄腻。

生鳖甲15	花粉12	生地15	生石膏、蜀羊泉各30
人中白9	僵蚕9	玄参12	干蟾、黄连各3
露蜂房9	地龙12	苞须15	

十四帖

六诊（2017年3月31日）：口腔黏膜溃疡肿痛较前好转，张口渐大，左颊车紧张已松，大便通畅，脉细涩，苔薄腻。

生鳖甲15	花粉12	生地15	生石膏、半枝莲各30
露蜂房9	僵蚕9	玄参12	干蟾、黄连各3
人中白9	地龙12	连翘9	

十四帖

【按语】

口腔黏膜癌，以反复口腔溃疡、疼痛、开闭口运动受限、咀嚼或吞咽困难、淋巴结肿大等为临床表现。中医学无口腔癌之名，但其症状与口疳、口糜、口疮等描述相似。卞师认为此案病机为火热毒邪炼液成痰，其根本为阴虚火旺，治当以清热解毒、养阴化痰瘀为主。卞师自拟此方，方中鳖甲、珠儿参、麦冬、花粉、生地、玄参养阴润燥，又兼能软坚凉血，半枝莲与板蓝根主热毒痈肿，对咽部疼痛尤效。卞师善用虫类药物于癌肿病患，如僵蚕、地龙、干蟾、蜂房之属，取其破瘀消癥、攻结散毒之效。

《本经》石膏主“口干舌焦不能息”，络石主“口干舌焦，痈肿不消，喉舌肿不通，水浆不下”，干蟾“味辛寒，主邪气，破癥坚血，痈肿阴疮，服之不患热病”，蜀羊泉“主恶疮”，人中白《本草纲目》“降火消瘀血，治咽喉口齿生疮”。世间清热解毒药众多，然卞师用药严谨，多择对证又兼两顾者，因此处方精巧，六诊内即收得良效。

（陈文恬）

38. 甲状腺癌淋巴转移心悸瘰疬案

祝××　　女，51岁。

初诊（2017年9月8日）：甲状腺癌，双侧淋巴转移术后两月，心悸惊恐，左胸偶有闷痛，寐难，烘热出汗，喉咽炙脔，能纳，大便通畅，脉细滑，舌边淡胖，苔薄腻。月经已乱。

龙骨齿各15　枣仁9　生地15　贝齿、茯苓、牡蛎各30
生龟板15　麦冬9　白薇蔹各9　黄连、川贝各3
党玄丹各12　郁金12　苞须15
十四帖

二诊（2017年9月22日）：心悸惊恐，左胸闷痛，烦热出汗都有好转，喉咽炙脔不松，脉细滑，苔薄腻。月经上月已转。

龙骨齿各15　枣仁9　生地15　贝齿、茯苓、牡蛎各30
生龟板15　麦冬9　蜡梅6　黄连、川贝各3
党丹参各12　半夏9　苞须15
十四帖

三诊（2017年11月5日）：甲状腺癌，双侧淋巴结转移术后三月，颈前刀疤刺痛，反复心悸，心胸纠紧，服前两方，烘热睡眠得安，脉细滑，舌中根薄黄腻。

龙骨齿各15　枣仁9　熟地15　木香9 茯苓、牡蛎各30
生龟板15　麦冬9　半夏9　黄连、甘草各3
党丹参各12　郁金12　苞须15
十四帖

……

十六诊（2018年6月20日）：颈侧牵紧已松，喉咽炙脔已少，心悸、胸闷、睡眠都有好转，脉细滑，苔薄腻。

龙骨齿^各15	枣仁9	熟地15	茯苓、牡蛎^各30
生龟板15	半夏9	栀曲^各9	全虫、川贝、黄连^各3
党丹参^各12	麦冬9	苞须15	

十四帖

十七诊（2018年7月6日）：左侧颈部见一小淋巴结，形态饱满，心悸睡眠较有好转，颈侧仍有牵紧，脉细滑，舌淡胖，苔薄腻。

生鳖甲15	花粉12	熟地15	半枝莲、蛤壳^各30
山慈菇9	胆星9	白蔹9	全虫、川贝、黄连^各3
何首乌15	皂刺9	苞须15	

十四帖

十八诊（2018年7月27日）：颈侧仍有牵紧，心悸睡眠都好，脉细滑，舌淡润，苔薄腻。

生鳖甲15	花粉12	生地15	半枝莲、沙参、蛤壳^各30
山慈菇9	胆星9	白蔹9	全虫、川贝、黄连^各3
蜀羊泉15	皂刺9	苞须15	

十四帖

十九诊（2018年8月22日）：心悸已宁，子夜醒后心胸纠结，两颈侧时有牵紧痛，脉细滑，苔薄腻。

生鳖甲15	花粉12	生地15	半枝莲、沙参、蛤壳^各30
山慈菇9	郁金12	皂刺9	全虫、川贝^各3
夏枯草9	胆星9	苞须15	

十四帖

廿诊（2018年9月10日）：子夜醒后心悸胸闷纠结反复，两颈侧仍有不舒，脉细滑，苔薄腻。

龙骨齿^各15	枣仁9	熟地15	茯苓、牡蛎^各30

生龟板 15	麦冬 9	连翘 9	全虫、川贝、黄连[各] 3
党丹参[各] 12	半夏 9	苞须 15	

十四帖

廿一诊（2018 年 9 月 28 日）：心悸胸闷纠结较前好转，仍有烦热出汗，左锁骨上颈下核起两枚，按之软，脉细滑数，舌边淡润，苔薄黄腻。

龙骨齿[各] 15	枣仁 9	熟地 15	茯苓、牡蛎[各] 30
生龟板 15	麦冬 9	白蔹 9	全虫、川贝、黄连[各] 3
党玄丹[各] 12	土贝 9	苞须 15	

十四帖

随访至 2021 年 5 月 19 日，患者甲状腺癌术后服药四年，症情稳定。

【按语】

随着近年西医检测手段的日新月异，超声检测和穿刺诊断的普遍应用，早期甲状腺癌发现率已大有提升，早发现早治疗，使得目前甲状腺癌的五年生存率已提高至 90% 以上，此不得不归功于现代医学的科技文明。然仍有不少患者在手术治疗后伴有各种不适症状，转而寻求中医治疗。本病可见于中医古籍“瘿病”“石瘿”等内容。《说文解字》：“瘿，颈瘤也。”《济生方》：“夫瘿瘤者，多由喜怒不节，忧思过度。”《外科正宗》：“瘿瘤之症……乃五脏瘀血、浊气痰滞而成。”

本案患者见心悸惊恐、胸闷纠结、睡眠不安、烘热出汗，一派阴虚火旺、扰动心神之象，卞师主以龙骨齿方加减。龙骨齿方化裁于桂枝加龙骨牡蛎汤、柴胡加龙骨牡蛎汤，随证加减酸枣仁汤、黄连阿胶汤等。《本经》龙骨主“小儿热气惊痫”，龙齿“主小儿大人惊痫，癫疾狂走”，牡蛎主“惊恚怒气”，茯苓“主胸胁逆气，忧恚惊邪恐悸”，《伤寒论》凡“惊悸”则加龙骨、牡蛎以镇静安神。党参、丹参、玄参三参合用，加麦冬、枣仁、生地，取自天王补心丹，共成滋阴血、养心气、宁神志之效。方内配伍白蔹、半夏、郁金、川贝以理气化痰散结。

待心悸睡眠已安，患者尚有颈部淋巴核起两枚，药方重点渐转至软坚化癥、养阴消瘿方向，山慈菇、蜀羊泉、半枝莲、夏枯草等清热攻坚，胆南星、皂角刺、川贝、土贝化痰散结，花粉、鳖甲、生地、沙参养阴生津。诊中，视患者病情而互入龙骨齿方，卞师药随病变灵活精巧而不离于中医辨证，取得满意疗效。

（陈文恬）

39. 急性淋巴细胞白血病诸症案

陈 ×× 女，14 岁。

初诊（1998 年 12 月 24 日）：急性淋巴细胞白血病，周体淋巴核起，肿胀，左颈侧耳下坚硬成串，能纳，精神尚可，大便二三日一行，面色萎黄，脉紧而数。

生鳖甲 15	当归 12	生地 15	连翘、牡蛎各 30
南北沙参各 15	土贝 9	夏枯 9	皂刺 9
功劳叶 9	玄参 9	苞须 15	

五帖

二诊（1999 年 11 月 4 日）：大化疗后小化疗，今诸症尚可，能纳，已上半天课，舌薄黄腻，脉细。

生鳖甲 15	山甲 9	熟地 15	牡蛎、沙参各 30
甜黄精 15	枸杞 12	天冬 9	夏枯 9
山慈菇 9	归 9 芪 12	苞须 15	

七帖

三诊（1999 年 11 月 15 日）：感冒两天，鼻塞流涕，咽轻红痒痛，稍咳，无恶寒发热，舌薄黄，脉浮细。

枇杷叶9　桑叶皮各9　麻黄6　生姜三片、苇根30

玉桔梗6　冬花9　杏仁9　薄荷3

地骨皮12　半夏9　粉草3

三帖

四诊（1999年11月18日）：感冒延绵未瘥，续主上方。

枇杷叶9　桑叶皮各9　麻黄6　冬瓜子、苇根各30

玉桔梗6　冬花9　杏仁9　川贝粉吞3

地骨皮12　半夏9　粉草3

五帖

草珊瑚含片五盒，含化。

五诊（1999年11月23日）：感冒已瘥，续治本病。

生鳖甲15　山甲9　熟地15　牡蛎、沙参各30

甜黄精15　归9 芪12　枸杞12　首乌15

功劳叶9　天冬9　苞须15

七帖

六诊（1999年12月21日）：化疗药物加泼尼松，三周来满月脸，足膝酸无力，能纳，善饥，口舌疳糜碎痛，二便通畅，舌薄腻，脉细。

龟鳖甲各15　竹叶6　生地15　牡蛎、沙参各30

怀山药15　连翘9　黑栀9　麦冬9

西瓜翠①15　黄连3　苞须15

七帖

① 西瓜翠衣。

七诊（1999年12月27日）：口舌疳糜已敛，齿龈肿胀，大便通畅，谷丙转氨酶偏高。

龟鳖甲各15　竹叶6　生地15　苞须、平地木各30

何首乌15　黄连3　黑栀9　丹皮12

地骨皮15　麦冬9　银翘各9

七帖

八诊（2000年1月31日）：再次入院化疗，甫出院一周，纳谷已复，续治本病。

龟鳖甲[各]15　归9芪12　二地[各]15　菟丝30杜仲12
甜苁蓉15　潞参12　枸杞12　石龙芮15
何首乌15　黄精15　苞须15
十帖

九诊（2000年2月10日）：日来诸症平平都好，续主上方。

龟鳖甲[各]15　归9芪12　二地[各]15　菟丝、牡蛎[各]30
甜苁蓉15　潞参12　枸杞12　二冬[各]9
功劳叶9　黄精15　苞须15
十帖
……

十五诊（2000年6月9日）：发热三天，今热退，形寒，腰肢酸楚，纳少，胸脘不爽，舌根黄腻，脉滑数。

益元散15　苏梗12　桂枝9　生姜三片、大枣七枚
卷厚朴9　半夏9　豆蔻4.5　芩9连3
黑神曲9　柴胡9　苞须15
三帖

十六诊（2000年6月15日）：转方：纳谷已复，胸脘已舒，睡眠不熟辄喉咽红痛。

益元散15　枣仁9　生地15　茯苓、磁石[各]30
花龙骨15　潞参12　桔梗6　连翘9
淡竹叶6　柴胡9　苞须15
三帖
……

十八诊（2000年7月14日）：白细胞 2.2×10^9/L，症情稳定，能纳，神爽，脱发不多。

生鳖甲15　归9芪12　二地各15　菟丝、牡蛎各30
甜黄精15　枸杞12　女贞9　黑豆9
何首乌15　羊泉[①]15　苞须15
七帖
……

① 蜀羊泉。

卅一诊（2001年5月23日）：腰椎穿刺报告都好，形昏，神倦，咽轻红燎痛，能纳，便结秘，舌边薄润，脉细。

生鳖甲15　当归12　生地15　沙参、苇茅根各30
地骨皮15　丹皮12　黑栀9　百合12
西瓜翠15　连翘9　黄连3
十帖
……

八十四诊（2004年9月22日）：白血病六年于今，诸般都好，近日两耳后核结，按之隐痛，余无所苦，能纳，舌薄腻，脉细。

生鳖甲15　山甲9　二地各15　连翘、牡蛎各30
山慈菇9　归芪各12　玄参9　皂刺9
夏枯草9　土贝9　苞须15
十帖

八十五诊（2004年10月6日）：两耳后核结，右侧已消，左侧尚存，面赤烘热，大便二三日一解。

生鳖甲15　山甲9　二地各15　猫爪草、牡蛎各30
山慈菇9　归芪各12　玄参9　土贝、海藻各9
夏枯草9　皂刺9　苞须15
十帖

八十六诊（2004年10月20日）：两耳后核结已消，右后颈又起一枚，质软，不痛，舌红，苔薄黄腻，脉细。

生鳖甲15　山甲9　二地各15　猫爪草、连翘、牡蛎各30
山慈菇9　归芪各12　皂刺9　玄参、土贝各9
夏枯草9　海藻9　苞须15
十帖

八十七诊（2004年11月26）：颈耳核结已渐消小，无痛胀，能纳，神爽，舌红，苔薄黄，脉细。

生鳖甲15　山甲9　二地各15　连翘、牡蛎各30
甜苁蓉15　归芪各12　白蔹9　玄参、土贝各9
山慈菇9　二冬各9　苞须15
十四帖
随访至2021年，一切安好。

【按语】

急性淋巴细胞白血病，可由于正常造血细胞生成减少，导致感染、发热、出血和贫血，相当于中医学“血证”“温病”“虚劳”等疾病范畴；也可由于白血病细胞浸润导致肝、脾、淋巴结肿大及其他器官病变，在中医范畴又属于“瘰疬”“马刀”“侠瘿”等。瘿，賏，古颈际饰物，作贝，以状其在两颈人迎两侧胸前之疮。马刀，疮之如马刀，生于耳后耳下颈间。挟瘿，一作侠瘿。瘰疬，生于肩颈前后。瘤，背部督脉之疮。瘰疬小，马刀长，瘿瘤大。马刀、侠瘿为无疫性肿块，《金匮》血痹虚劳病篇“人年五六十，其病脉大者，痹夹背行，苦肠鸣，马刀侠瘿者，皆为劳得之”，可知此病本为虚劳所致。

卞师认为，此类虚损多属阴虚火旺，病程日久，因虚致实，炼液为痰，痰瘀互结所致，故主以三甲复脉汤与三才封髓丹之意，鳖甲、牡蛎既能滋阴潜阳，又可软坚散结，龟板、沙参、天冬、麦冬、枸杞、地黄等育养真阴，壮水之主，以制阳光，治其根本。

患者又有周体淋巴肿大，耳后颈部核起，坚硬成串，故以夏枯草、皂角刺、连翘、猫爪草、山慈姑、山甲等破瘀、化痰、散结。连翘《本经》主“鼠瘘瘰疬，痈肿恶疮，瘿瘤结热”，《药品化义》云“连翘总治三焦诸经之火……一切血结气聚，无不调达而通畅也”，更尤为疮家圣药。皂角刺长于搜风拔毒，祛痰消肿，有消散开导之能，用治痈肿疮毒瘰疬，痰核结块坚硬有良效。

当患者虚火较盛而出现口舌疳糜、齿龈咽喉红肿时，则用黄连解毒汤、清骨散之意互入药方。卞师认为，养阴有深浅层次之分，阴虚火旺之际，宜先主清养之剂，如枸杞、女贞、石龙芮、沙参；实证已罢，症情稳定，方可大补元阴，如苁蓉、熟地、首乌、阿胶之类。

另外值得一提的是，白血病之反复发热，或为本病症状，或为免疫力低下继发感染所致。患者经历多次发热，卞师时用麻杏石甘汤，时以柴胡桂枝汤，时为栀子豉汤，均在两三诊之内得瘥，彰显卞师辨证精准，灵活运用经方之深厚功底。

（陈文恬）

40. 养阴清热法治疗非霍奇金淋巴瘤虚损案

毛 ××　　男，55 岁。

初诊（2018 年 10 月 17 日）：非霍奇金淋巴瘤（B 细胞淋巴瘤），已经化疗，全血降低，头昏乏力，动则烦热，能纳饱胀，脉细涩，苔薄黄腻。

生龟板 15	归芪[各] 12	熟地 15	石龙芮、牡蛎[各] 30
甜苁蓉 15	枸杞 12	知柏[各] 9	天龙 9
何首乌 15	女贞 9	苞须 15	

十四帖

二诊（2018 年 10 月 31 日）：仍有饱胀，胃纳尚可，烂便日再行，动则烦热出汗，头昏乏力，全血降低，脉细涩，苔薄黄腻。

龟鳖甲[各]15　归芪[各]12　熟地15　石龙芮、牡蛎[各]30
甜苁蓉15　天龙9　知柏[各]9　丹栀[各]9
仙鹤草15　枸杞12　苞须15
龟胶、阿胶[各]4.5（另烊）
十四帖

三诊（2018年11月14日）：饱胀已松，能纳，血象渐渐恢复，白细胞仍低，精神体力都有好转，烦热出汗已少，脉细涩，苔薄黄腻。

龟鳖甲[各]15　归芪[各]12　熟地15　石龙芮、牡蛎[各]30
甜苁蓉15　枸杞12　二冬[各]9　知柏[各]9
山萸肉9　天龙9　苞须15
龟胶、阿胶[各]4.5（另烊）
十四帖

四诊（2018年11月28日）：白细胞 2.4×10^9/L。形神已振，烦热已少，头昏脚冷，能纳，食多仍有饱胀，大便通畅，脉细涩，苔薄黄腻。

龟鳖甲[各]15　当归12　二地[各]15　石龙芮、牡蛎[各]30
甜苁蓉15　二冬[各]9　枸杞9　萸肉9
地骨皮9　黄芪12　苞须15
龟胶、阿胶[各]4.5（另烊）
十四帖

五诊（2018年12月12日）：烦热汗出已少，精神体力都有好转，体重增加，饱胀已松，能纳，脉细涩，苔薄黄腻。

龟鳖甲[各]15　归芪[各]12　二地[各]15　石龙芮、牡蛎[各]30
甜苁蓉15　天龙9　茯苓12　萸肉9
骨皮子[①][各]9　女贞9　苞须15
龟胶、阿胶[各]4.5（另烊）
十四帖

① 地骨皮、枸杞子。

六诊（2018年12月26日）：前症都有好转，能纳，无饱胀，烦热汗出已少，两膝无力，脉细涩，苔薄腻。

龟鳖甲[各]15　归芪[各]12　二地[各]15　石龙芮、牡蛎[各]30
甜苁蓉15　地龙12　川膝12　枸杞12
生杜仲12　萸肉9　苞须15
龟胶、阿胶[各]4.5（另烊）
十四帖

七诊（2019年1月9日）：两足膝渐渐有力，烦热汗出已敛，皮肤燥痒，能纳，仍有饱胀，大便通畅，脉细涩。

龟鳖甲[各]15　归芪[各]12　二地[各]15　石龙芮、牡蛎[各]30
甜苁蓉15　枸杞12　枳实9　牛膝、杜仲[各]12
怀山药12　萸肉9　苞须15
龟胶、阿胶[各]4.5（另烊）
十四帖
……

十四诊（2019年5月15日）：前症都好，唯两足酸软，脉细涩，舌薄腻。

龟鳖甲[各]15　归芪[各]12　二地[各]15　石龙芮、山药、牡蛎[各]30
天麦冬[各]9　潞参12　石斛12　川膝、菟丝、杜仲[各]12
甜苁蓉15　萸肉9　苞须15
自加龟胶、阿胶[各]4.5（另烊）
十四帖

十五诊（2019年5月31日）：稍有心悸头昏，烧心，喉咽燥痒，咳嗽一两声，足膝酸软，脉细涩，舌中薄腻。

龟鳖甲[各]15　当归12　二地[各]15　沙参、牡蛎[各]30
甜苁蓉15　二冬[各]9　竹茹6　枇杷叶9
桑白皮9　石斛12　苞须15

自加龟胶、阿胶各4.5（另烊）

十四帖

【按语】

非霍奇金淋巴瘤是具有很强异质性的一组独立疾病的总称，为淋巴瘤的一种常见类型，近年有逐年增多的趋势，男性发病率高于女性，目前病因不明，或与病毒感染和免疫功能异常有关，其病变主要发生在淋巴结、脾脏、胸腺等淋巴器官。古代中医无现代医学检查，亦无非霍奇金淋巴瘤病名，按患者表现症状、体征、脉象、舌质舌苔等，属肾阴亏虚、虚阳浮越，故卞师采用大剂养阴填髓之品，补其五脏虚劳羸瘦。若无淋巴核起，不用破癥攻逐之药，免伤正气。患者前期仍有阴虚火旺之象，卞师主以知柏地黄丸、当归六黄汤、大补阴丸之意。干地黄，甘寒滋养阴血，治疗阴虚火旺，为补肾益阴要药；熟地黄，不仅滋阴养血，更能益肾填精，凡肾水干涸、阴血衰竭之证，熟地最宜；另用知母、黄柏、地骨皮、丹皮、栀子、仙鹤草清散虚热。后期烦热汗出已敛，可纯补真阴，肉苁蓉“养五脏，强阴，益精气”，而龟甲胶、阿胶皆为填精培益之首选。

对于肿瘤，卞师总是先按患者病情变化进行辨证，而后才出治疗方案，即便同属一种肿瘤，治疗方法也会因患者的病情表现不同而有所不同。

（王滢迪）

41. 阳和汤合四妙丸治疗足跟黑色素瘤阴疽案

宋××　　男，87岁。

初诊（2017年12月8日）：右脚后跟黑色素瘤，曾经溃破，今已收口，不冷，光脚不喜穿袜，两膝酸痛，夜尿频数，舌偏红，苔薄黄腻。

鹿角片 9　归芪各 12　熟地 15　蚕沙、连翘、米仁各 30
露蜂房 9　龟板 15　知柏各 9　全虫 3
蜀羊泉 15　川膝 12　苞须 15
十四帖

二诊（2017 年 12 月 22 日）：两膝酸痛较前减轻，动作较前轻松，夜尿频数，脉细涩，舌边淡，苔薄腻。

鹿角片 9　归芪各 12　肉桂 3　川膝、米仁、寄生各 30
甜苁蓉 15　龟板 15　熟地 15　全虫 3
生知柏各 9　鬼臼 9　苞须 15
十四帖

三诊（2018 年 1 月 26 日）：转方：右脚跟黑色素瘤又溃破出水，胃纳尚可。

鹿角片 9　当归 12　熟地 15　生芪、连翘各 30
露蜂房 9　龟板 15　肉桂 3　全虫 3
生知柏各 9　杜仲 12　苞须 15
十四帖

四诊（2018 年 2 月 9 日）：转方：溃破已敛，出水已收，瘤肿好像较前高突。

鹿角片 9　归芪各 12　熟地 15　蚕沙、米仁、川膝各 30
露蜂房 9　刺藜 9　知柏各 9　全虫、肉桂各 3
蜀羊泉 15　鬼臼 9　苞须 15
十四帖

五诊（2018 年 3 月 9 日）：转方：溃破已敛，出水已收，右膝疼痛两天，今已缓解。

鹿角片 9	当归 12	肉桂 3	生芪、川膝[各] 30
露蜂房 9	乌蛇 9	熟地 15	全虫、三七[各] 3
威灵仙 9	延胡 12	苞须 15	知柏[各] 9

十四帖

六诊（2018 年 4 月 13 日）：脚跟溃破已敛，已无滋水，表皮黑厚，右膝疼痛好多。

鹿角片 9	当归 12	肉桂 3	生芪、川膝、寄生[各] 30
露蜂房 9	乌蛇 9	熟地 15	全虫、三七[各] 3 蚕沙 12
威灵仙 9	延胡 12	苞须 15	知柏[各] 9

卅帖

七诊（2018 年 4 月 25 日）：转方：反反复复出水则表皮软和，收口则表皮坚硬隐痛。

鹿角片 9	当归 12	肉桂 3	生芪、蚕沙[各] 30
露蜂房 9	乌蛇 9	熟地 15	全蝎、三七[各] 3
生知柏[各] 9	乳香 9	苞须 15	

十帖

八诊（2018 年 5 月 25 日）：转方：前症平平都好，再用阳和汤加减。

4 月 25 日方

卅帖

九诊（2018 年 7 月 9 日）：仍有滋水，近来两天稍有出血，隐隐胀痛，脚肿，脉细涩，苔薄黄腻。

鹿角片 9	当归 12	肉桂 3	生芪、蚕沙、连翘[各] 30
露蜂房 9	乳香 9	熟地 15	全虫、三七、血竭[各] 3
鬼箭羽 9	知柏[各] 9	苞须 15	

十四帖

十诊（2018年7月23日）：脚肿已消，右脚跟黑色素瘤，隐隐胀痛，滋水不多，脉细涩，舌中根薄黄腻。

鹿角片9	当归12	肉桂3	生芪、蜀羊泉各30
露蜂房9	乳香9	熟地15	全虫、三七、血竭各3
生知柏各9	鬼臼9	苞须15	

十四帖

……

十八诊（2019年1月9日）：转方：脚跟溃破越来越大，红肿热痛，滋水不多，精神都好。

鹿角片9	乳香9	熟地15	当归、生芪、蒲公英各30
露蜂房9	连翘9	肉桂3	全虫、三七、血竭各3
草河车15	细辛3	苞须15	

廿一帖

……

廿一诊（2019年3月18日）：转方：溃破渐渐增大，脓水带血，疼痛。

鹿角片9	乳香9	肉桂3	当归、生芪、蒲公英各30
露蜂房9	鬼臼9	熟地15	全虫、三七、细辛各3
鬼箭羽15	血竭3	苞须15	

廿帖

廿二诊（2019年4月1日）：转方：上方用黄芪30，疼痛依旧，脓水带血，胃纳精神都好。

生黄芪120 当归、熟地、蒲公英各30

鹿角片9	乳香9	肉桂3	全虫、三七各3
露蜂房9	鬼臼9	细辛3	
鬼箭羽15	血竭3	苞须15	

廿一帖

该患者坚持服药一年半，黑色素瘤稍有扩大，复查未见转移。后于

2019年5月因年老体弱不幸摔倒，卧床半年，反复肺部感染，于当年10月最终不治。

【按语】

该患者为右脚后跟黑色素瘤，属于中医阴疽范畴，卞师用阳和汤合四妙丸法，寒温并用。方中鹿角片、肉桂、细辛、当归温通局部血液，《本经》细辛主“死肌”，肉桂为“诸药先聘通使”，走里入阴以化阳壅阴滞，是肉桂所主，凡阴滞而阳不足者皆可撰用。另用大剂量黄芪、蒲公英托毒排脓，按《本经》黄芪“主痈疽久败疮，排脓止痛”，蒲公英《本草衍义补遗》“化热毒，消恶肿结核”。患者流脓渍水较多时，卞师以四妙丸清热、利湿、排脓。《本经》薏苡仁“主筋急拘挛不可屈伸”，王孟英云多食薏苡仁堕胎，《金匮》薏苡附子败酱散、《千金》苇茎汤，两方并用薏苡仁，故卞师认为薏苡仁利湿化脓兼可破瘀。《本经》鬼臼“主杀蛊毒鬼疰精物，辟恶气不祥，逐邪，解百毒。”卞师曰：鬼臼能破瘀血，化痰结。乳香《本草纲目》“消痈疽诸毒”，以其创面溃破，红肿热痛，脓水不断，故以蒲公英、连翘、蜀羊泉、知柏等诸味互入并用，清热解毒，亦标本并治之法也。该患者服用卞师方药后，黑色素瘤得以控制，未见转移。

（王滢迪）

42. 峻补奇经法治疗骶椎软骨肉瘤案

文××　　女，15岁。

初诊（2020年7月6日）：骶椎软骨肉瘤，左髀腿膝脚跟疼痛，五月份化疗三次，仍吃止痛药，胃纳都好，二便通畅，脉弦紧涩，舌淡胖，苔薄腻。

鹿角片9　　当归12　　熟地15　　牛膝、灵仙、寄生各30

甜苁蓉 15　乌蛇 9　乳香 9　肉桂、全虫、细辛、三七[各]3
骨碎补 9　延胡 12　苞须 15
十四帖

二诊（2020 年 7 月 25 日）：右髀腿麻木或痛，脚踝脚跟痛，日以止痛药维持，大便较前畅利，能纳，舌淡胖，脉弦紧涩不去。

鹿角片 9　当归 15　熟地 15　牛膝、灵仙、仙茅[各]30
甜苁蓉 15　乌蛇 9　全蝎 9　肉桂、细辛、三七[各]3
川独活 9　延胡 15　苞须 15
鹿角胶、龟甲胶[各]4.5 烊冲
十四帖

三诊（2020 年 8 月 20 日）：骶骨痛已止，左髀腿痛亦减轻，麻，知觉不灵，继续化疗。

鹿角片 9　当归 15　熟地 15　川膝、杜仲、仙茅[各]30
甜苁蓉 15　乌蛇 9　全蝎 9　肉桂、细辛、血竭、三七[各]3
川独活 9　延胡 15　苞须 15
鹿角胶、龟甲胶[各]4.5 烊冲
十四帖

四诊（2020 年 9 月 9 日）：骶骨痛已止，左髀腿痛减轻，止痛药减量，时有耳鸣，胃纳都好，舌淡，苔薄黄腻，脉紧不去，继续化疗。

鹿角片 9　当归 15　熟地 15　牛膝、杜仲、仙茅[各]30
甜苁蓉 15　乌蛇 9　全虫 9　肉桂、细辛、血竭、三七[各]3
鬼箭羽 15　延胡 15　苞须 15
鹿角胶、龟甲胶[各]4.5 烊冲
廿一帖

五诊（2020 年 10 月 12 日）：疼痛减轻，止痛药减量，精神体力胃纳都好，脉紧细涩，舌淡，苔薄腻。

鹿角片 9　　当归 15　　熟地 15　　牛膝、杜仲、仙茅[各] 30
甜苁蓉 15　　地龙 12　　全虫 9　　肉桂、血竭、三七[各] 3
乌梢蛇 9　　乳香 9　　苞须 15　　穿山甲 9
鹿角胶、龟甲胶[各] 4.5 烊冲
卅帖

六诊（2020 年 11 月 27 日）：疼痛减轻，止痛药减量，可骑自行车。胃纳都好，二便通畅。脉紧细涩，舌淡，苔薄腻。

鹿角片 9　　当归 15　　熟地 15　　牛膝、杜仲、仙茅[各] 30
甜苁蓉 15　　乌蛇 9　　全虫 9　　肉桂、血竭、三七[各] 3
巴戟天 9　　乳香 9　　苞须 15　　穿山甲 9
鹿角胶、龟甲胶[各] 4.5 烊冲
卅帖

七诊（2021 年 1 月 25 日）：疼痛减轻，已能行走跳动，久坐仍有腰酸，大便三五日一行，硬结，胃纳都好。苔薄黄腻，脉紧细涩。

上方去乳香，加石斛 12
卅帖

八诊（2021 年 3 月 24 日）：反复住院化疗，化疗后连续鼻衄，较多，骶骨疼痛已止，活动无碍，胃纳不多，大便常结，脉紧细涩，苔薄黄腻。

鹿角片 9　　龟板 15　　熟地 15　　石龙芮、寄生[各] 30
甜苁蓉 15　　乌蛇 9　　石斛 12　　肉桂、全虫、三七[各] 3
仙鹤草 15　　丹栀[各] 9　　苞须 15　　穿山甲 9
阿胶、龟甲胶[各] 4.5 烊冲
卅帖

【按语】

骨肉瘤在中医古籍中归属“骨痹”“骨瘤”“石疽”等范畴，《中藏经·骨痹》：“骨痹者，乃嗜欲不节，伤于肾也。”《外科正宗·瘿瘤论》云："肾火郁遏，骨无荣养而为肿，曰骨瘤"，"忧恐损肾，致肾气弱而骨无荣养，遂生骨瘤"，阐明此病由肾气亏耗、禀赋不足引起。

此案患者腰骶骨、下肢麻痹疼痛，腰酸、耳鸣，乃骨髓生化无源，经筋失于濡养所致。卞师认为草石之药补肾犹感不足者，必用血肉有情峻补奇经，此法源自刘民叔先生。卞师仿效左归丸合龟鹿二仙丹，全方以通补奇经为主，活血破癥为辅，以鹿角、鹿角胶、龟甲胶等血肉有情填精补髓，峻补奇经，配以当归、熟地、肉桂、苁蓉、杜仲、巴戟等和营补血，润养奇经，佐以全蝎、乌蛇、山甲、血竭、乳香、骨碎补、延胡索等破癥通络，通调奇经。癥为血痹，非攻不散，然过用化瘀破血，反易耗伤正气，故攻补兼施方为上策，选用如鹿角温肾逐瘀、地黄化瘀填精、苁蓉补肾破癥、当归补血活血等疏补两施之药，以达养血不留瘀，祛瘀不伤正之功。另《本经》细辛主"百节拘挛，风湿痹痛，死肌"，肉桂"为诸药先聘通使"，可以温阳之力，推动诸药运行，活血止痛。

该患者母亲与姐姐均患乳腺癌，一家四口，三人重病，实属不幸。所幸经卞师治疗后，患者腰骶疼痛大有改善，可以停用止痛药，能行走跳动，甚至骑自行车，继续学校上课，堪为奇效。

（陈文恬）

43. 左胫骨横纹肌肉瘤阴疽阳痛案

王××　　男，24岁。

初诊（2019年6月10日）：左胫骨肿瘤已做活检，报告未出，局部红肿热痛，行走无碍，余无所苦，脉滑，舌淡胖，苔薄黄腻。

蒲公英15　山甲9　生地15　连翘、蚕沙各30

海桐皮15　僵蚕9　知柏各9　川膝、丹皮各12

全当归 12　全虫 3　苞须 15

七帖

二诊（2019 年 6 月 28 日）：左胫骨横纹肌肉瘤，高度恶变，左胫骨下端肿块大如馒头，红肿热痛，脉滑，苔薄黄腻。

山甲珠 9　当归 12　生地 15　蒲公英、连翘、蚕沙各 30

牡丹皮 12　地龙 12　知柏各 9　全虫 9

露蜂房 9　僵蚕 9　苞须 15

七帖

三诊（2019 年 7 月 10 日）：肿块好像小些，仍有红肿热痛。

山甲珠 9　当归 12　生地 15　白毛藤、蚕沙、连翘各 30

露蜂房 9　地龙 12　全虫 9　知柏、泽兰各 9

鬼箭羽 9　僵蚕 9　苞须 15

十四帖

四诊（2019 年 7 月 26 日）：肿块仍旧，按之较软，红肿热痛已罢，脉滑，舌中根薄黄腻。

山甲珠 9　当归 12　生地 15　白毛藤、蛤壳各 30

露蜂房 9　皂刺 9　全虫 9　鬼臼、南星各 9

鬼箭羽 9　刺藜 9　苞须 15

十四帖

五诊（2019 年 8 月 14 日）：红肿热痛已罢，肿块仍旧，脉滑，苔薄腻。

山甲珠 9　当归 12　生地 15　白毛藤、鬼臼各 30

露蜂房 9　南星 9　全虫 9　乳香、没药各 9

白僵蚕 9　皂刺 9　苞须 15

十四帖

六诊（2019 年 9 月 6 日）：肿块仍旧，按之较软，脉滑而紧，苔薄黄腻。

山甲珠 9　当归 12　熟地 15　白毛藤、蛤壳各 30
露蜂房 9　南星 9　乳香 9　全虫、鬼臼各 9
鬼箭羽 9　皂刺 9　苞须 15
十四帖

……

九诊（2019 年 10 月 25 日）：肿块按之仍痛，表面红肿发热，防其破溃。

山甲珠 9　当归 12　熟地 15　蒲公英、蛤壳各 30
露蜂房 9　皂刺 9　知柏各 9　全虫、乳香各 9
牡丹皮 12　南星 9　苞须 15
十四帖

十诊（2019 年 11 月 11 日）：表面潮红已退，按之仍烫，肿大仍旧，脉紧而涩，舌偏红，苔薄黄腻。

露蜂房 9　当归 12　皂刺 9　蒲公英、连翘、蛤壳各 30
制南星 9　地龙 12　熟地 15　全虫、乳香、山甲各 9
生知柏各 9　丹皮 12　苞须 15
十四帖

十一诊（2019 年 12 月 16 日）：肿块仍大，表面红肿，按之软，防其破溃不收。

山甲珠 9　当归 12　生地 15　紫黄地丁[①]、连翘、蛤壳各 30
露蜂房 9　南星 9　知柏各 9　全虫、乳香各 9
牡丹皮 12　皂刺 9　苞须 15
十四帖

十二诊（2019 年 12 月 30 日）：差不多，肿块表面红肿热痛，按

① 紫花地丁、黄花地丁。

之软，脉紧涩，舌红，苔薄黄腻。

鹿角片 9　山甲 9　熟地 15　紫黄地丁、连翘、蛤壳各 30

露蜂房 9　地龙 12　知柏各 9　全虫、乳香各 9

金银花 9　皂刺 9　苞须 15

十四帖

十三诊（2020 年 1 月 17 日）：肿块表面红肿热痛，按之软，可以推动。

紫黄地丁、连翘、蚕沙、米仁、蛤壳各 30

鹿角片 9　山甲 9　熟地 15　全虫、乳香各 9

露蜂房 9　地龙 12　知柏各 9

草河车 15　皂刺 9　苞须 15

十四帖

十四诊（2020 年 3 月 25 日）：两月未见，左胫骨肿瘤大了好多，表面破溃，潮红发热，脉紧涩，苔薄黄腻。

紫黄地丁、草河车、连翘、蚕沙各 30

鹿角片 9　当归 12　生地 15　丹皮 12

露蜂房 9　乳香 9　黄柏 9　全虫 3

山甲珠 9　地榆 15　苞须 15

十四帖

十五诊（2020 年 4 月 8 日）：破溃已收，表面红肿较减，肿块仍旧，很大，脉紧涩，苔薄黄腻。

生地、紫黄地丁、草河车、蚕沙、连翘各 30

鹿角片 9　当归 12　黄柏 9　全虫 3

露蜂房 9　乳香 9　丹皮 12　山甲 9

鬼馒头[①] 9　地榆 15　苞须 15

十四帖

① 薜荔。

十六诊（2020 年 4 月 24 日）：表面红肿热得减，破溃已收，肿块仍大，胃纳都好，大便通畅，脉紧涩，苔薄黄腻。

生地、紫黄地丁、草河车、蚕沙、米仁、连翘各30

鹿角片 9　当归 12　黄柏 9　山甲 9

露蜂房 9　乳香 9　胆星 9

牡丹皮 12　地榆 15　苞须 15

十四帖

十七诊（2020年5月8日）：肿块周围又较扩大，长此以往，总非好事。

蚕沙、米仁、连翘、生地、蒲公英各30

鹿角片 9　当归 12　熟地 15　胆星、山甲各9

露蜂房 9　乳香 9　白芥 9　地龙 12

鬼箭羽 15　鬼臼 9　苞须 15

十四帖

十八诊（2020 年 5 月 22 日）：越来越大，表面红紫热，高低不平，有点胀，不痛，脉紧而涩，舌边根薄黄腻。

生地、连翘、草河车、蜀羊泉各30

鹿角片 9　山甲 9　熟地 15　僵蚕、土贝各9

露蜂房 9　南星 9　地龙 12

南花粉 12　皂刺 9　苞须 15

十四帖

十九诊（2020 年 6 月 8 日）：越来越大，高低不平，表面红紫发热，破溃有小脓头，所幸胃纳都好，二便通畅，脉紧而涩，舌边根薄黄腻。

紫黄地丁、生地、连翘、蜀羊泉各30

鹿角片 9　山甲 9　熟地 15　僵蚕、刺藜各9

露蜂房 9　南星 9　地龙 12　丹皮 12

全当归 12　皂刺 9　苞须 15

十四帖

廿诊（2020年6月22日）：肿块表面小溃疡有脓头，稍有胀痛，肿块越来越大。

紫黄地丁、生地、莪术、蜀羊泉各30

鹿角片9	山甲9	熟地15	地龙、僵蚕、全虫各9
露蜂房9	皂刺9	乳香9	
鬼箭羽15	鬼臼9	苞须15	

另服六神丸十粒，每日三次

十四帖

廿一诊（2020年8月24日）：左下肢骨肿瘤，7月24日截肢术，创面未全愈合，有小脓点，饮食睡眠都好，二便通畅，脉紧细涩，舌中苔少，边根薄黄腻。

蜀羊泉15	当归12	生地15	蒲公英30
露蜂房9	地榆12	黄芪12	连翘9
忍冬藤9	黄柏9	苞须15	

十四帖

廿二诊（2020年10月12日）：创面愈合，已装假肢，今诸无所苦，饮食睡眠都好，脉紧而涩，苔薄腻。

山甲珠9	当归12	熟地15	白毛藤、蛤壳各30
露蜂房9	地龙12	皂刺9	全虫3
鬼箭羽9	胆星9	苞须15	

十四帖

……

廿四诊（2021年1月8日）：术后一切都好，预防为主。

山甲珠9	当归12	熟地15	寄生、蛤壳各30
露蜂房9	地龙12	皂刺9	全虫3
王不留9	南星9	苞须15	

十四帖

【按语】

横纹肌肉瘤是来源于骨骼肌细胞的恶性肿瘤，是儿童软组织肉瘤中最常见的类型，男性较多，恶性程度高，受累组织及器官广泛，病变早期即可经血液循环及淋巴系统远处转移，目前西医的主要治疗手段包括手术及放化疗。

此患者年甫廿四，不幸罹患此病，左侧胫骨肿块大如馒头。初期以红肿热痛为主，此为阳痈。后期肿块越来越大，表面红紫发热，破溃有小脓头，此则为阳痈与阴疽并存（治疗前后对照图见文末彩图 3）。卞师强调整体辨证与局部辨证当参合，此案整体为阴疽，局部为阳痈，故治以阳和汤合仙方活命饮加减，温阳化瘀，清热解毒，并参入山甲、蜂房、全蝎、地龙等大队虫类药搜剔破血。卞师常用鬼馒头、鬼箭羽治疗恶性肿瘤，《本经》鬼臼“味辛温，主杀蛊毒鬼疰精物，辟恶气不详，逐邪，解百毒”，盖取其化瘀行血、消癥破瘕之功；鬼箭羽即卫矛，“味苦寒，主女子崩中下血……除邪，杀鬼毒蛊疰”，专散恶血。阳和汤出自《外科证治全生集》，主治骨槽风、流注、阴疽、脱骨疽、鹤膝风、乳岩、结核、石疽、贴骨疽及漫肿无头、平塌白陷、一切阴凝等证，方中麻黄“破癥坚积聚”，鹿角“主恶疮痈肿，逐邪恶气，留血在阴中”，生地“主折跌绝筋伤中，逐血痹，填骨髓”，皆破血化瘀之品。仙方活命饮出自薛立斋《校注妇人良方》，治一切疮疡，未成者即散，已成者即溃，又止痛消毒之良剂也。

卞师常言，肿瘤晚期诸症，中医古籍虽无记载，但当确有其病，可从后世《刘涓子鬼遗方》《卫济宝书》《外科正宗》《外科全生集》等外科著作中寻求，诸如岩瘤、失荣，甚或部分痈疽，其症状描叙与现代恶性肿瘤或部分肿瘤翻疮溃烂相类似。

本病原属难治之疾，经卞师调治一年余。惜该患者病久势沉，又逢“新冠肺炎疫情”停药两月，仍以西医截肢为治。

（徐立思）

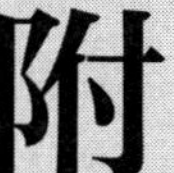

吾师卞嵩京先生①

陈文恬

编者按：上海中医药大学是中华人民共和国第一批建立的现代中医药高等学府之一，常年招收来自世界各地来华学习中医的留学生。经过在中国的一系列学习，他们当中不乏妙手岐黄、回春有术之人，成为中医海外传播和推广的信使。本期我们推出一篇留学生求学中医记，通过他们的视野了解他们对中医的追求和信念。

能够跟老师，是我在中国遇到最美好的事。老师姓卞，名嵩京，这名字是师公改的，以嵩者高也，京者大也，意思希望他的学生将来能像嵩山一样高大，像京城那么宽广宏伟。

还记得初学中医，茫茫浩瀚的历朝中医书籍，遍地开花的现代学术流派，各式各样的学术观点、辨证思维和风格，我仿若迷失于汪洋的一片孤帆，何处才能靠岸？每次假期回国，总感无颜面对江东父老，亲戚将手一伸请我诊脉，把症状叙述一番请我处方，其西医学上的病理改变、诊断标准、用药等我都了然于胸，但是内心深处对所处中药方子没有半点自信，一再地诊病挫败，实在愧为一名中医学子。究竟是用药时间不够长？辨证错误？病人本身问题？亦或是中医确实无效？临证如堕迷雾深渊，何方才是出口？没有老师，孤独在漫长的学医道路上，且处处是障碍阻挡，将是何其艰苦。

而遇见老师的经历说来有点武侠小说的意思。八年前的一天，偶然去朋友宿舍，在众多书籍中偶然淘出几本小楷毛笔字写的书，虽然是复印的，仍然看得出字迹非常优美，笔笔苍劲有力，里头或详解《神农本草经》，或讨论张仲景原文，或针对癌症、咳嗽等病种作

① 刊载于2019年6月14日《上海中医药报》第12版。

解析，仿佛打开一道大门，我更似发现山洞里的武功秘籍般紧紧追问朋友那本书的来源，顺藤摸瓜地找到了卞老师。

就这样，今年是我跟着卞老师学习的第八个年头了。

每周一、三、五的清晨七点半，泡好的茶在腾腾冒烟，红色的印泥、病史纸、脉枕、浆糊等各就各位。凌晨过来排队的病人已经把病历本摆好在案上，一本本排好队像上周会的学生。于是我把钢笔的墨水都吸足了，看来又会是忙碌的一天。这时老师笑呵呵地走进来，例常从公事包里掏出医生的印章和一根象牙制的筷子，今天老师额外给我带了份礼物——是老师亲手用毛笔抄写的《心经》。好美！那些看起来提笔轻轻划过的尖峰，实际上力透纸背，只不过是笔锋换了角度。这还是一个学书法多年的师兄告诉我的，难怪我怎么写都不像。

这时候病人已经迫不及待坐在边上，伸出手置在脉枕上。就这样一天的门诊就开始了。问完诊，老师指着病历本让我写。"心悸，惊恐，夜寐不安，胃纳较差……龙骨齿、枣仁、麦冬……"老师咕哝咕哝用上海话念，我就逐字逐句写下来。老师就是这样一遍遍让我听写病历，把中医学的基础一砖一瓦稳妥地砌进脑子里，望我日后成为一栋中医界高楼。这便是清代名医陈修园所说："救一医便救千万医，救千万医便救天下后世无量恒河沙数人耳。"从晚期癌症、红斑狼疮、肝脓肿、肠梗阻、溃疡性结肠炎、急性脑膜炎、变应性血管炎等疑难重症，到小儿感冒、失眠、心悸等小病，自附子、麻黄、石膏到黑丑、甘遂、大戟等，在卞师的指挥下举重若轻，疾病谱之宽广，有效案例之多，让我跟诊多年仍感学有不足。

我手上的钢笔是老师送的。坐在老师旁边，每一笔都要很用心。有时字写得太丑，老师就把笔接过来写一个给我看，我依样画葫芦，老师就点头笑说："摆正就好看啦！"曾经我不解为什么非要把字写得好看，可不是？都是电脑打字的年代了，就像考卷上字写得再漂亮也不会加分的。老师很认真地告诫我，当中医就是卖张药方子，卖给人的东西就要写得好看，病人见你字写得漂亮，心底也会多少升起敬意。写字也是修心，除了要细心观察笔画结构，还要耐下性子练笔。但当医生又怎么可以不细心呢？一个小细节，往往就是治病的关键。还记得一次自己治疗一胃痛多年的亲戚，反复不能好，补之胀滞，消之复又嘈杂，再请示老师，老师说："那用小建中的方法，加饴糖。"果然一味饴糖加上，疗效立竿见影，就差了这么一个细节。

作为老师的学生，我的家人也深深地受到照顾。母亲备受类风湿关节炎折磨多年，每一处关节日夜掣痛锥心，动作不利，又是形寒恶风，也常烦热出汗，在马来西亚遍寻名医皆束手，当地中医用了附子，却使得母亲更辛苦，幸得卞师疏方遣药，即大乌头煎加桂枝芍药知母汤，全方不过十几味药，服药以来，母亲如同重获新生，在没有任何西药辅助下，现疼痛基本不发，可以自由活动，方知附子与乌头虽同科属但不尽相同，一则守而不走，温肾阳最宜，一则善走肢节而不守，如《本经》内所言"主中风恶风洗洗，出汗，除寒湿痹"。四年前，父亲因钩端螺旋体感染而继发重症肝炎，当时西医仍未明确病因无法用药，而转氨酶数值已飙高逾1 000IU/L，只得建议肝移植，当时他面目黄疸，尿赤，纳差，脉滑数，老师方用了三仁汤合茵陈蒿汤，服药隔日转氨酶即下降一半，服药三四日转氨酶恢复正常。卞师妙手回春，救我父母一命，大恩大德，没齿难忘。

如今，我领着奖学金继续深造，跟师的这几年，课本上的知识都已不是文字，是一个个活灵活现的病人；中药方剂学中的主治功效都不需怎么背诵，皆是老师嘴里一句句的上海话，是病历本上真实的方药。不仅如此，从理论到临床，再到与病人相处之道，我都从卞师举手投足之间学习良多。面对被疾病折磨得愁眉不展的病人时，老师常常陪他们聊天、说故事、讲笑话，诊室常常传来我们一众人的笑声，许多患者都说就来这里笑一笑，药还没吃，痛苦已减少一半，原来在无形中患者就已服下一剂快乐的心药。

还记得去年冬天，来到门诊发现老师鼻音很重，才知道老师昨晚受寒感冒了，我问老师为什么不休诊呢？老师笑说还可以撑撑。我摸了老师的脉还是浮紧的，老师就说"对呀，不然就不会吃麻黄了”，还说昨晚把《汤液经解》的不可发汗篇写完了，我问老师怎么感冒还在写书，老师说不然也无事可做，还是写书自在，老师随即看了一眼桌上的病历本，又要加号到四十多号了，再不加紧看诊，又要占用下午看诊医生的时间了。此时抄方的人已经感到头昏，而感冒的老师却仍在和病人谈笑风生，这样的魄力实在让我既佩服又感动。

门诊辛苦了一个早上，老师带我们一众徒弟穿街走巷，吃各种美味的食物作为慰劳。一次拐进小路上一间窄窄的店，里头竟有全上海最软糯好吃的汤团。当我还以为小笼包都要到城隍庙去吃时，老师却带大家走进另外一个上海老店，一颗颗小笼包冒着蒸汽，皮薄得隐隐透出里面的肉汁。怎么吃也是老师教的，先咬破一个口，吮吸肉汁，再慢慢把整个嚼进嘴里，过程像一场华丽的仪式，肉团很嫩，汁液鲜甜浓厚。老师还常带我们去吃黄鱼面，浓浓的白汤是鱼骨真材实料熬出来的，也是整碗面的灵魂所在，配上自己腌制的雪菜和舟山的小黄鱼，一碗下肚，齿颊留香，去了几回都吃不厌，才知道这些餐馆是只有老上海人才懂的觅食处。

老师的家对我而言就是个小小博物馆。老师爱山水画，屋子里高挂着好友谢稚柳画的墨染荷花、水墨山水和高式熊的书法。老师喜欢古玩，玻璃橱里是一个个紫砂壶，还有各种翡翠、鸡血石、羊脂白玉，老师一个个放在手里把玩，教我怎么鉴赏。还有老师私藏多年的中药老货，都是现在天价的牛黄、麝香、羚羊角等。我像小孩一样东看看西摸摸。老师送了我和师姐各一把货真价实的檀香扇，那是老师收了三十年的老货，放在抽屉里的几年来香味从没减退，反而连抽屉里的东西都渗有淡淡的檀香味。

能够跟着老师学习，直接汲取老师几十年来的临床经验已经是很幸福的事，老师还总给我这异乡人一种家的温暖，我深深知道这恩惠，一辈子都没办法回报。我不能永远留在上海侍诊学习，人的寿命也是有限的，老师就常对我叮嘱，往后他不在了，对《伤寒论》有问题，就往他写的《汤液经解》里去寻求答案。每念及于此，我都忍不住湿了眼眶。现在我能够独立看诊，运用中医中药治疗疾病，成为真正的中医，全是老师的功劳。自《神农本草经》、《伊尹汤液经》、王叔和《脉经》，到张仲景《伤寒》《金匮》，由太师祖廖季平先生、师公刘民叔先生到卞老师，这一代代的学术传承、治学精神、理论思维，在现世中医界中是如此难能可贵。纵观历史上中医的传承，历来有守和变两种。太师祖廖季平一生经学思想六变，故晚号“六译老人”，师公一生医学思想三变，少年时在明清，中年追随廖师，专宗《内经》，迨五十以后始跳出《内经》圈子，直溯汉魏以上古医经，追求真理，日臻完善。刘师公是近百年来的中医经方汤液派的一代宗师，卞师是师公的关门弟子、主要传人。师公学术思想仰之弥高，钻之弥坚。卞师晚年学术医风已经开始打开师公的框架，在继承师公的医术上有所发展，而卞师始终抱着虔诚的态度，穷毕生精力研究师祖刘民叔先生的医学思想。师祖曾说，学生当在老师的基础上更进一步。卞师尝说，医学创新是对的，在旧的基础上创新，先有继承，才能创新，但不是为创新而创新。刘师医学主要在传承的基础上有所创新，而不是有意的标新立异，而在传承上更有发展。现在有些主张创新的人，以西医的检测、药理分析来作中医诊断治疗依据，其实并不真正懂得中医，深望他的学生在他基础之上更有发展和提高。卞师在其从医六十余年中，能做到守，他倾其毕生所做的就是传承，卞师守住了刘门医派的气息和血脉，守住了敦品励学，守住了德艺双馨，海上医坛将永远流溢刘门经方汤液派的医学芬芳并长青不谢。

能拜在老师的门下是我最大的荣幸，老师是扶持我学会飞的初始，更是我持续翱翔苍穹的力量。从写好方块字开始，到中医学、待人处事、中国文化等等，就连舌尖上的中华美食都是老师一点一滴影响着我。我们马来西亚华人常常以人在异乡，却仍保留完整的中华文化而自傲，长大回到中国这片土地上，遇见老师，在老师垂垂欲老的身影里，我仿佛寻回根系，看到遥远的祖先，那早已模糊的血缘。于是，我看见的不是一个人，是博大精深、源远流长的中华文明，是一座岿巍的嵩山，是一座丰硕的京城，他就是吾师卞嵩京先生。

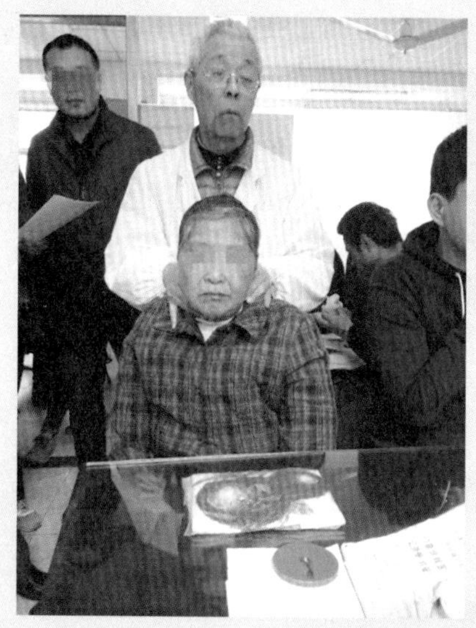

先生为缺失双臂患者用人迎脉诊法

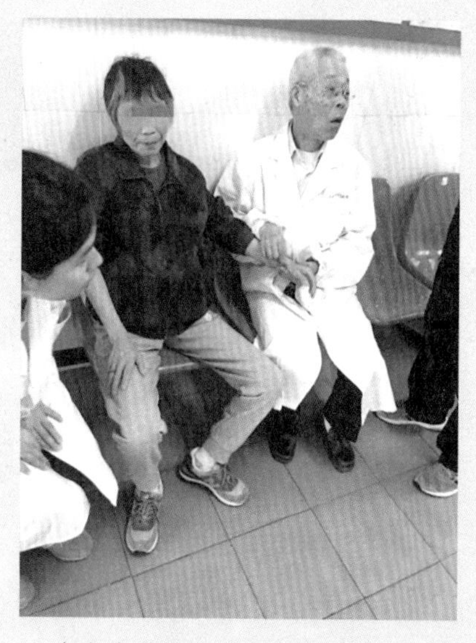

先生为卵巢癌臌胀患者下楼诊脉

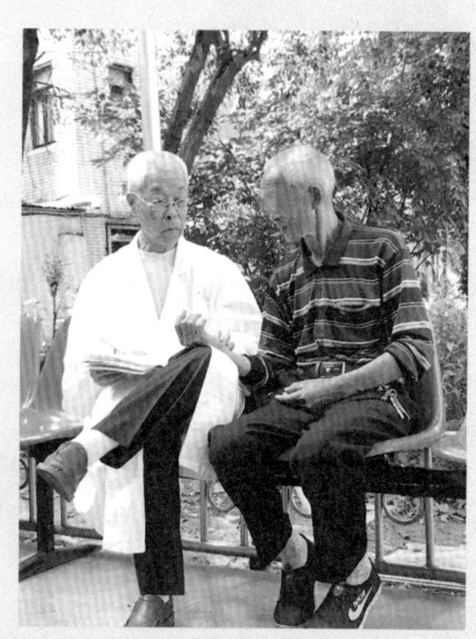

先生为重症患者下楼诊脉

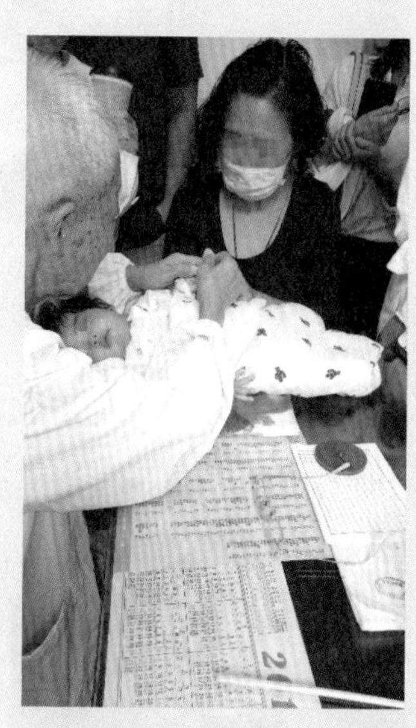

先生诊治襁褓患儿

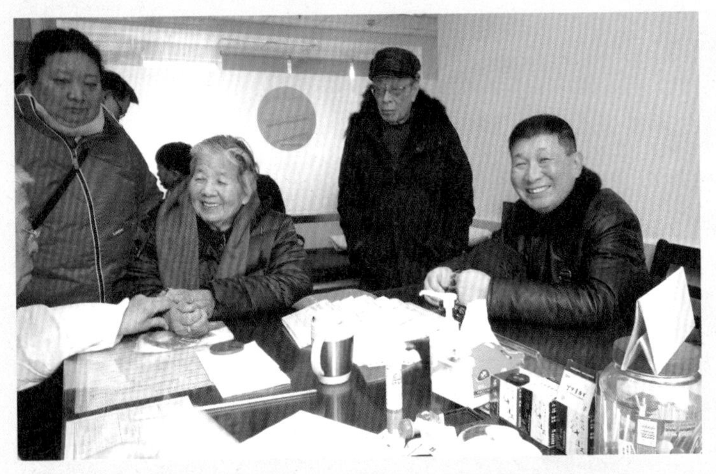

先生为师祖刘民叔先生孙媳诊治
右一为师祖曾孙刘成德，左一为师祖曾孙女刘成红

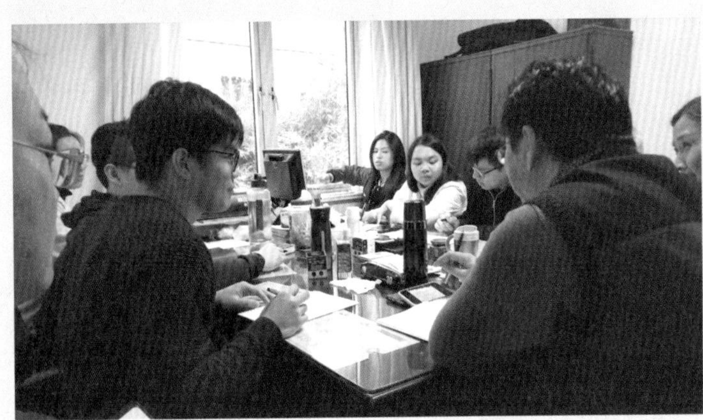

门诊弟子众多

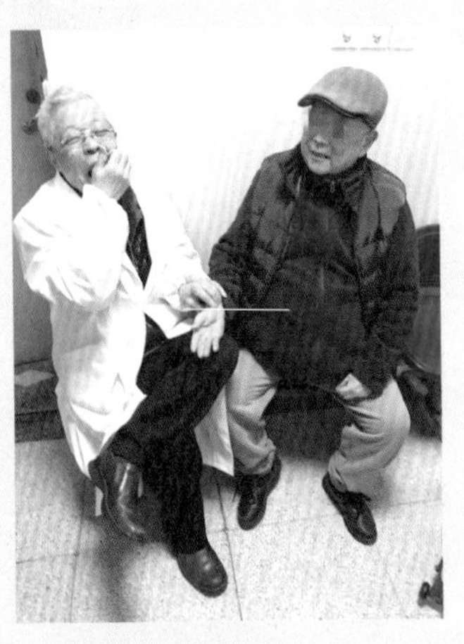

门诊时谈笑风生
（结肠癌肝转移并发黄疸案）

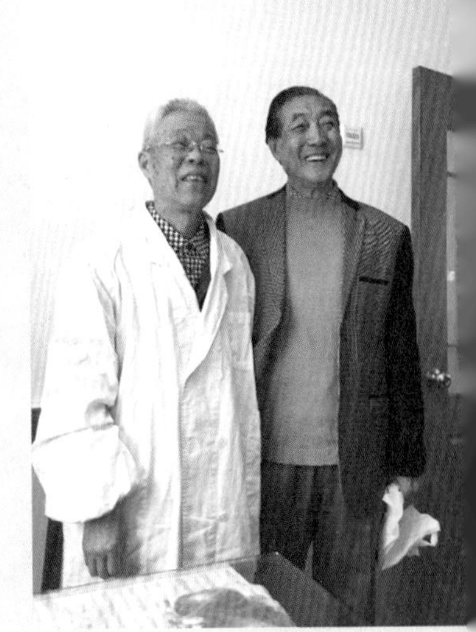

先生与刘门师兄杨文乾合影

汤液家

中醫卞嵩京

劉民叔題

刘民叔先生题字

汤液家

中醫卞嵩京

謝稚柳

谢稚柳先生题字

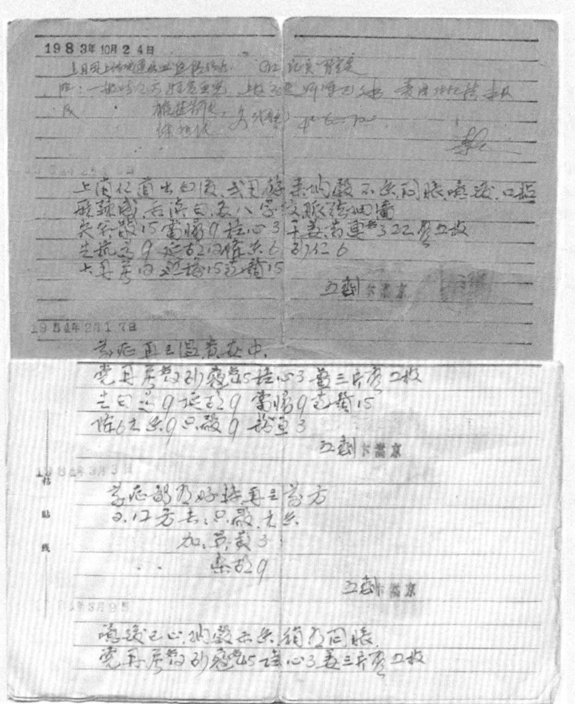

先生门诊手迹（上消化道出血）

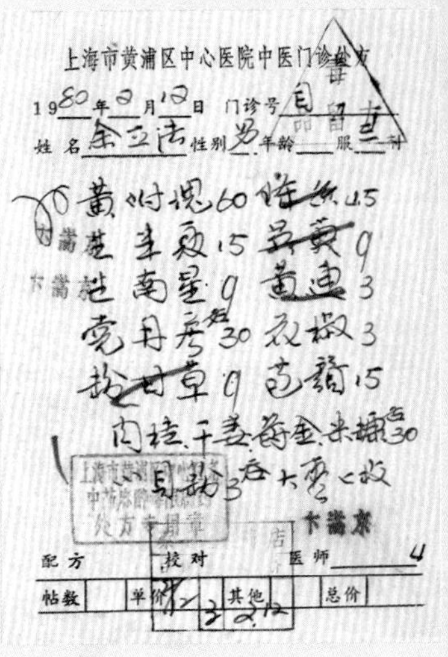

先生处方

（大剂温药治疗食管癌）

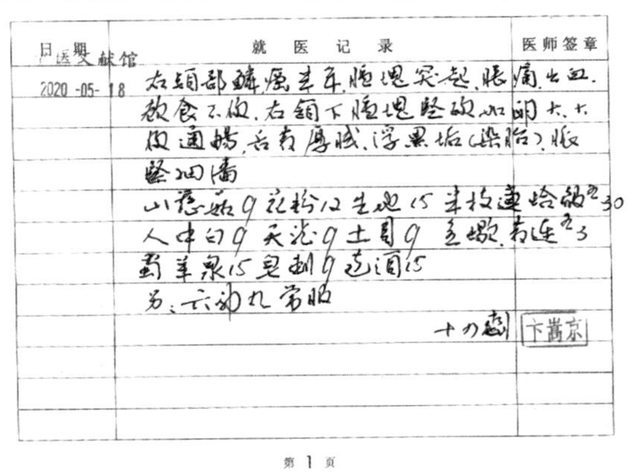

先生门诊手迹（右颊鳞癌）

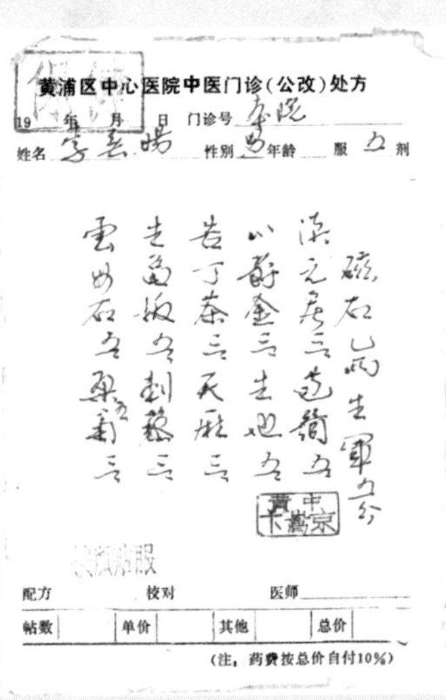

先生处方

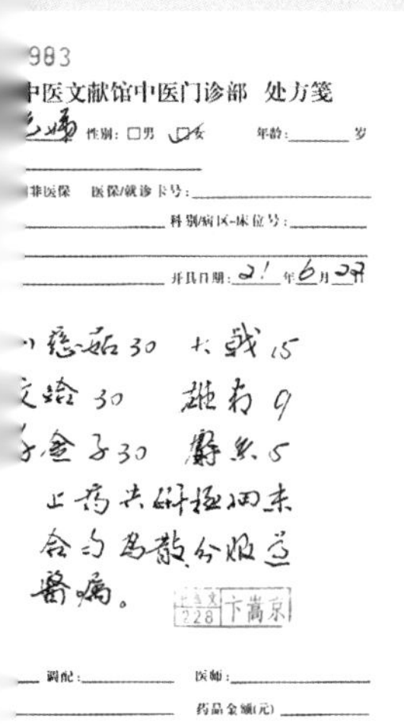

中医文献馆中医门诊部 处方笺

性别：□男 □女 年龄：______岁

非医保 医保/就诊卡号：

科别/病区-床位号：

开具日期：21年6月27

上药共研极细末 合匀为散分服适量服。

调配： 医师：

药品金额(元)

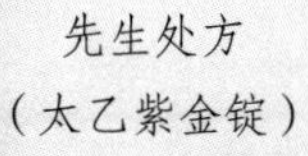

先生处方

（太乙紫金锭）

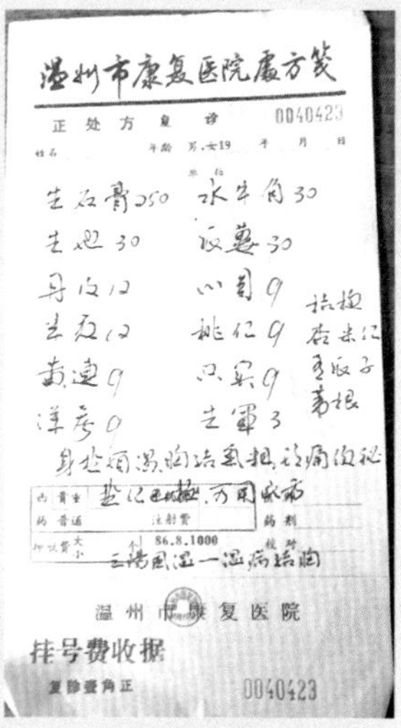

温州市康复医院處方笺

正处方 复诊 0040423

生石膏250 水牛角30

挂号费收据

复诊壹角正 0040423

先生处方

（大剂石膏治疗三阳风温）

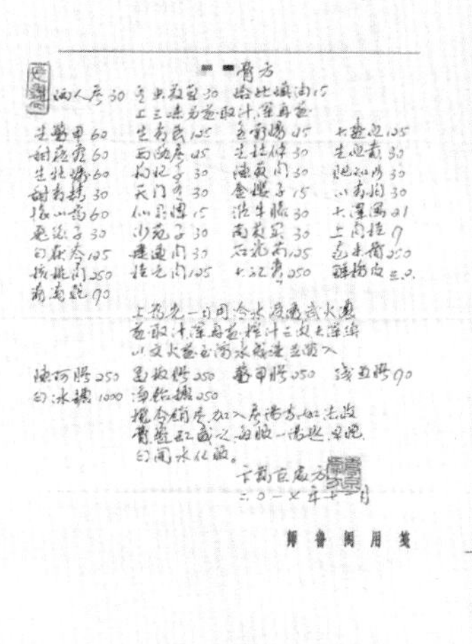

膏方

师鲁阁用笺

先生膏方笺

（膏方治疗虚劳腰酸案）

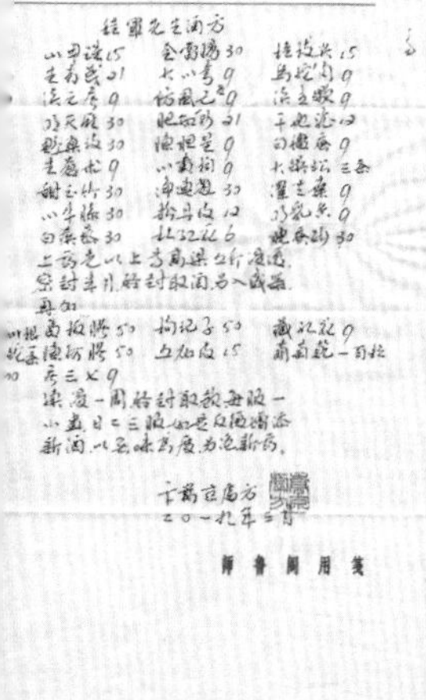

师鲁阁用笺

先生酒方笺

（治疗类风湿关节炎）

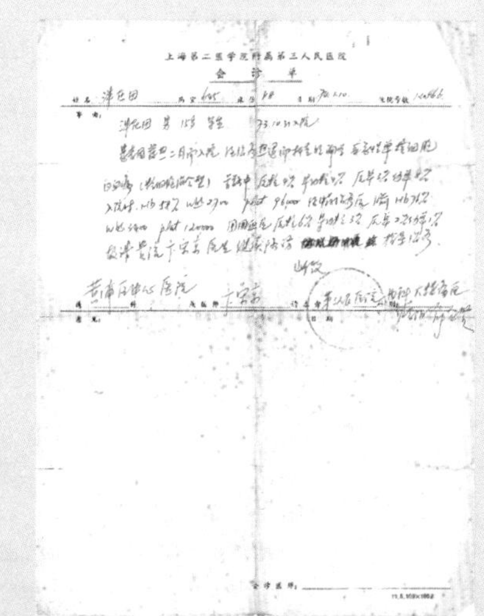

上海第二医学院附属第三人民医院

会诊单

仁济医院会诊单

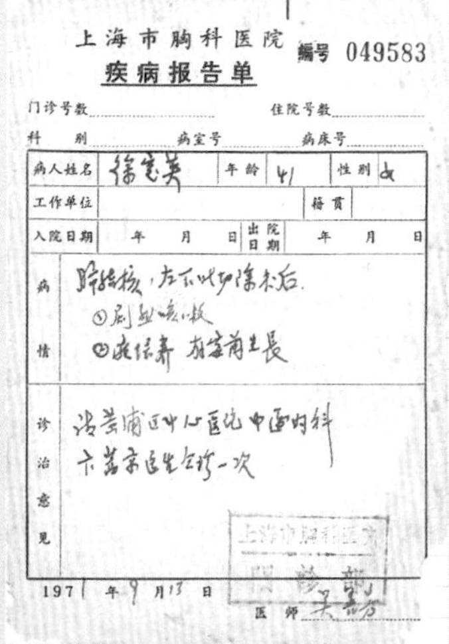

上海市胸科医院

疾病报告单

编号 049583

门诊号数 住院号数

科别 病室号 病床号

病人姓名		年龄	41	性别	女
工作单位				籍贯	
入院日期	年 月 日	出院日期		年 月 日	

病情

诊治意见

197 年9月13日

医师

胸科医院会诊单

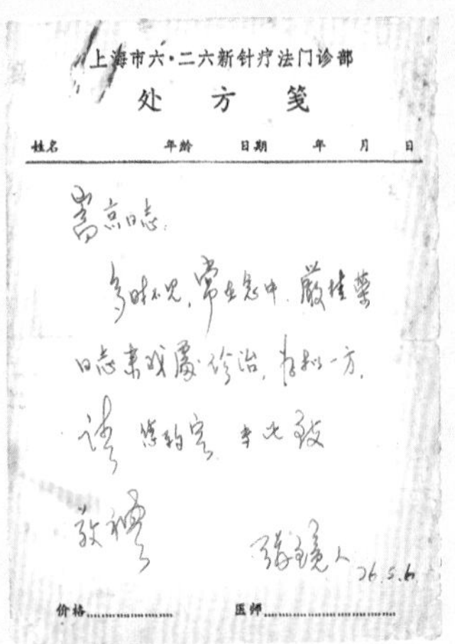

上海市六·二六新针疗法门诊部

处方笺

姓名 年龄 日期 年 月 日

嵩京同志：

多时未见，常在念中。严佳艺同志来我处诊治，书拟一方，请您斟酌。专此致

敬礼

张镜人 76.5.6

价格 医师

张镜人先生手函

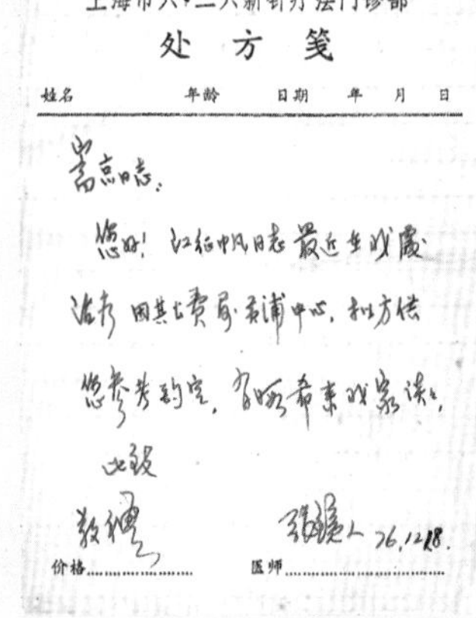

上海市六·二六新针疗法门诊部

处方笺

姓名 年龄 日期 年 月 日

嵩京同志：

您好！江拓中同志最近在我处治疗，因其工作在黄浦中心，拟方请您参考斟酌，嘱咐来我处联系。

此致

敬礼

张镜人 76.12.18

价格 医师

张镜人先生手函

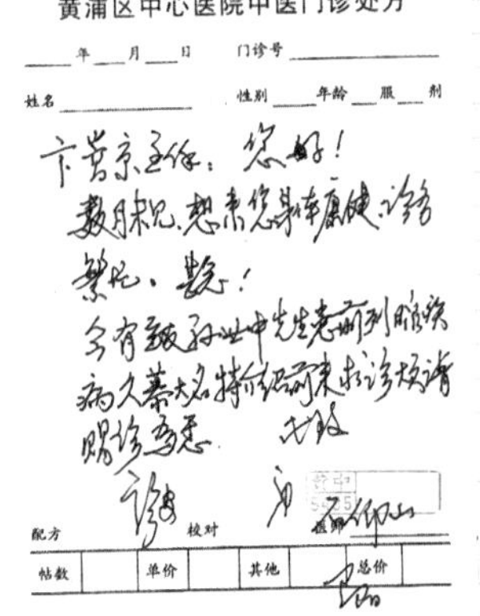

黄浦区中心医院中医门诊处方

年 月 日 门诊号

姓名 性别 年龄 服 剂

卞嵩京医师：您好！

数月未见，想来您身体康健，诊务繁忙，敬颂！

此致

敬礼

石仰山

配方 校对

帖数 单价 其他 总价

石仰山先生手函

上海市中医文献馆

老中医门诊部处方笺

地址：瑞金二路154弄内 电话：372603 门诊号：

姓名 性别 年令 1985年12月9日

卞嵩京兄

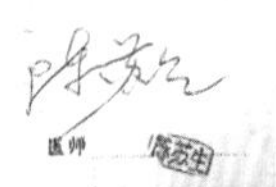

即致

敬礼

陈苏生

医师

陈苏生先生手函

上海市北站医院处方笺

病人地址 门诊住院号

姓名 性别 男 女 年龄 19 年 月 日

嵩京医师：一年多不见 你好

此致

敬礼

程国树 4.16

药师或调剂员 医师

药价 材料费

注射费 却瓶费

程国树先生手函

（上海中医专门学校第11届毕业生，民国时上海中医院创始人兼院长）

上海市胸科医院

地址：淮海西路241号 电话：522420

卞嵩京大夫：

你好！

敬礼

吴善芳 83-7-21

吴善芳先生手函

（上海市胸科医院胸外科主任，著名胸外科专家）

第四届中国当代名医集萃活动在省城隆重举行

为了振兴中医中药，广泛宣传、团结中医界享有盛名的一代名流。根据广大患者的要求，今年特邀请了20位全国著名中医专家。他们有的是中央领导的保健医、有的是名医世家，有的是斐声国内外的教授。

中国当代名医名单：

董建华 全国人大常委、中央领导保健医、专家专治：胃肠病

赵绍琴 全国政协委员、中央领导保健医、三代御医、教授
专治：心、肺、肾疾病

焦树德 中日友好医院、中央领导保健医、教授
专治：疑难杂症、痹症、心、肾病

印会河 中日友好医院、中央领导保健医、教授
专治：中医内科

刘弼臣 北京中医学院、教授 著名小儿王

武泽民 中日友好医院、中央领导保健医、教授
专治：心、脑血管、糖尿病

吴静芳 北京中医医院教授
专治：肠胃病、妇科

张吉 北京中医学院针灸教授
专治：偏瘫、神经内科

刘兴志 北京中医学院教授
专治：胆、肾结石、肾病、疑难杂病

康廷培 北京中医学院教授
专治：高血压、冠心病、肠胃溃疡

刘燕华 北京中医学院教授 刘渡舟之女
专治：中医内科妇科

张铁忠 中日友好医院教授
专治：呼吸、消化、心血管、糖尿病

李文澜 辽宁中医学院院长、教授
专治：呼吸、消化、肾病

卞嵩京 上海黄浦医院、中医专家
专治：脾、肝、胆、疑难杂症、晚期癌症

黄海波 呼市北方中医研究所、中医专家
专治：肾病、男性病

王荣华 男科专家

张泽全 糖尿病针灸专家

袁学良 皮肤科专家

王英英 心血管、呼吸专家

门诊时间：1992年7月20—7月29日

门诊地点：山西省煤炭中心医院（太原坞城路学府街33号，从五一广场乘3路电车到山西大学下车，再乘39路汽车即到）。

联系人：田铁军 电话：741247 773936

门诊挂号：7月17日开始；

挂号地点：山西煤炭中心医院门诊楼

山西煤管局医务所（并州路39号）山西煤炭医院中医门诊（双塔西街10号南城防疫站对面）

主办单位：山西煤炭中心医院

山西青年报社

参加第四届中国当代名医诊疗活动

1992年7月15日《山西日报》第5版

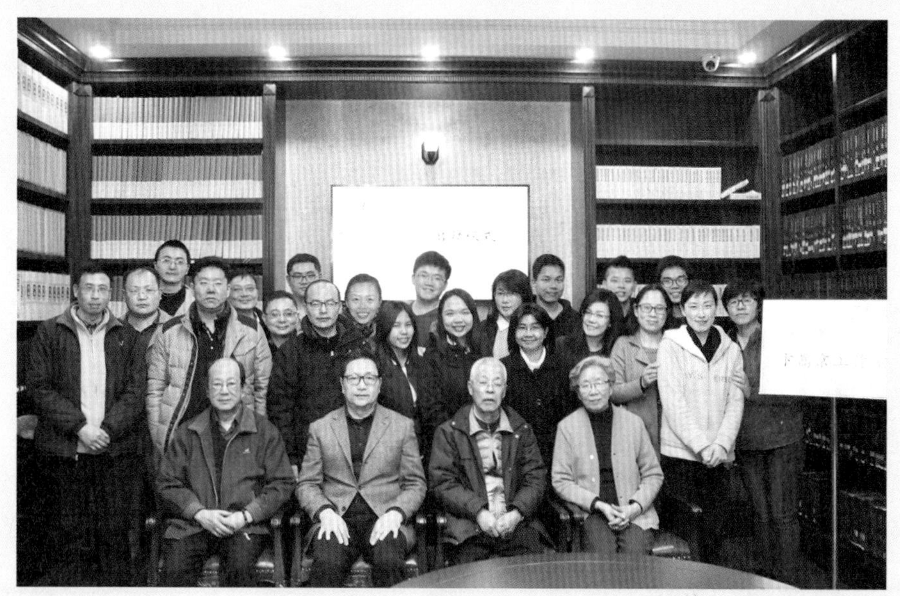

2016年3月成立上海市中医文献馆卞嵩京工作室

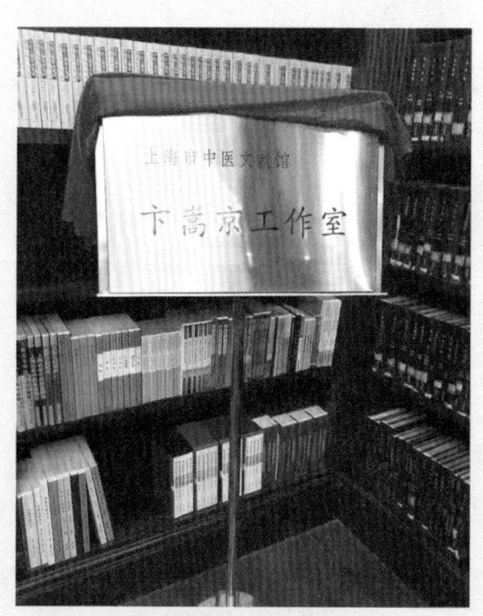

上海市中医文献馆
卞嵩京工作室匾牌

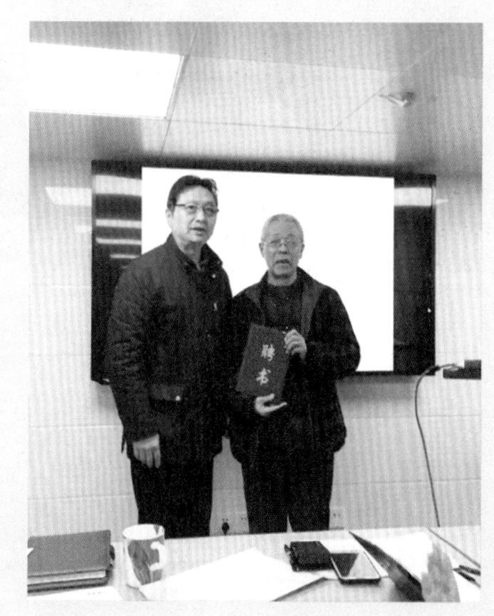

2016年被聘为上海市中医文献馆客座研究员

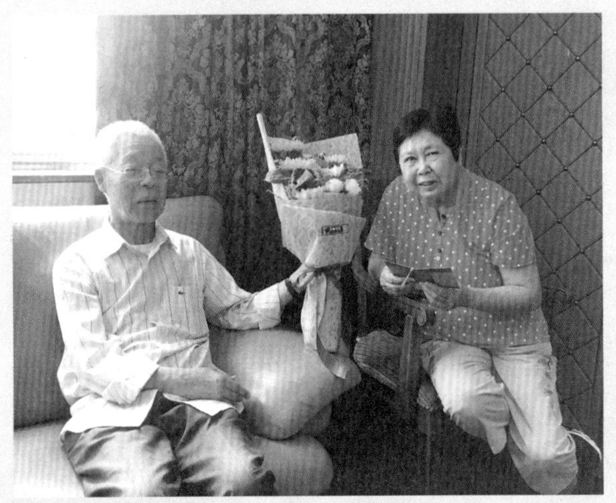

先生与师母赵毓英女士

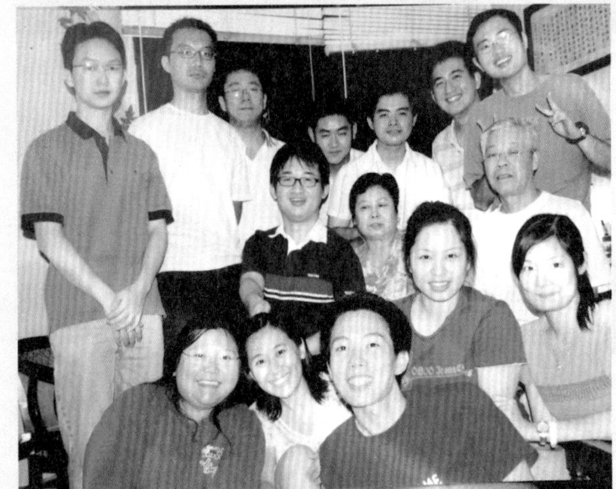

先生、师母与众弟子合影

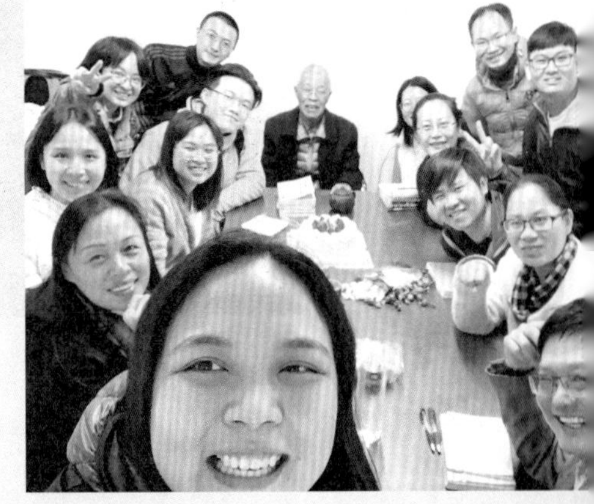

2018 年 11 月周六授课，众弟子祝先生八十寿

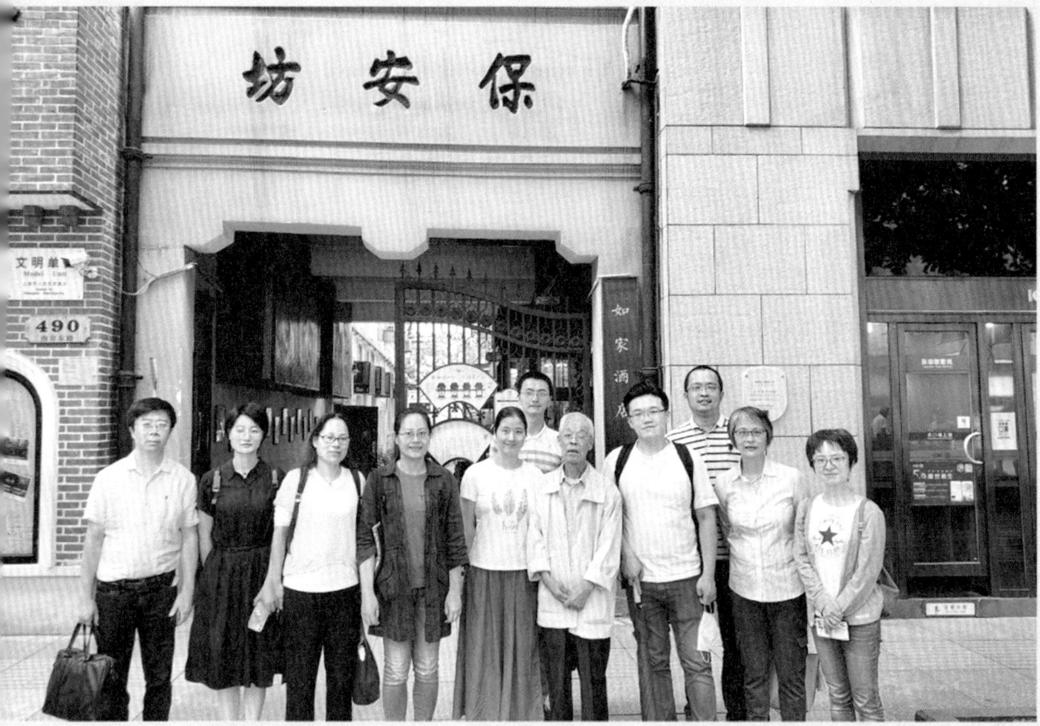

2020 年 6 月先生率门弟子至保安坊师祖故居寻根

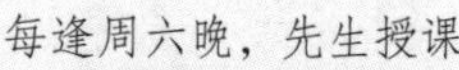

每逢周六晚，先生授课

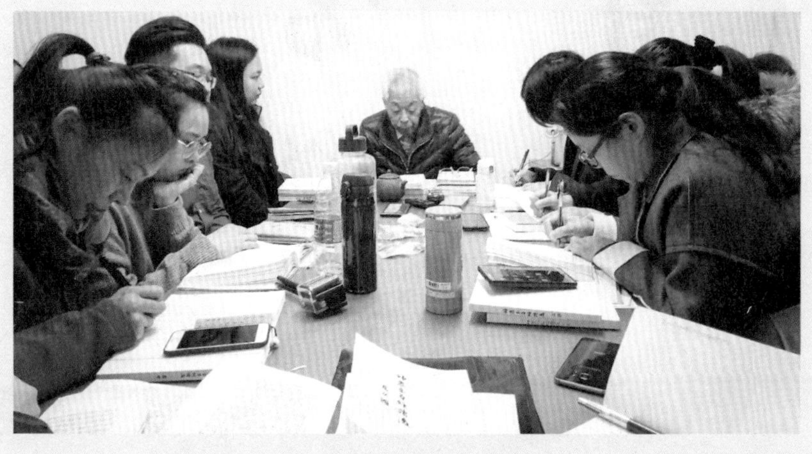

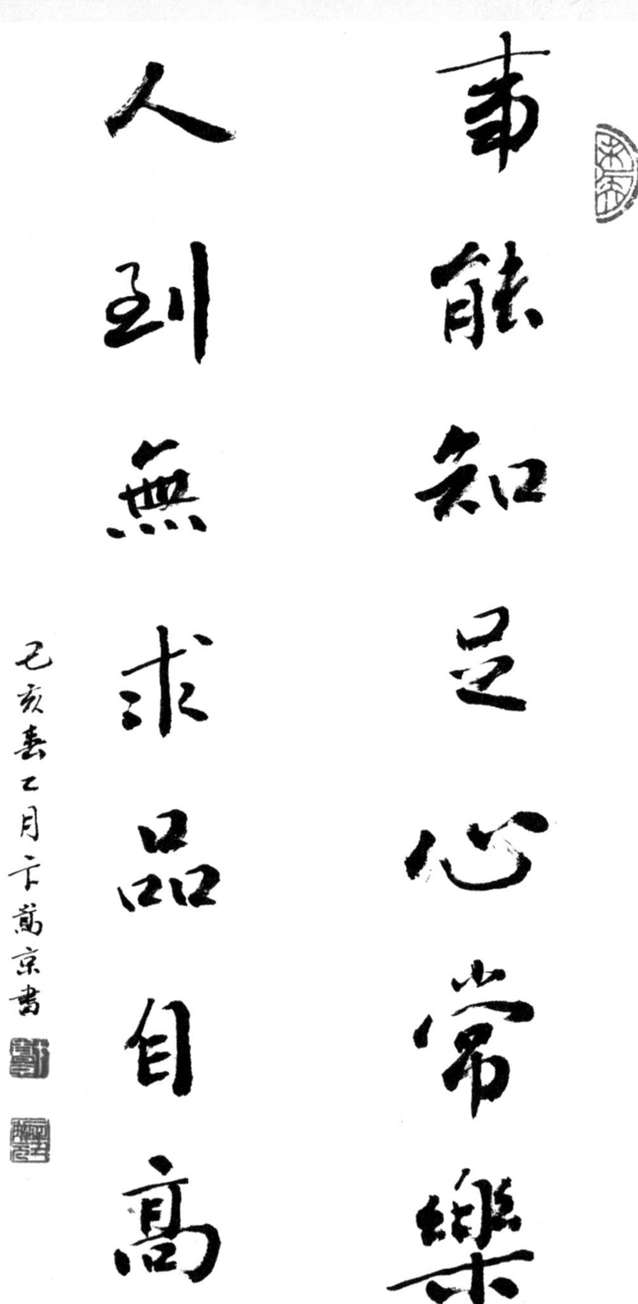

先生书法楹联

参考文献

1. 刘民叔. 鲁楼医案 [M]. 4 版 . 上海：中美兴记印刷厂，1956.
2. 刘民叔. 鲁楼残简 [M]. 抄本，2005.
3. 卞嵩京. 神农本草经读后 [M]. 抄本，2013.
4. 卞嵩京. 汤液经解 [M]. 北京：人民卫生出版社，2020.
5. 卞嵩京. 伤寒如是读 [M]. 上海：上海古籍出版社，2014.
6. 卞嵩京. 金匮要略绎义 [M]. 抄本，2009.
7. 卞嵩京. 述评医学三字经 [M]. 抄本，2017.
8. 陈灏珠. 实用内科学 [M]. 12 版 . 北京：人民卫生出版社，2005.
9. 俞传芳. 卞嵩京用大剂温药治疗萎缩性胃炎 [J]. 上海中医药杂志，1996，30(7)：7.
10. 杨强. 卞嵩京辨治肿瘤经验 [J]. 上海中医药杂志，2010，44(8)：8-9.
11. 陈文恬. 卞嵩京以大剂石膏治疗变应性血管炎一案 [J]. 中医文献杂志，2016，34(2)：40-42.
12. 贺晓立，徐立思，王军，等. 卞嵩京应用清营汤合白虎汤治疗 EV71 型手足口病并发脑炎 1 例 [J]. 中医文献杂志，2019，37(5)：48-50.
13. 徐立思，陈晓晖，蔡珏，等. 运用《神农本草经》药性理论探要 [J]. 江苏中医药，2021，53(5)：71-74.

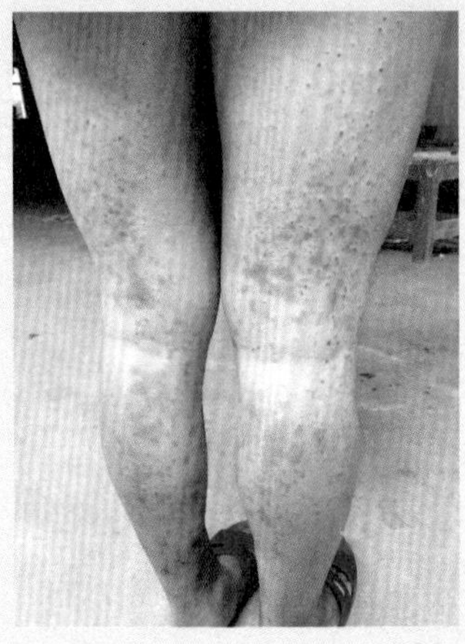
2015年2月12日（1）

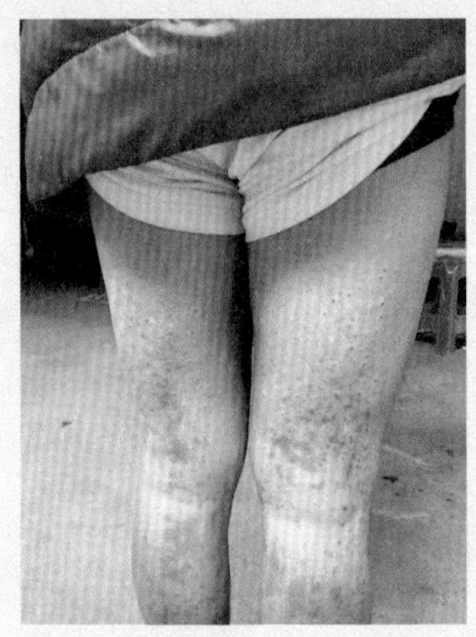
2015年2月12日（2）

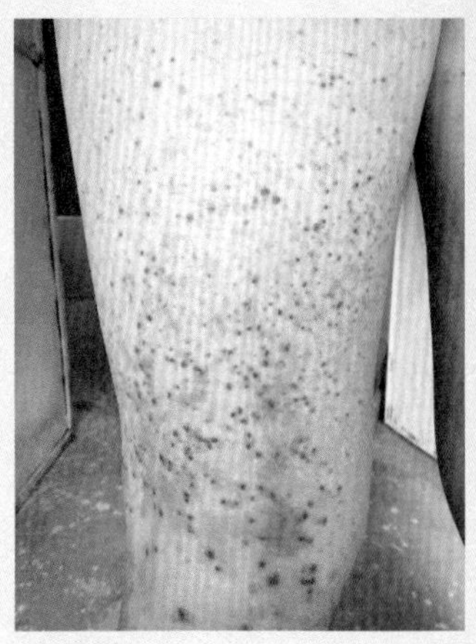
2015年2月12日（3）

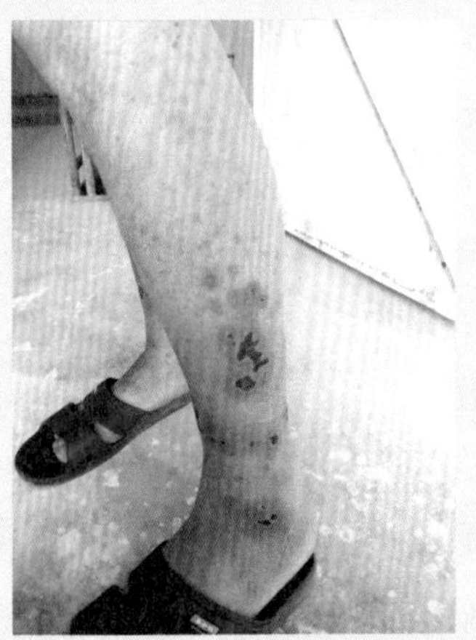
2015年2月12日（4）

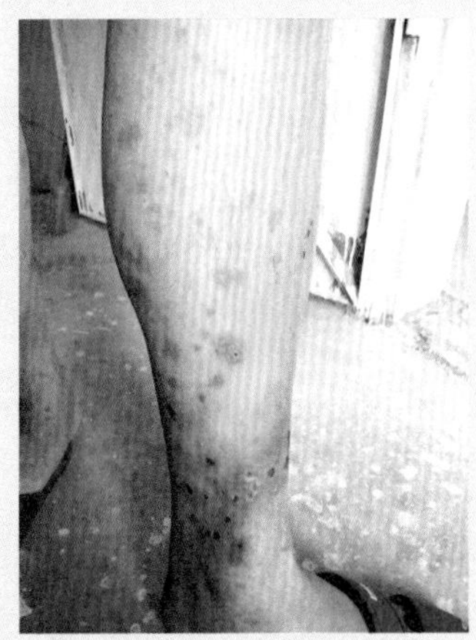
2015年2月12日（5）

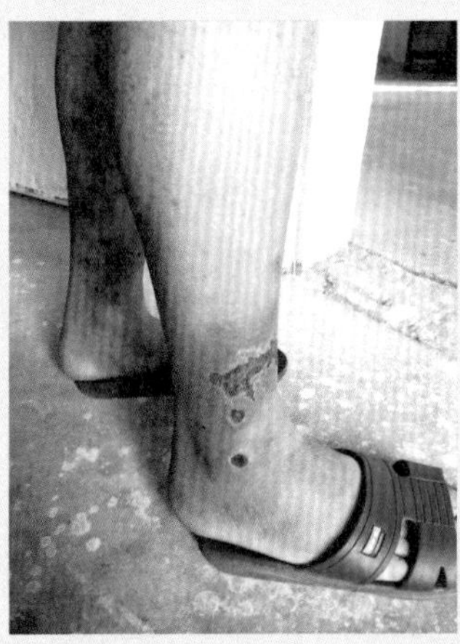
2015年2月12日（6）

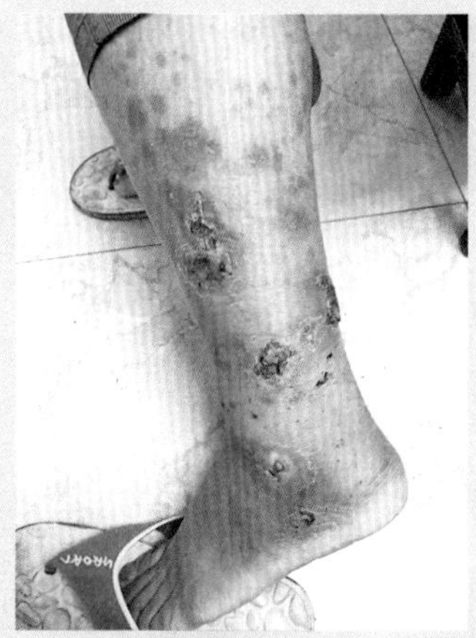

2015年3月16日（1）

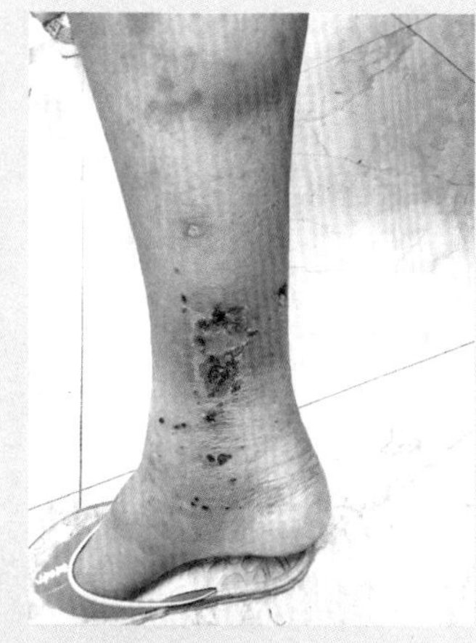

2015年3月16日（2）

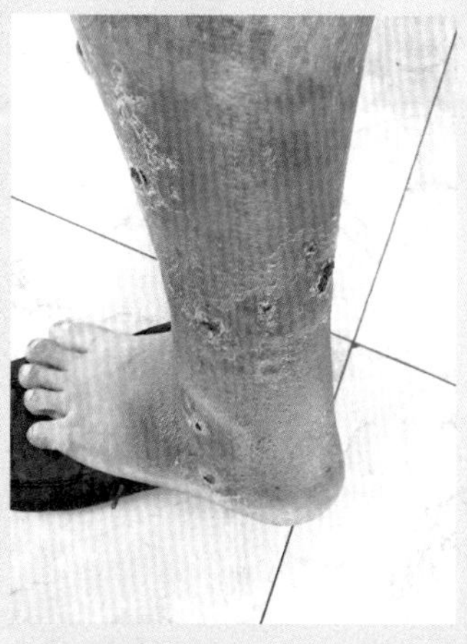

2015年4月10日（1）

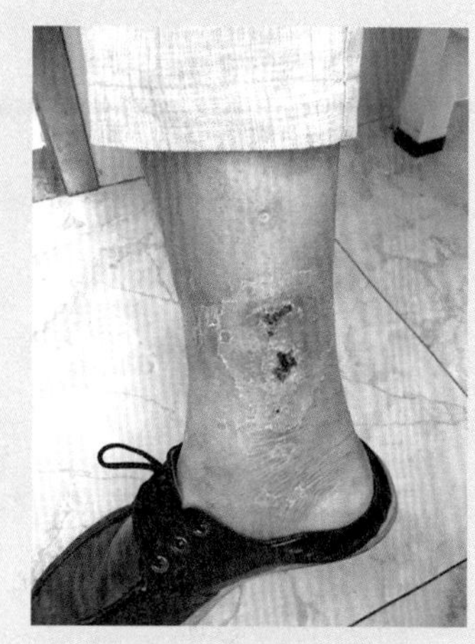

2015年4月10日（2）

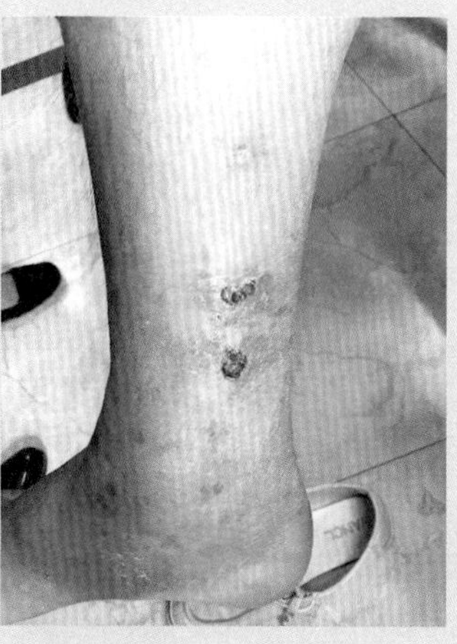

2015年5月13日（1）

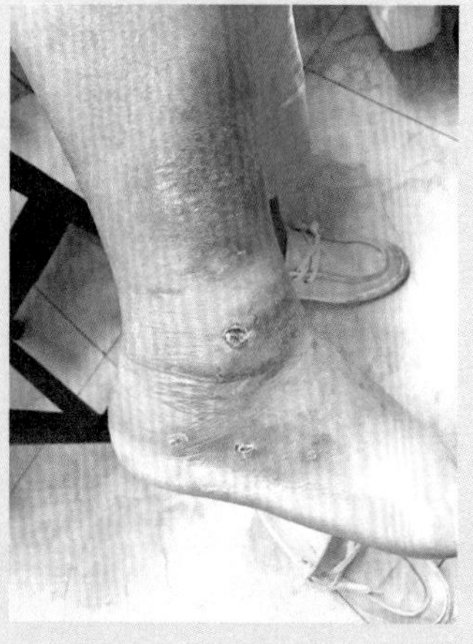

2015年5月13日（2）

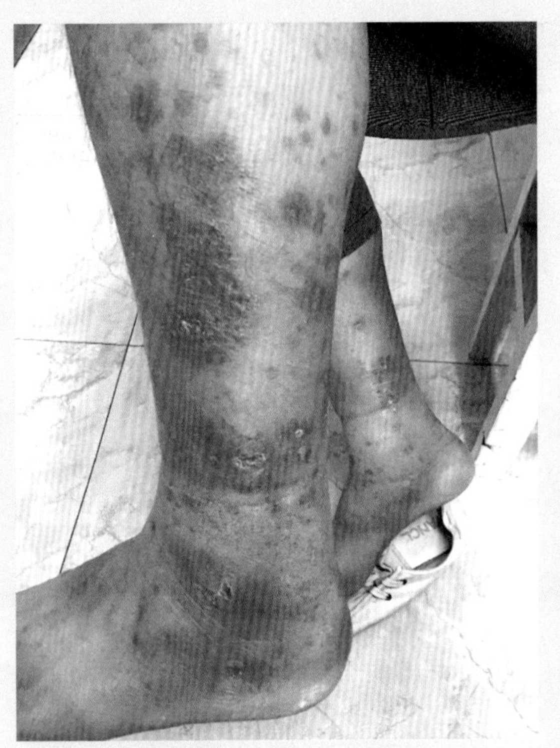

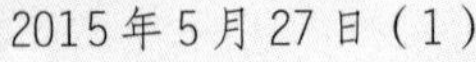

2015年5月27日（1）

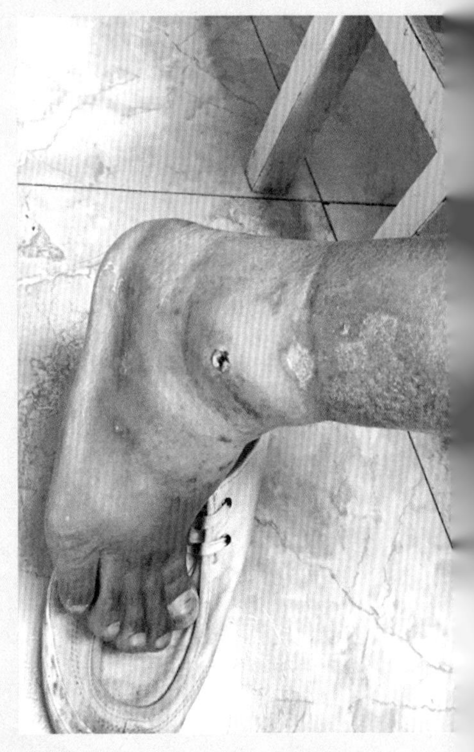

2015年5月27日（2）

彩图1　大剂石膏治疗变应性皮肤血管炎案治疗前后对照

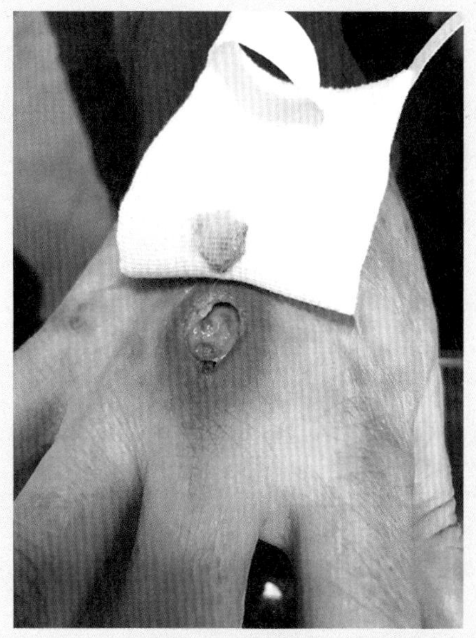

2017 年 3 月 27 日

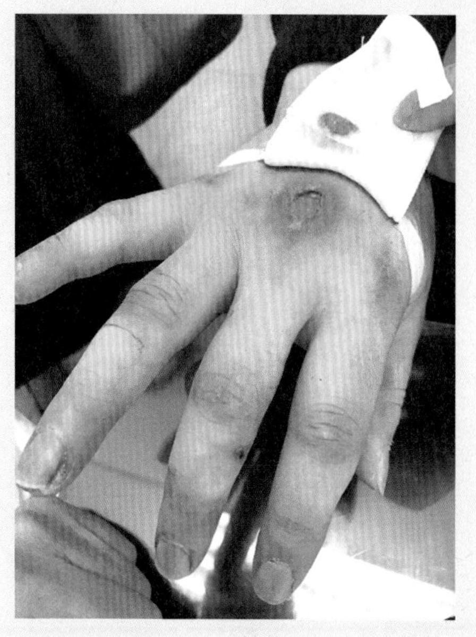

2017 年 4 月 24 日

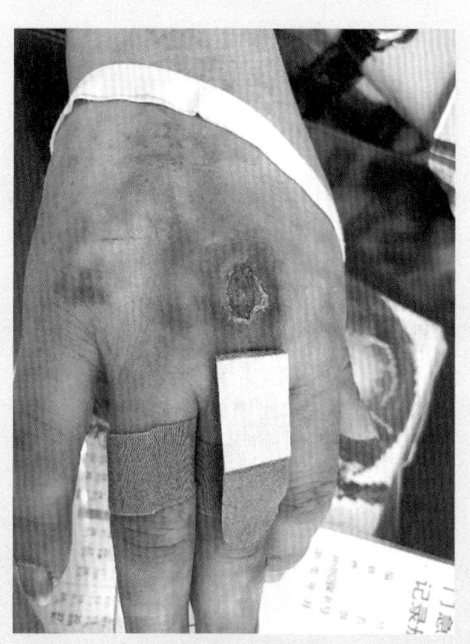

2017 年 6 月 5 日

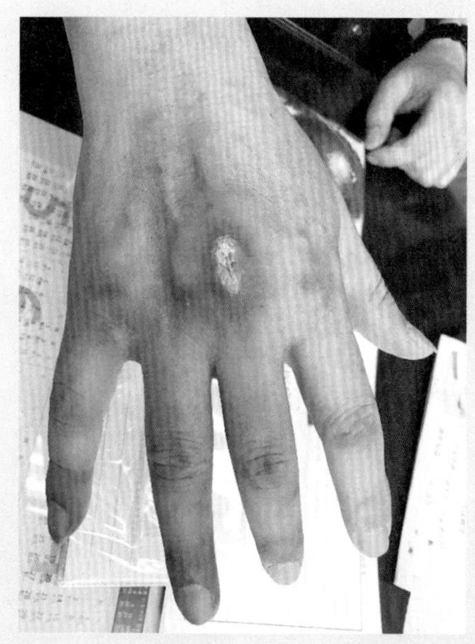

2017 年 7 月 3 日

彩图 2　阳和汤治疗糖尿病血管炎掌背阴疽案治疗前后对照

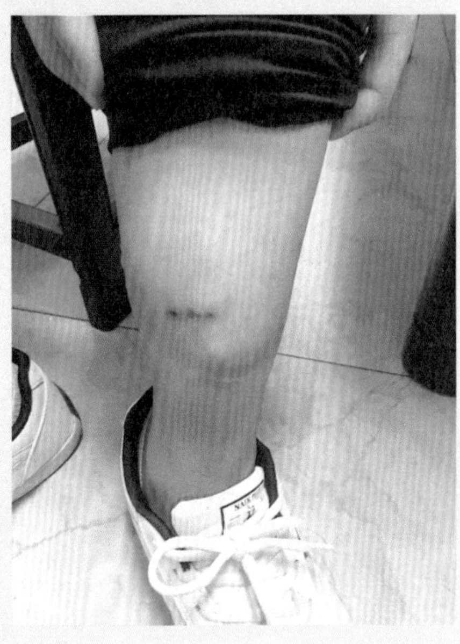
2019 年 7 月 10 日

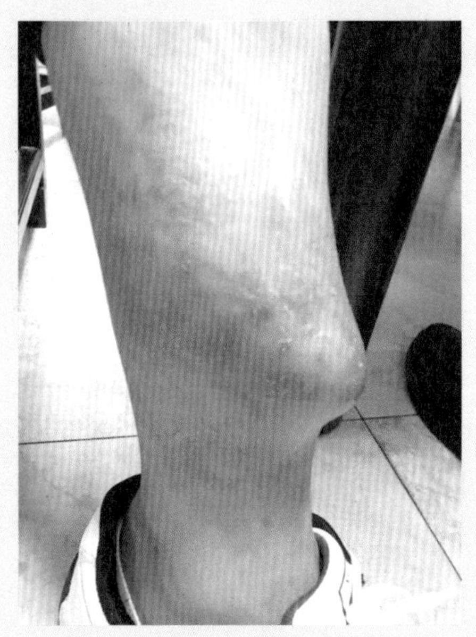
2019 年 9 月 6 日

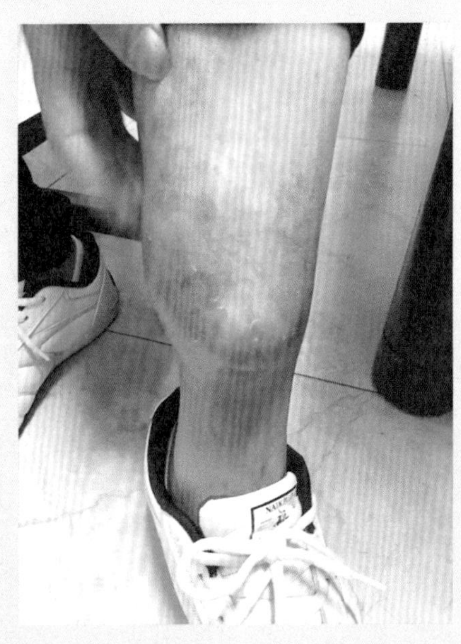
2019 年 12 月 16 日

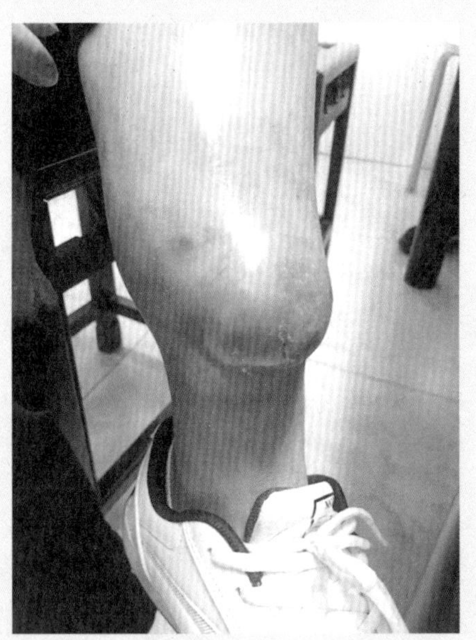
2020 年 5 月 8 日

彩图 3　左胫骨横纹肌肉瘤阴疽阳痈案治疗前后对照